美文字がらくらく身につき脳も活性化する最新脳活

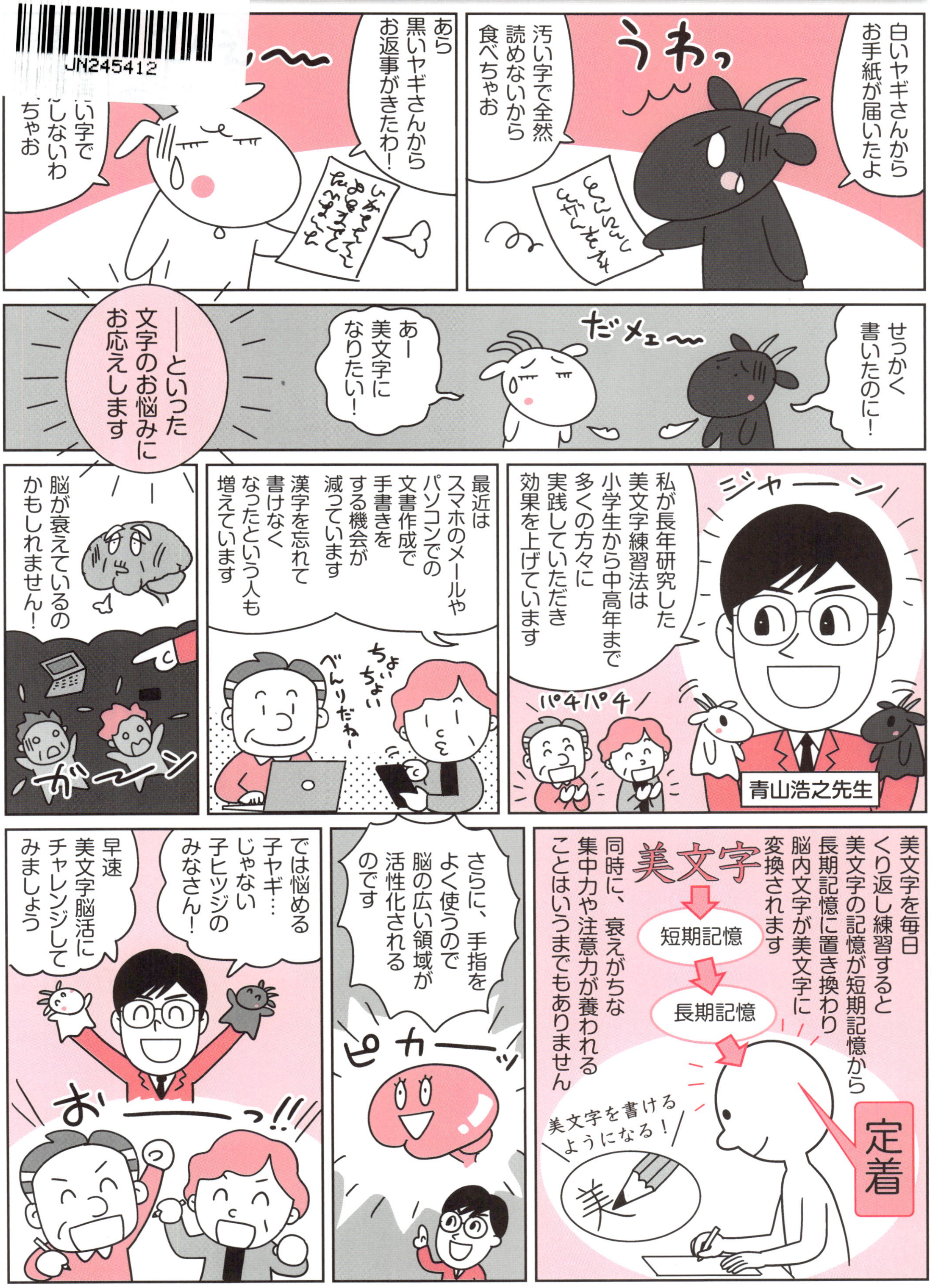

一生ものの財産となる「美文字」のコツを覚えて書く「脳活」を始めましょう

最近、文字を書く機会がめっきり減った、そう感じる人が多いと思います。

連絡をする、物事を考える、メモを取る、計算をする……。

鉛筆やペンを用いて行っていたこれらの行為を、今ではスマホやパソコンで行うことが多くなりました。おかげで、とても便利な世の中になったように感じられます。しかし、その一方で、表面的な効率ばかりを追い求めるあまり、私たちは何かとても大切なものを失ってしまっているように思えてなりません。文字を書く、つまり手書きすることの効用を、多くの人がみずから手放してしまっているようです。

ふだんあまり意識することはありませんが、**そもそも文字は「脳で書いています」**。脳の働きがなければ、私たちはひらがなを一字たりとも書くことができません。

脳内に文字の形や構造、書き順などを思い浮かべて、目で筆記具の先端や紙の状態をよく見ながら、手指を繊細に動かす……文字を正しく美しく書く行為には、次のようにさまざまな効用があるのです。

❶脳の広い領域を活性化

文字を手書きするときは、当然のことながら、視覚・感覚・運動・記憶など、脳の複数の領域が同時に活動します。具体的には、文字を書くべき位置や文字の形状を正しく認識して再現しようとする**視覚機能**、目や指先から伝わる筆記具の微細な動きや振動を感じ取る**感覚機能**、文字を形作るために指先を細かく動かす**運動機能**、そして書きながら言葉や内容を心に留める**記憶機能**などが連携します。

また、筆記具の位置や動きを意識し、線や形を正確かつ精緻《せいち》に描く行為には、**集中力**や**注意力**を要し、それには**脳の「前頭前野《ぜんとうぜんや》」の働き**が欠かせません。前頭前野は、**集中力**や**注意力**、**判断力**や**計画力**、**意思決定**などを担う**「脳の司令塔」**と呼ばれ、この部位を鍛えることで**認知機能を向上**できる「脳活」が、今、大変注目されています。

❷気持ちが落ち着く＝ストレス軽減と心の安定

姿勢を正して一つ一つの文字としっかりと向き合いながら美文字を書く行為には、繊細でゆっくりとした動作が求められるため、**心を落ち着ける効用**も期待できます。書くことだけに意識を集中させるため雑念がはらわれ、最近話題の「マインドフルネス」と同じような**リラクゼーション効果**も得られるでしょう。文字が整っていく様子をみずから感じ取ることでも**達成感**が得られ、**心の安定**を得やすくなります。

❸頭の整理がつく＝記憶力や認知機能の強化

手書きをすることには、単に文字を記すということだけではな

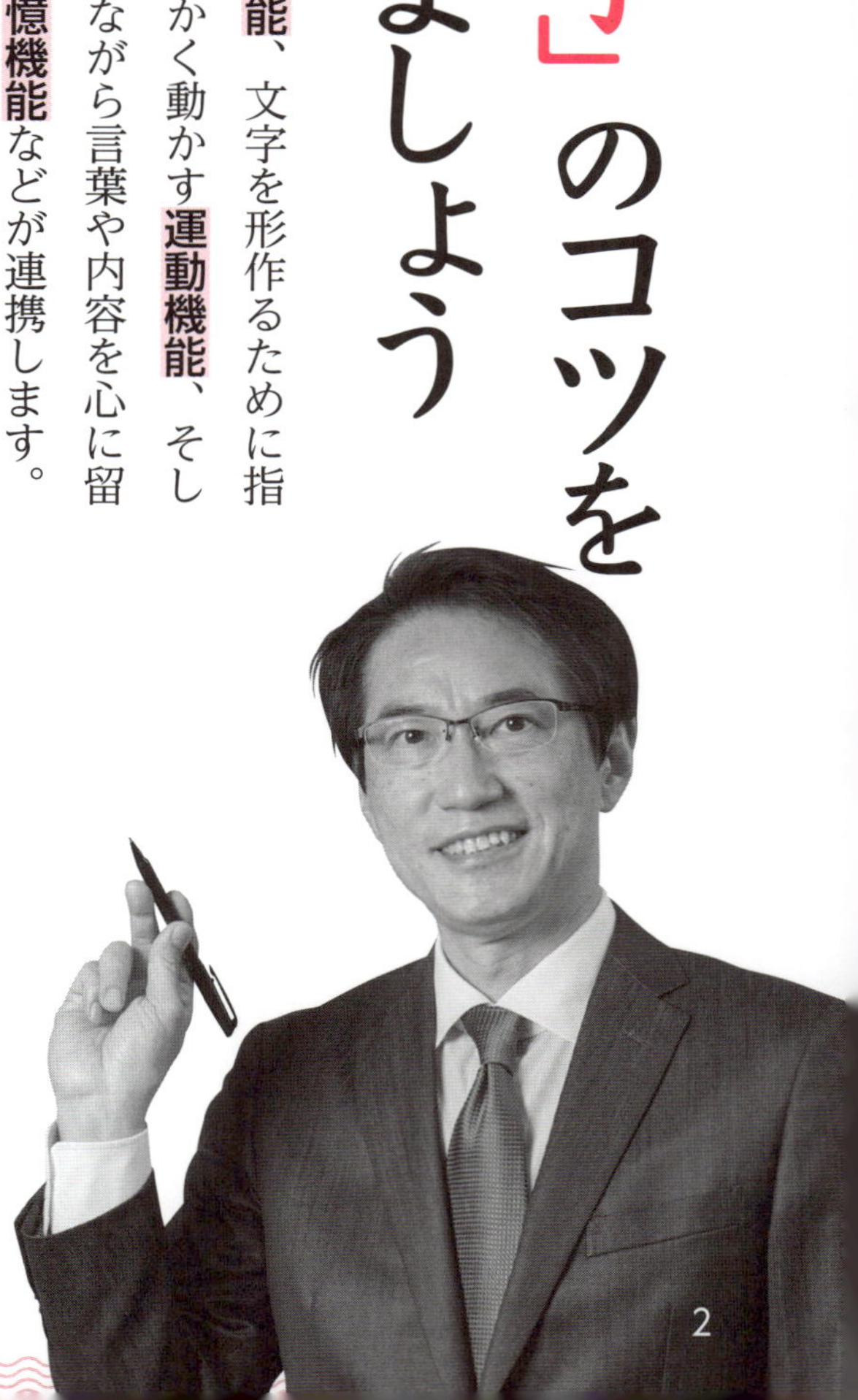

く、書く内容を脳に**記憶として定着させやすくなるという効用**も期待できます。手書きをするときは、文字の形や構造にも注意を向ける必要があるため、学習して覚えるべき内容が脳に深く刻み込まれやすいという利点もあります。パソコンやスマホでメモをするより、手書きのほうが、印象に強く残り、記憶として保たれやすいことは、みなさんも日々実感されていることでしょう。

❹手指の巧緻性の向上

年を取ると、手先の微細な動き、いわゆる**「巧緻《こうち》性」**が低下し、文字を書くのが下手になったり苦手になったりする方がいます。手指をイメージどおりに動かすことが苦手になるのです。その原因はさまざまですが、**「手は脳の出先機関」**といわれるように、手指の感覚と運動は大脳の広い領域と強く関連することが知られています。苦手になったからといって文字を書かないでいると、廃用症候群といって、その能力は低下するばかりです。手指の巧緻性を保つためにも、美文字を書く練習に励んでほしいと思います。

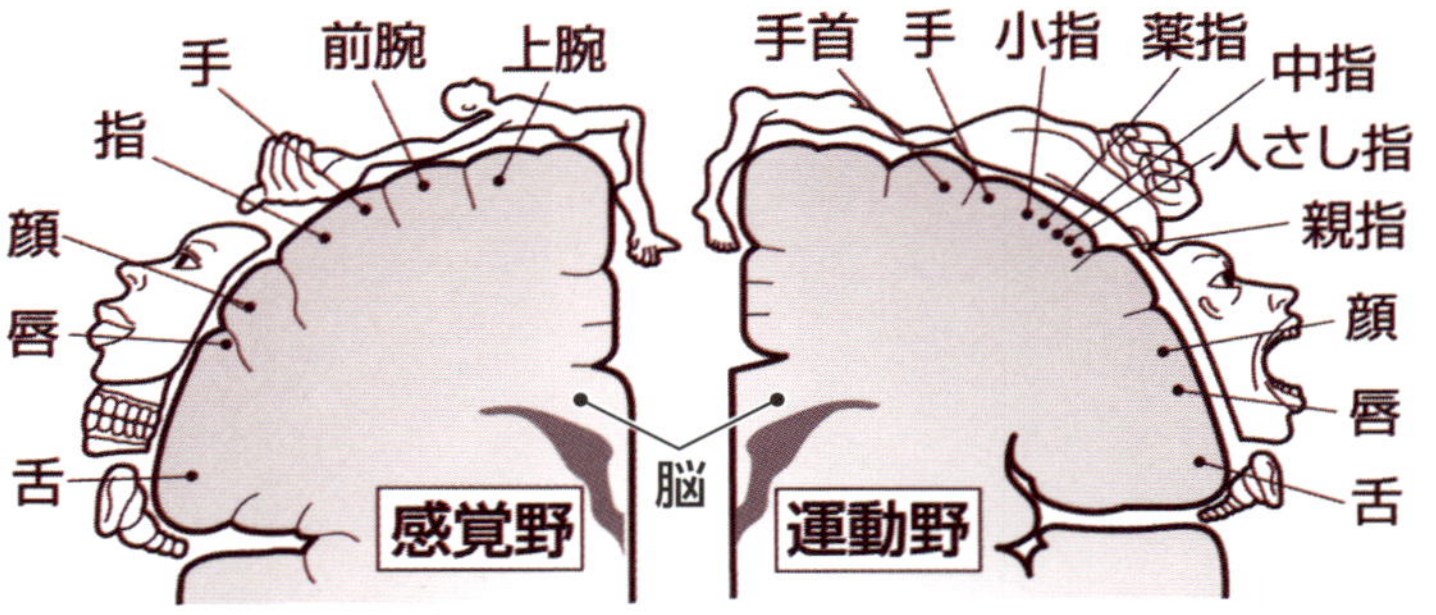

体の各部位と大脳皮質（知覚・記憶・思考・運動・感情などの高次機能を担う層）の間の密接な関係を表した図。手指の運動や感覚が大きな部分を占めることがわかる。

Penfield, W. & Rasmussen, T.The Cerebral Cortex of Man (1950). Macmillan, New York. より改変

❺日常生活の質の向上

美文字が書けるようになるとふだんの生活にも好影響がもたらされます。**「字は人を表す」**というように、手紙やノートの文字がきれいになると、**丁寧で細やかな人柄**であることを周囲に印象づけたり、思いがけずほめられたりして、あなたへの**信頼度**や**社会的評価**が高まりやすくなるでしょう。これによって、周囲とのつながりが深まり、生活全体の充実感が増してくる意外な効用も期待できるかもしれません。

以上のように、美文字を手書きすることは、脳を全方位的に活性化させ、ストレスの軽減や記憶力の向上といった多くの脳活効果をもたらしてくれます。

さらに、その過程で得られる達成感や心の安定は、日常生活にもよい影響を与えます。美文字を練習する習慣を取り入れることで、脳の健康だけでなく、心の安定を図り、人間関係の面でも大きな恩恵を享受できるのです。

美文字を書くのに、難しいことは何もありません。ご自分の文字に自信が持てなかった方でも、**少しのコツと工夫で、簡単に美文字に近づくことができます。**

美文字を書くうえで大事なことは、過去に記憶された「脳内文字」をリセットすることですが、その練習のために欠かせないのが、

❶文字の「外形」を意識すること
❷文字の「線」（止め・はね・はらい・直線・曲線など）を意識すること
❸「筆圧」の強弱を意識すること

主にこの3つです。

美文字のコツを理解し、主にこの3つのことを意識しながらくり返し練習することで、美文字の記憶が**短期記憶**から**長期記憶**に置き換わり、あなたの中の**脳内文字**が美文字に変換され、**生涯ずっと美文字が書ける**ようになってくるはずです。そうして身につけた美文字はあなたの**一生ものの財産**になってくれることでしょう。

本書ではまず、入門編として、文章全体の約7割を占めるとされる「ひらがな」と、「カタカナ」、それに日常的によく使う「漢字」の練習から始めていきましょう。

これさえ覚えれば美文字にグッと近づく 基本の3大ルール

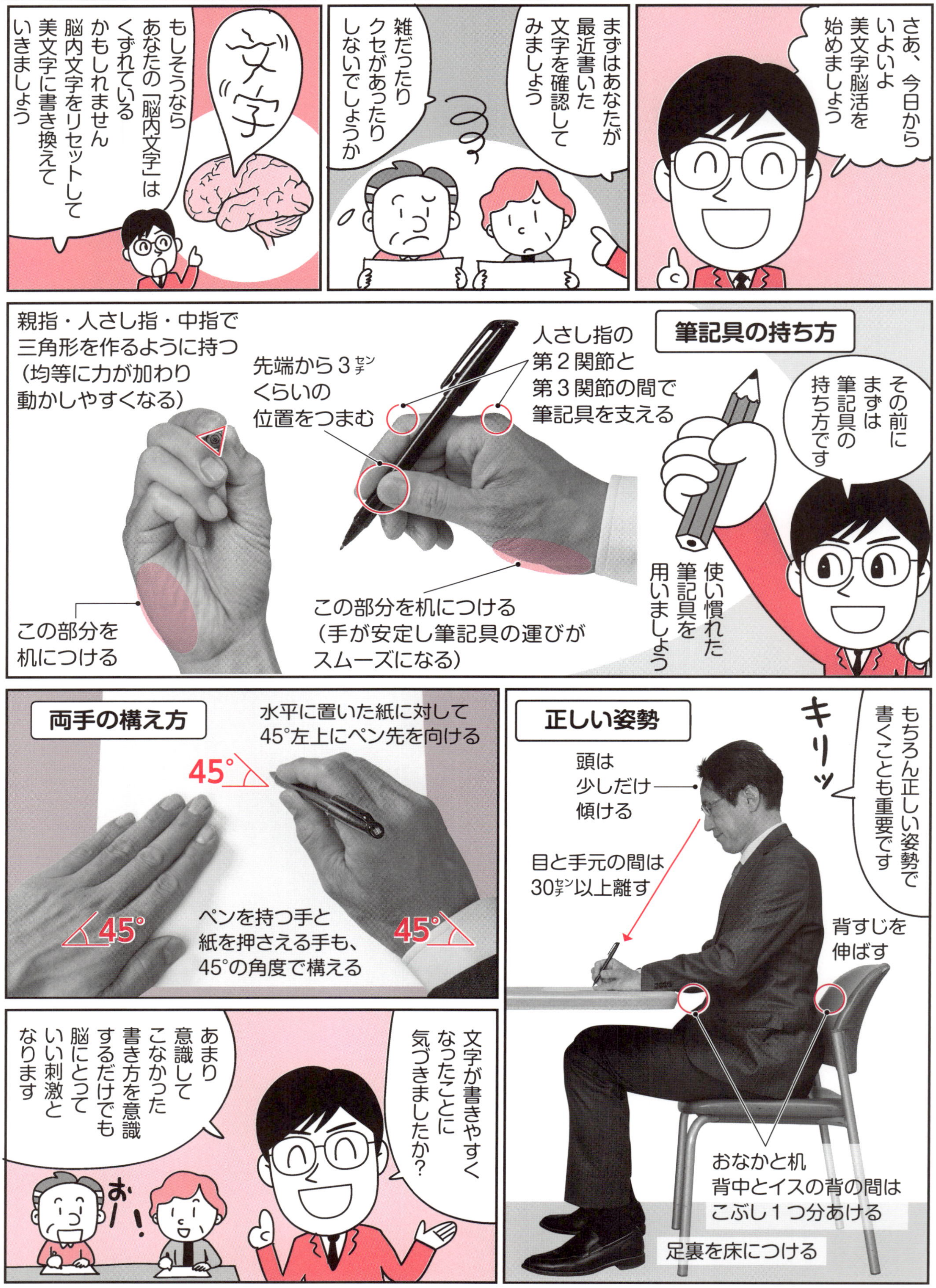

さあ、今日からいよいよ美文字脳活を始めましょう
まずはあなたが最近書いた文字を確認してみましょう
雑だったりクセがあったりしないでしょうか
文字
もしそうならあなたの「脳内文字」はくずれているかもしれません脳内文字をリセットして美文字に書き換えていきましょう
筆記具の持ち方
その前にまずは筆記具の持ち方です
使い慣れた筆記具を用いましょう
人さし指の第2関節と第3関節の間で筆記具を支える
先端から3センチくらいの位置をつまむ
親指・人さし指・中指で三角形を作るように持つ（均等に力が加わり動かしやすくなる）
この部分を机につける
この部分を机につける（手が安定し筆記具の運びがスムーズになる）
両手の構え方
水平に置いた紙に対して45°左上にペン先を向ける
45°
45°
45°
ペンを持つ手と紙を押さえる手も、45°の角度で構える
正しい姿勢
もちろん正しい姿勢で書くことも重要です
キリッ
頭は少しだけ傾ける
目と手元の間は30センチ以上離す
背すじを伸ばす
おなかと机 背中とイスの背の間はこぶし1つ分あける
足裏を床につける
文字が書きやすくなったことに気づきましたか?
あまり意識してこなかった書き方を意識するだけでも脳にとっていい刺激となります
おー！

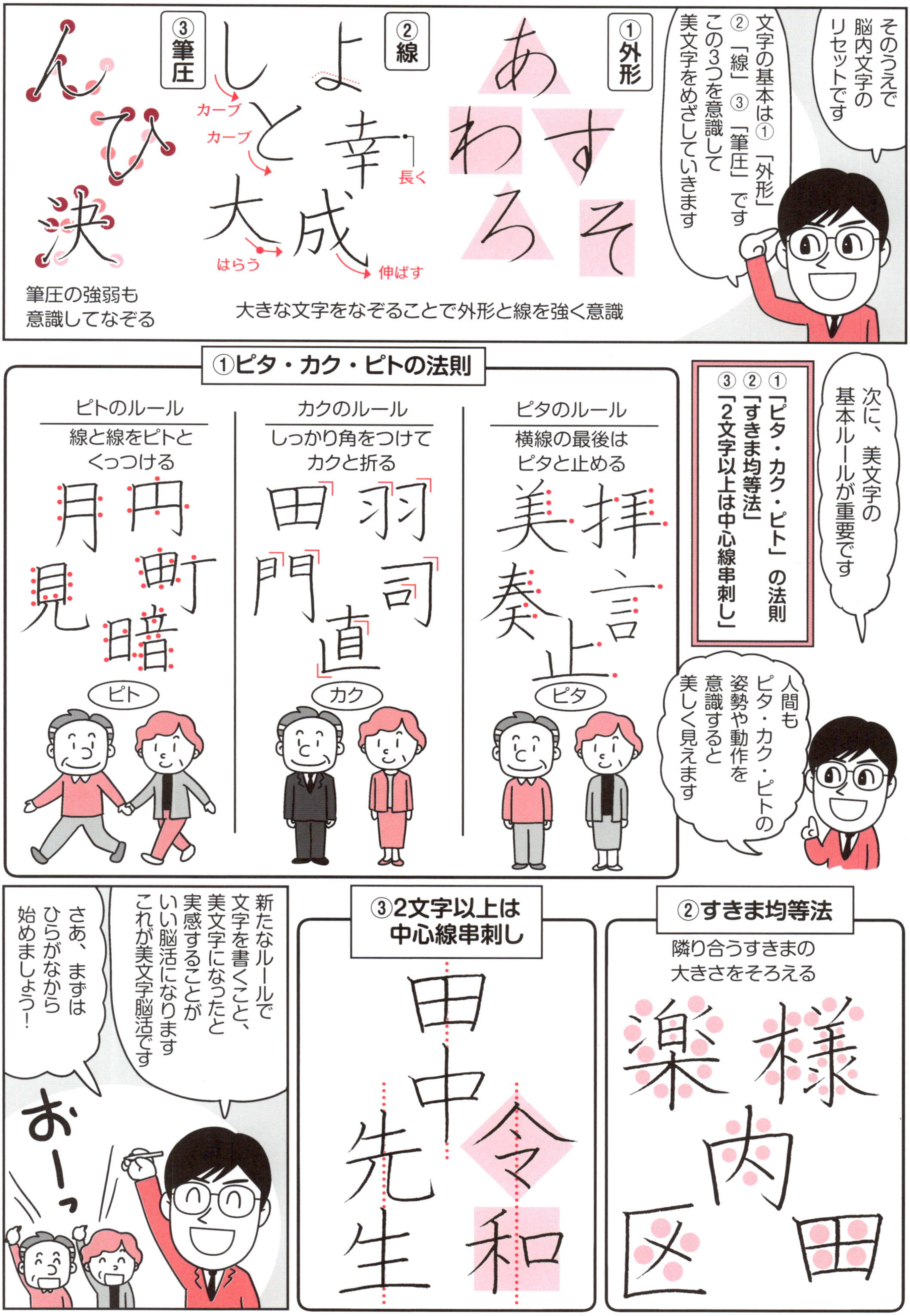
そのうえで脳内文字のリセットです
文字の基本は①「外形」②「線」③「筆圧」です
この3つを意識して美文字をめざしていきます
①外形
あ す わ ろ そ
②線
よ 幸 長く
し と カーブ カーブ
大 成 はらう 伸ばす
③筆圧
ん ひ 決
筆圧の強弱も意識してなぞる
大きな文字をなぞることで外形と線を強く意識
次に、美文字の基本ルールが重要です
①「ピタ・カク・ピト」の法則
②「すきま均等法」
③「2文字以上は中心線串刺し」
①ピタ・カク・ピトの法則
ピタのルール
横線の最後はピタと止める
美 拝 奏 言 上
ピタ
カクのルール
しっかり角をつけてカクと折る
田 羽 門 司 直
カク
ピトのルール
線と線をピトとくっつける
月 円 見 町 暗
ピト
人間もピタ・カク・ピトの姿勢や動作を意識すると美しく見えます
②すきま均等法
隣り合うすきまの大きさをそろえる
楽 様 肉 区 田
③2文字以上は中心線串刺し
田中 先生 令和
新たなルールで文字を書くこと、美文字になったと実感することがいい脳活になります
これが美文字脳活です
さあ、まずはひらがなから始めましょう！
おーっ

これさえ覚えれば美文字になれる！

基本の3大ルール 1

ピタ・カク・ピトの法則ー1

横線の終わりは流さず「ピタ」と止める

どんな文字を書くときも、ぜひ意識してほしい**「美文字の基本の3大ルール」**があります。その第1は**「ピタ・カク・ピトの法則」**。この法則を心がけて書くだけで、文字の印象が見違えるように変わり、落ち着いた感じが出てくるから不思議です。

最初の「ピタ」の法則は、**横線の書き終わりで必ず「ピタ」と止めるだけ**という簡単な約束事です。これだけで、がぜん**「丁寧な文字」**に見えるようになってきます。

そのさい、**横線を書くたびに、「ピタ」「ピタ」とくり返し声に出して練習**すると、そのリズムに脳が刺激され、美文字を脳内文字として記憶しやすくなり、脳の活性化につながるでしょう。

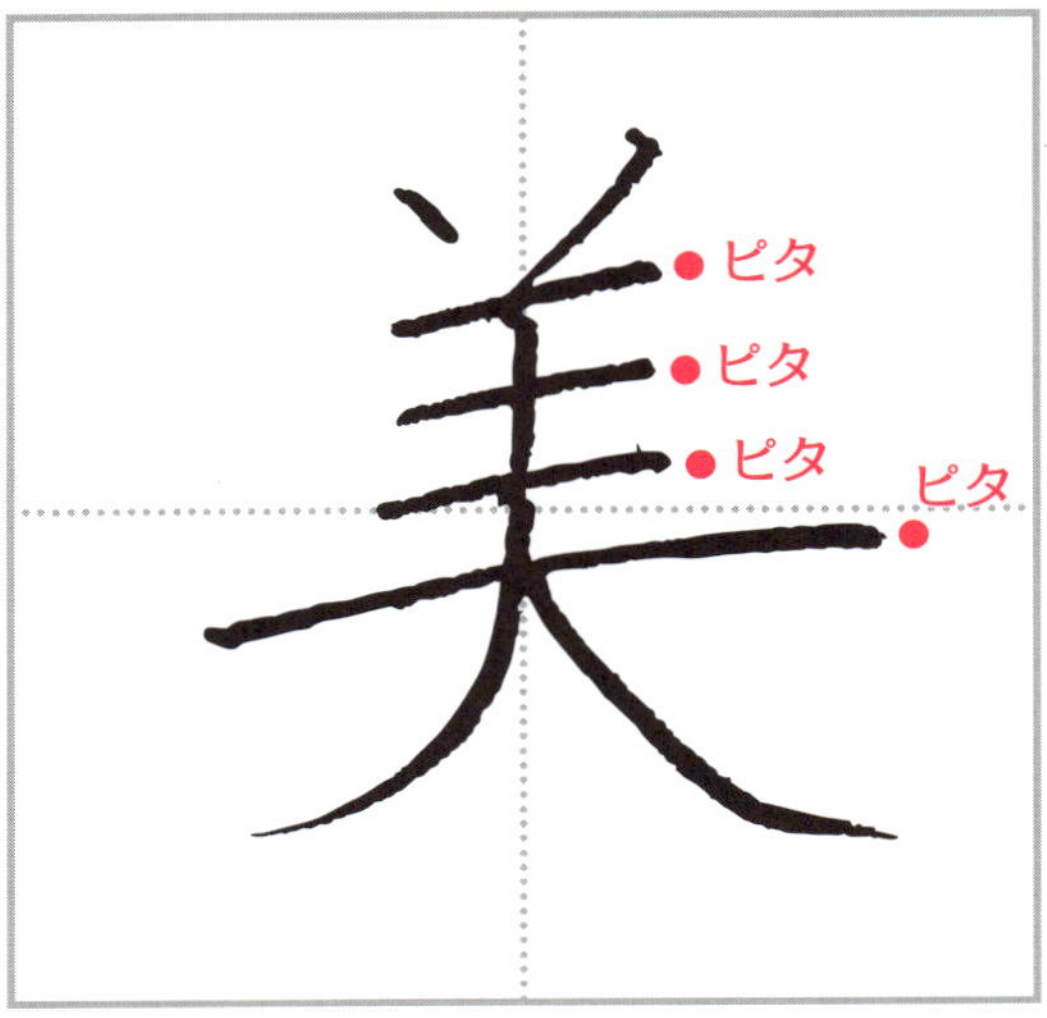

×悪い例

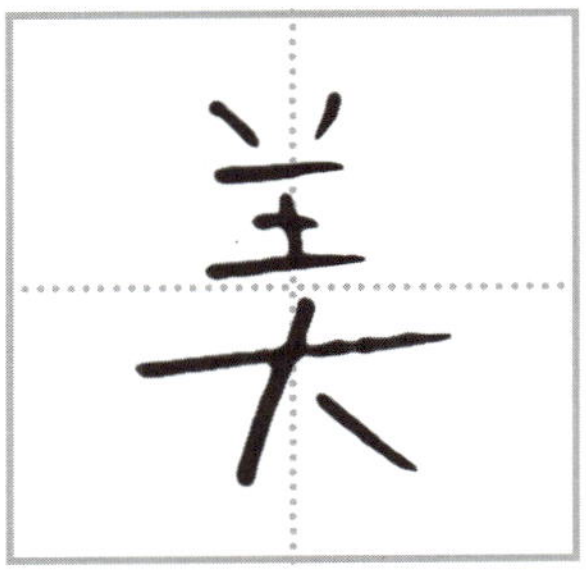

横線をピタと止めないと書き流したように見える

練習

三			
王			
美			

横線の終わりを「ピタ」と止めると美文字になる文字の例

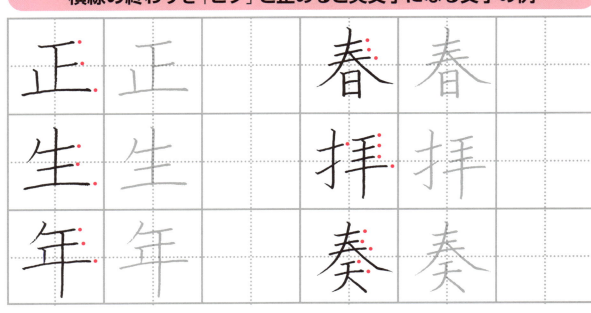

正	正		春	春	
生	生		拝	拝	
年	年		奏	奏	

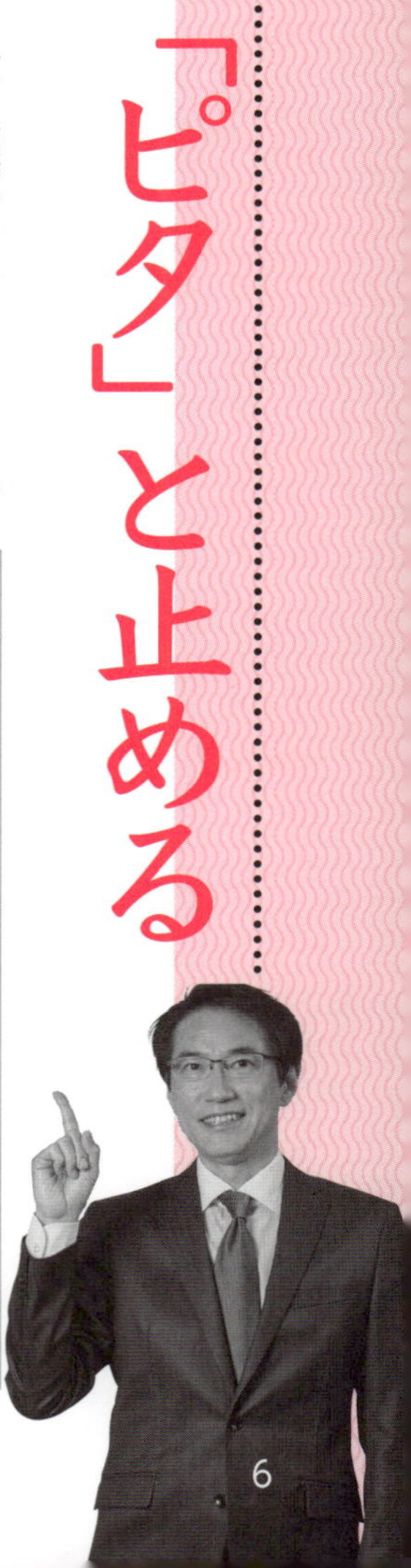

これさえ覚えれば
美文字になれる！

基本の3大ルール 1

ピタ・カク・ピトの法則-2

角は丸めず「カク」と角張らせる

漢字やカタカナを書くとき、特に意識したいのが、**「折れ」**のある文字を書くさい、**しっかり角をつけて「カク」と角張らせて折る**ことです。

折れが丸みを帯びていると、どうしても子供っぽい印象になってしまいますが、しっかり角をつけて折れていると、**大人らしく洗練された文字**に見えます。

「カク」の法則でも、線を折る練習をするときは、ペンをいったん止め、**「カク」と声に出して角をつくりましょう。**

直角か、鈍角か、鋭角か、お手本にならって、適切な角度をよく確認しながら、メリハリをつけて筆記具を動かすことが重要です。

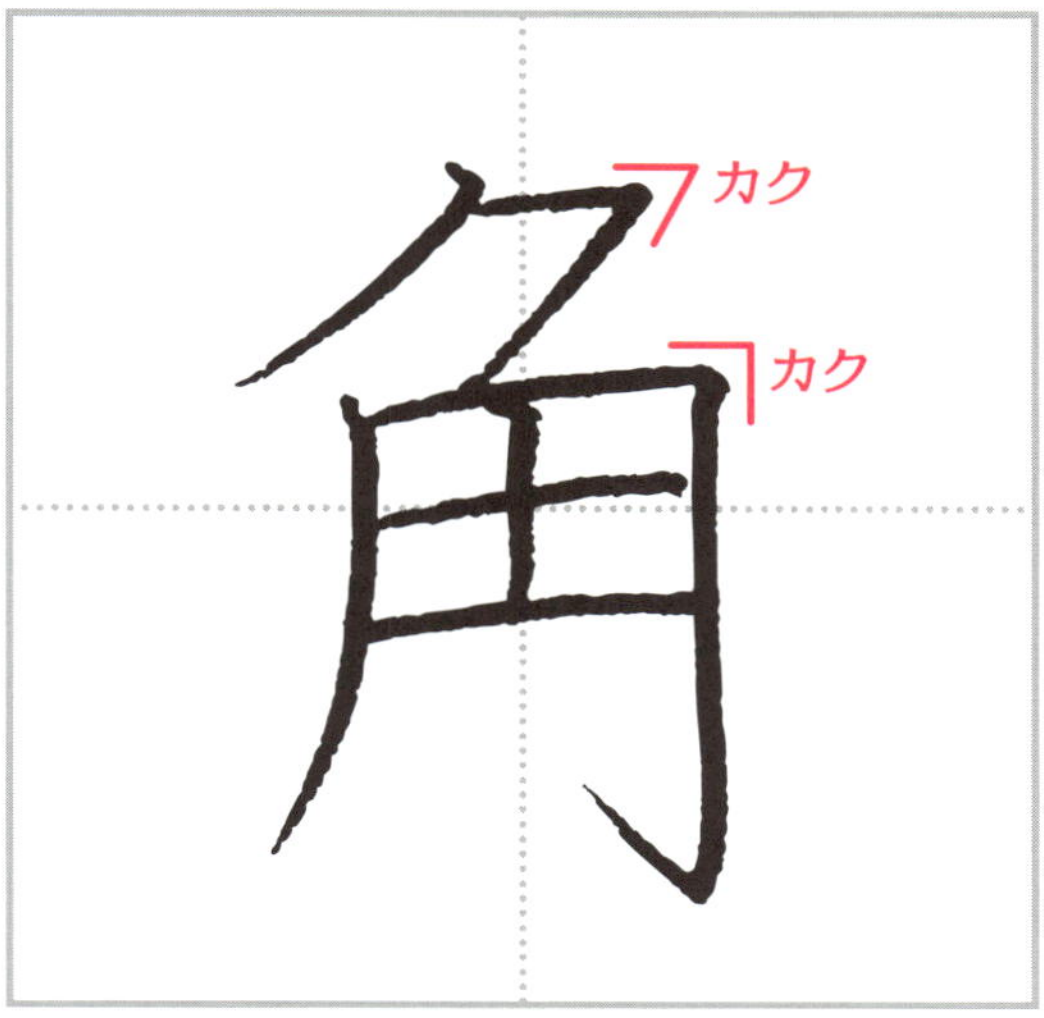

×悪い例

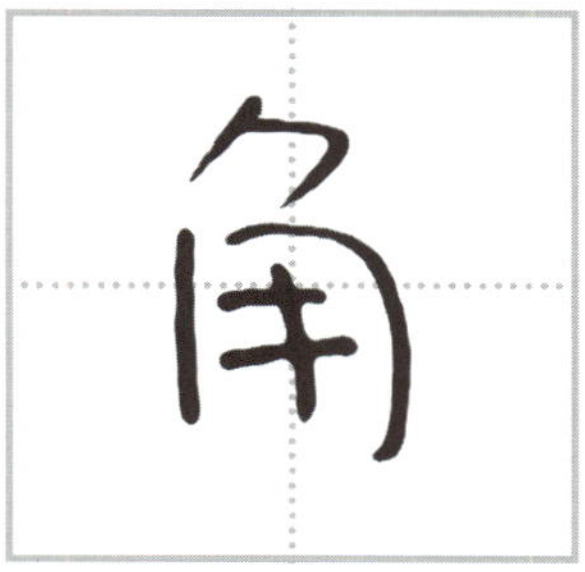

角張っていないと子供っぽい印象に見える

練習

田	田	
角	角	
間	間	

角を「カク」と角張らせると美文字になる文字の例

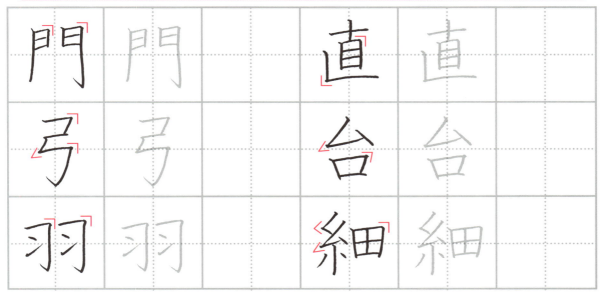

門	門		直	直	
弓	弓		台	台	
羽	羽		細	細	

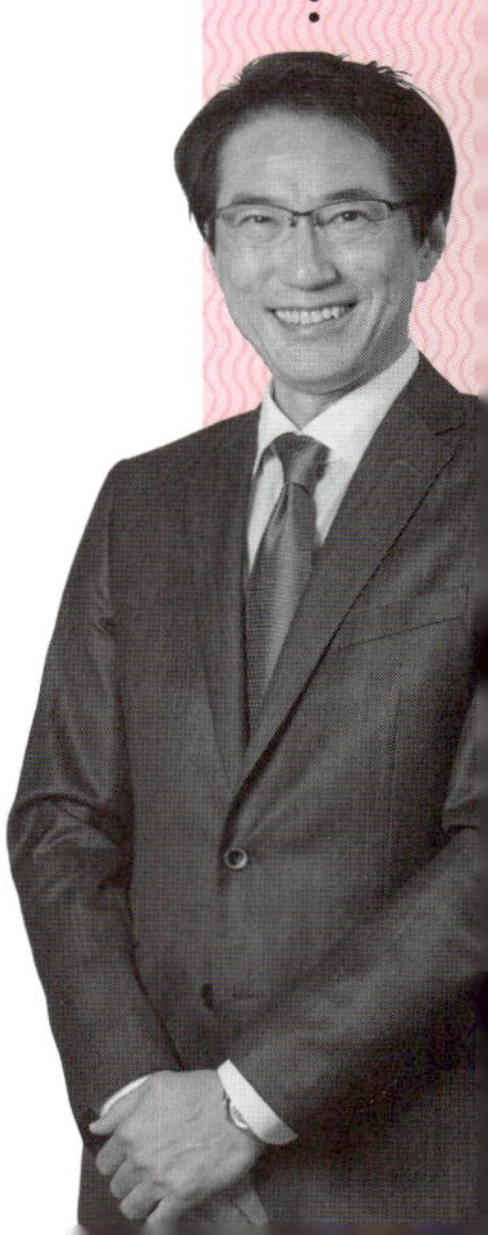

これさえ覚えれば美文字になれる！

基本の3大ルール 1

ピタ・カク・ピトの法則-3 線どうしは「ピト」としっかりくっつける

漢字やカタカナを書くときは、**線と線の接合部をきちんと「ピト」とくっつける**ように意識することも、文字を美しく丁寧に見せる決め手の一つです。

くっつけるべき線と線が離れると、どうしても雑でだらしなく頼りない文字に見えてしまいますが、「ピト」とくっつけるだけで、**文字全体が引き締まって美しく見えてきます**。

「ピト」の法則でも、**線と線をくっつけるたびに「ピト」と声に出しながら文字を書く練習**をしましょう。視覚情報に音声情報が加わるので、脳に美文字の形が記憶として刻まれやすくなり、脳内文字の書き換えがスムーズに進みます。

×悪い例

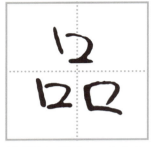

線どうしがくっつかないと雑な印象になる

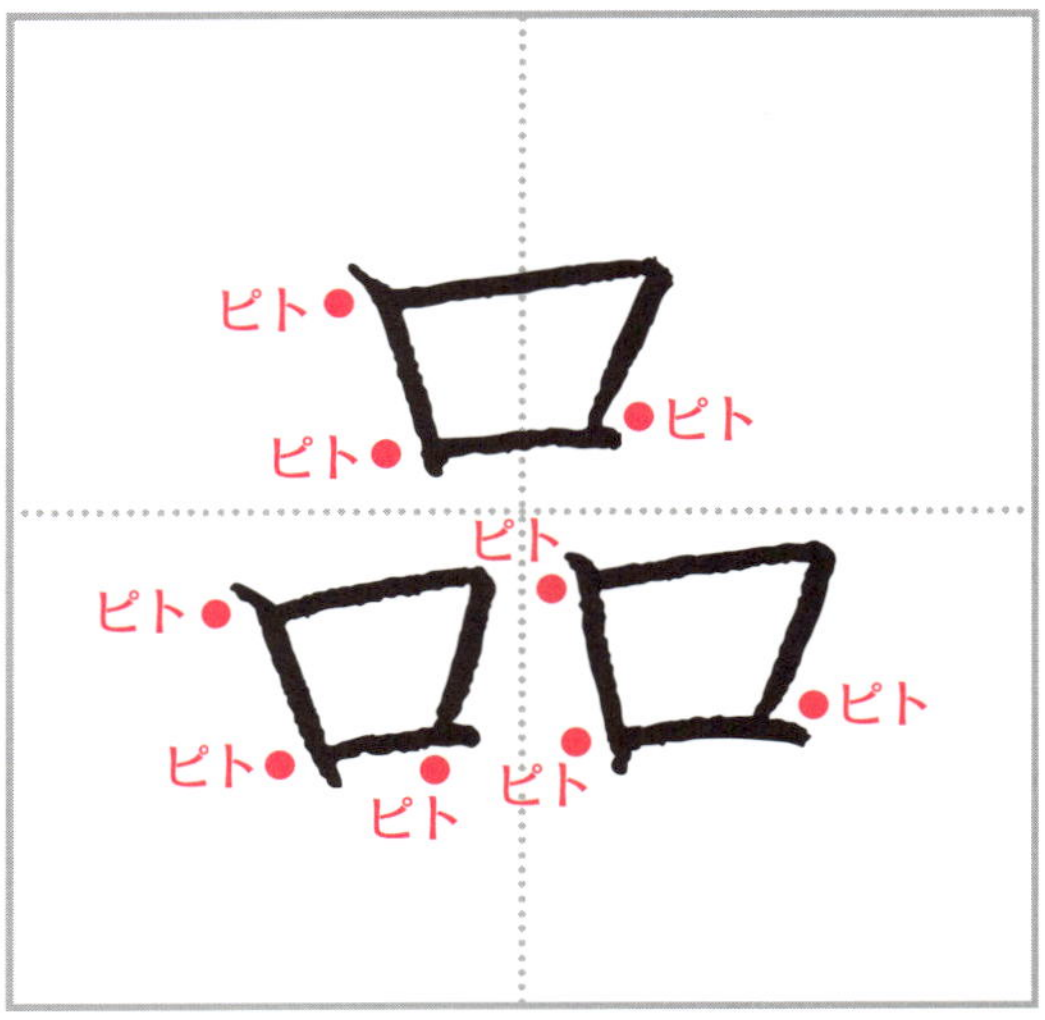

練習

月	月	
品	品	
見	見	

線どうしを「ピト」とつなげると美文字になる文字の例

円	円		暗	暗	
宮	宮		器	器	
町	町		組	組	

（「町」の「田」と「丁」は離す）

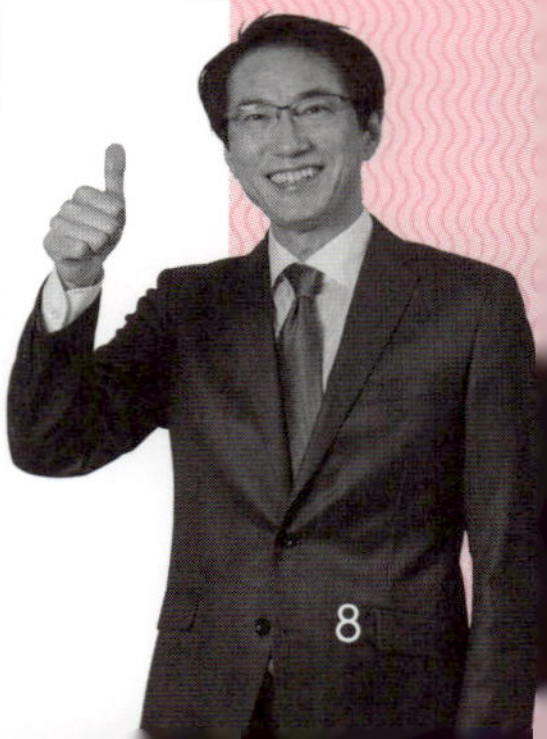

これさえ覚えれば
美文字になれる！

基本の3大ルール 2

隣り合うすきまは均等にする

どんな文字を書くときも、**線と線の間にできる隣り合うすきまは、均等に近づけることが基本**です。このすきまの大きさがバラバラになっていると、いびつで安定感のない文字に見えてしまいます。

文字を書くときは、どうしても線のほうにばかり目が行きがちですが、すきまも意識して書くことが、文字全体のバランスを整えることになるので、美文字を身につける大事な秘訣といえます。

これまで意識してこなかったポイントに目を向けて、脳の中で仕上がりを想像しながら注意深く文字を書くことは、脳にとって新鮮な刺激となり、脳活効果を一段と高めることにもつながるでしょう。

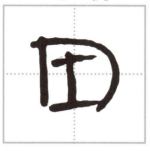

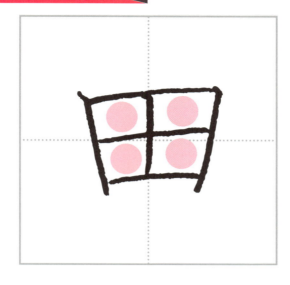

田

×悪い例

田

すきまが不ぞろいだとバランスがくずれる

練習

三	三	
出	出	
田	田	

すきまを均等にすると美文字になる文字の例

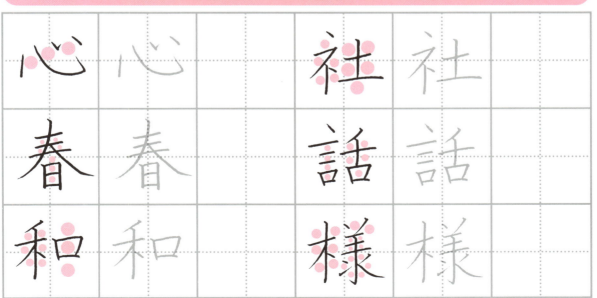

心	心		社	社	
春	春		話	話	
和	和		様	様	

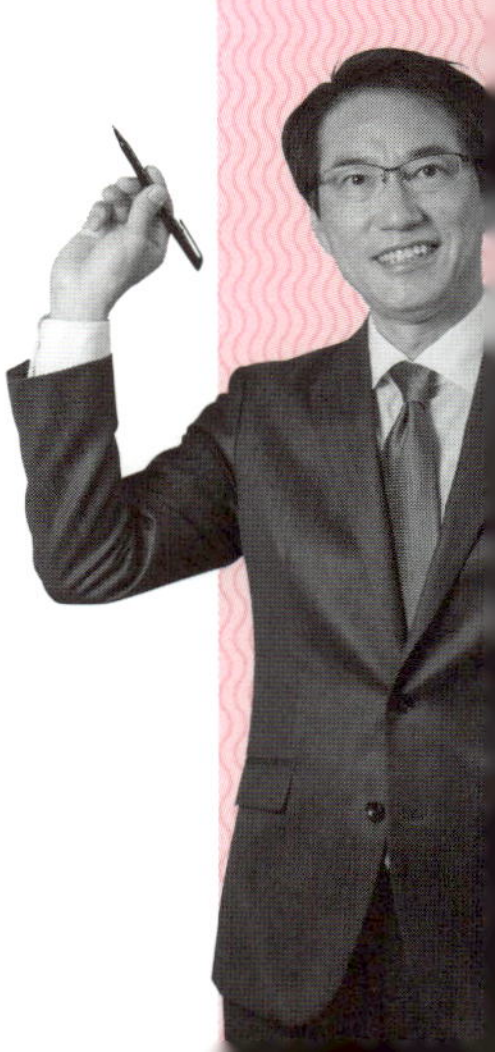

2文字以上は中心線で串刺しに

縦書きでも横書きでも、2文字以上の文字を並べて書くときは、それぞれの文字の中心線が一直線上にそろうように並べて書くことが重要です。

中心線がある文字の場合は、その**中心線を基準にして一直線上に並べて書く**のがいいでしょう。

一方、中心線がない文字の場合は、**文字の外形（シルエット）を意識し、その外形の中心を一直線上に並べて書く**と文字をきれいに並べることができます。

なお、漢字とひらがなが混在する文章を書くときは、**ひらがなを小さめにして、漢字の7割程度の大きさで書く**と、均整の取れた文字列が書けるようになります。

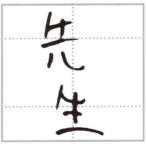

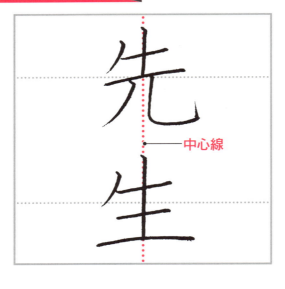

先生

中心線

×悪い例

先生

中心がずれるとだらしない印象になる

練習

上下　山本　田中

中心線で串刺しを意識すると美文字になる

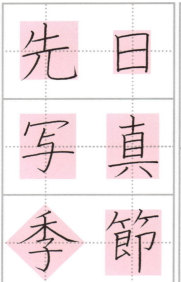

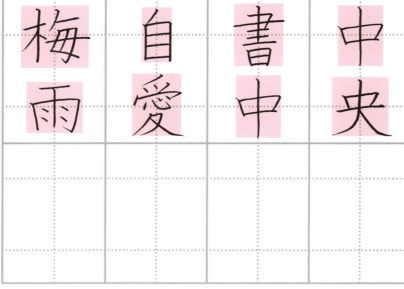

中央　書中　自愛　梅雨　日先　真写　節季

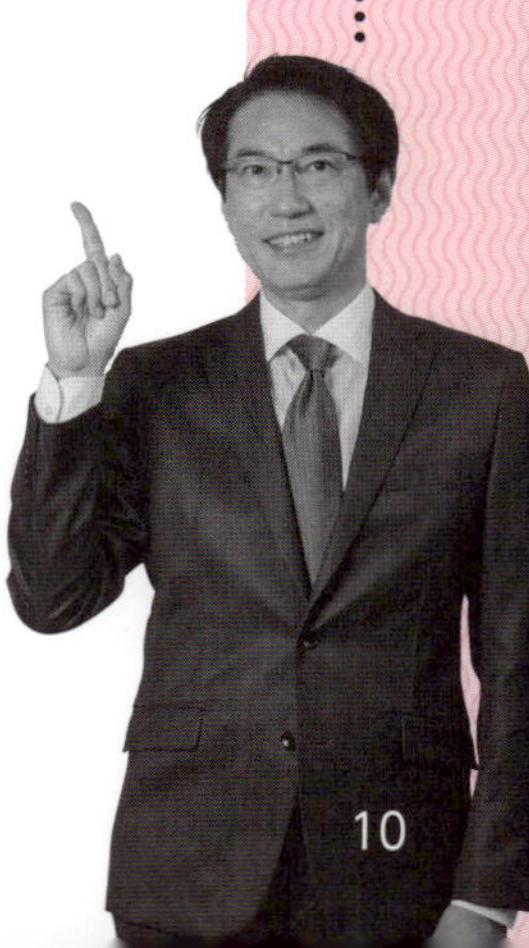

ひらがなが美文字なら7割は美しい文書に

美文字をマスターするには、ひらがなの練習から始めるのがいいでしょう。なぜなら、**日本語の文章は約7割をひらがなが占めている**とされるからです。ひらがなだけでも美文字が書けるようになれば、**手紙も日記もノートも、格段に見やすくきれいになる**ことでしょう。

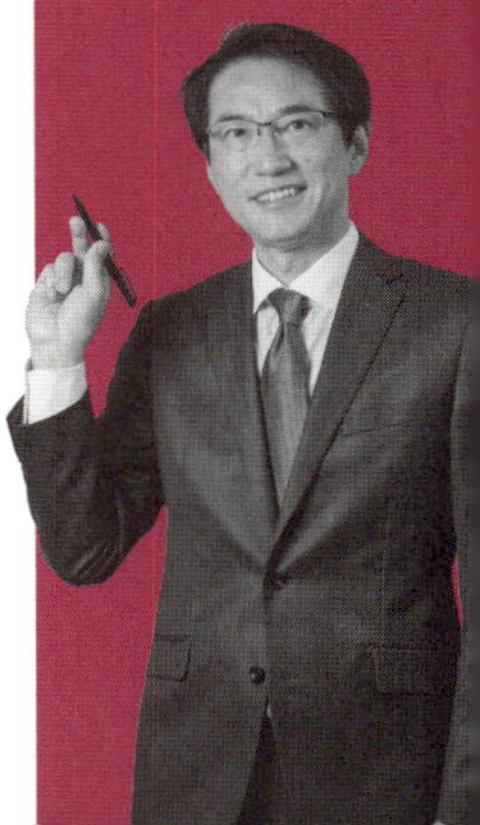

折り返し部分は鋭く折る

そ　ひ　れ　え

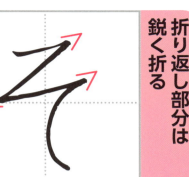

横長の結びは2ヵ所を止めて「へ」の字に

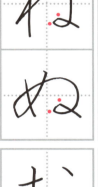

ま　な　ね　ぬ

縦長の結びは角をつくって三角形にする

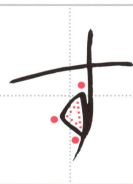

す　む　お　み

きれいな曲がりはカーブで力を抜く

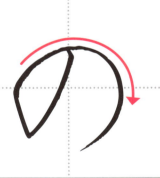

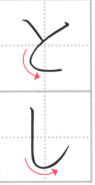

の　や　と　し

外形に当てはめて整える

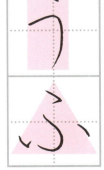

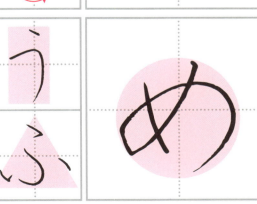

た　め　う　ふ

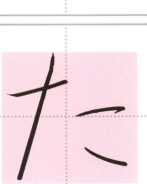

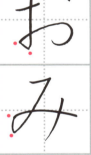

あいうえおで美文字脳活

「あいうえお」は、五十音で一番最初に習いますが、正しい外形や線の書き方などの美文字ポイントをあまり意識していない人が多いようです。

「あいうえおを制する者は美文字を制す！」です。

❶で大きな文字をくり返しなぞって美文字の「外形と線」を覚えて、❷で力の強弱を確認しながら「筆圧」を記憶し、❸でお手本にならって❶❷を意識しながら書いてみましょう。

脳の力で美文字を書けるようになるのが、美文字脳活の醍醐味《だいごみ》です。

❶文字の外形と線を覚える

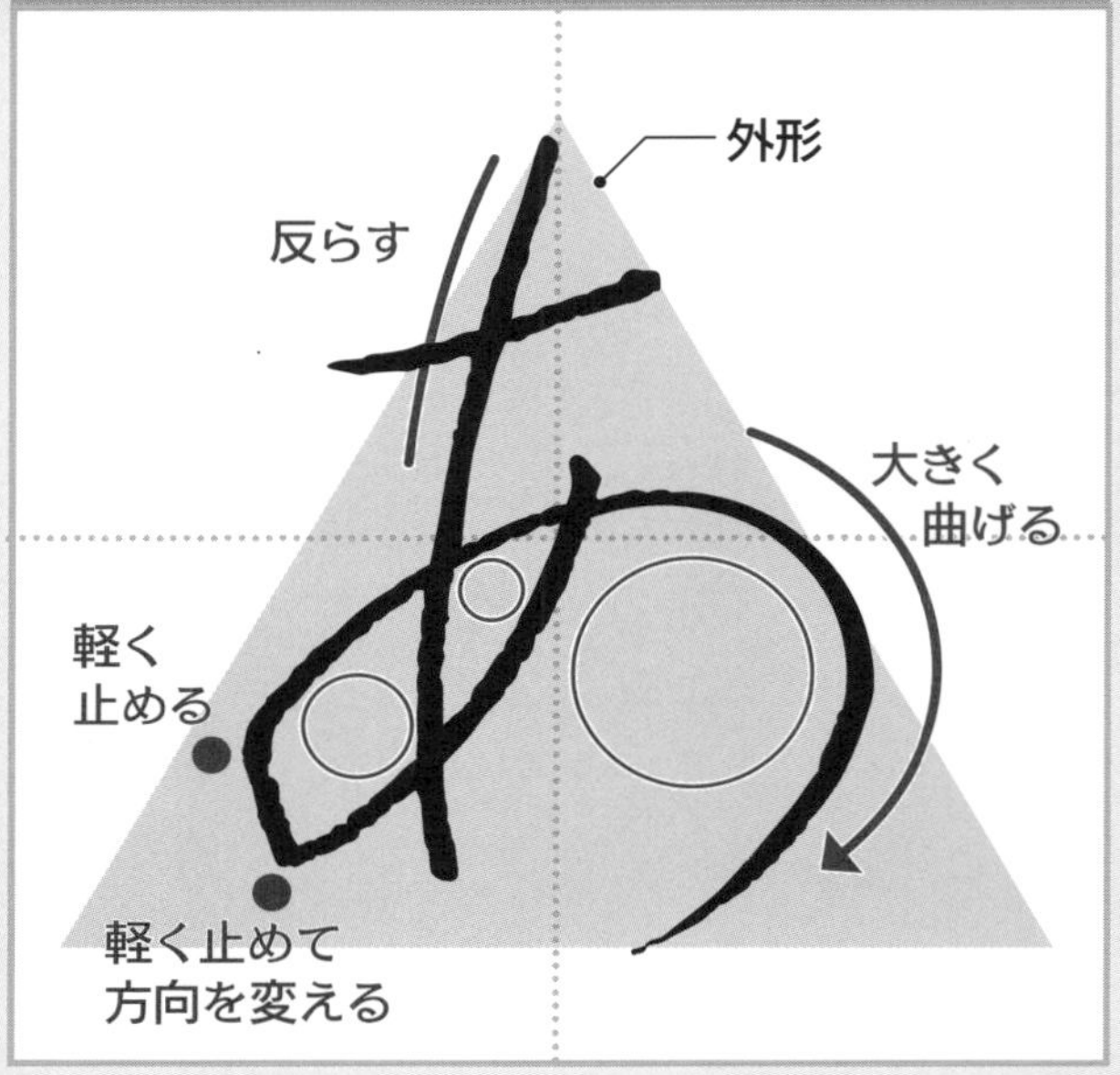

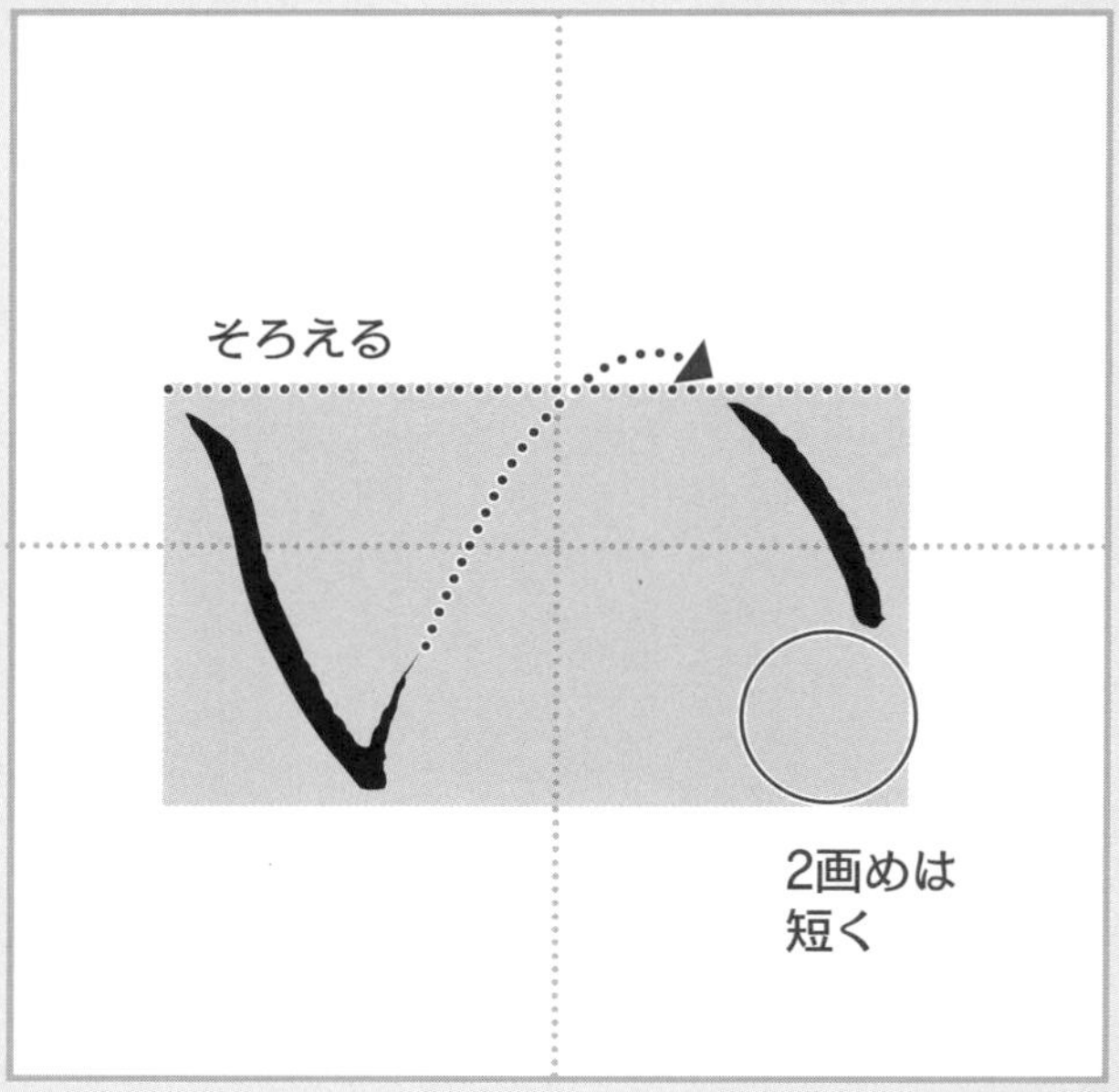

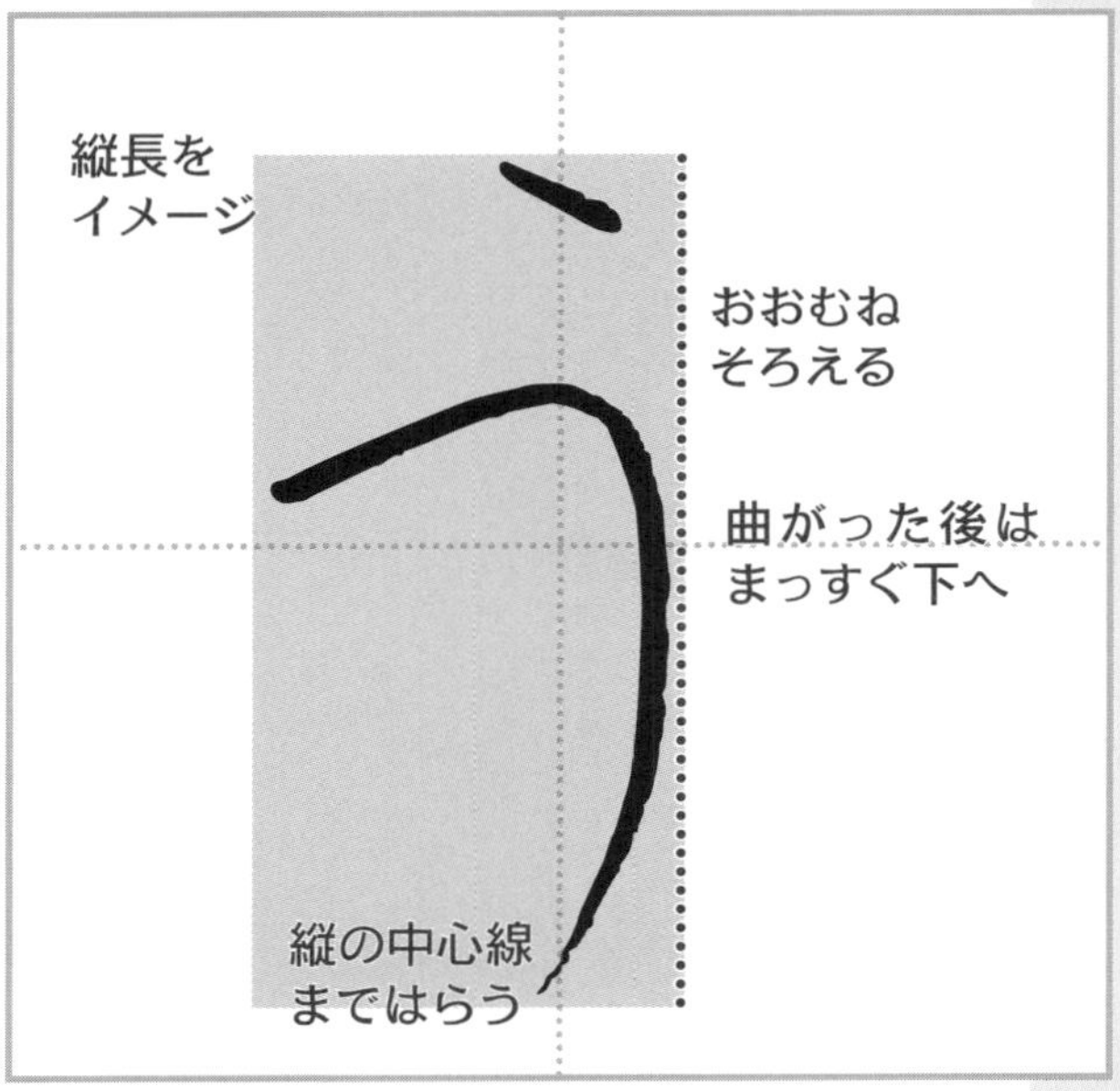

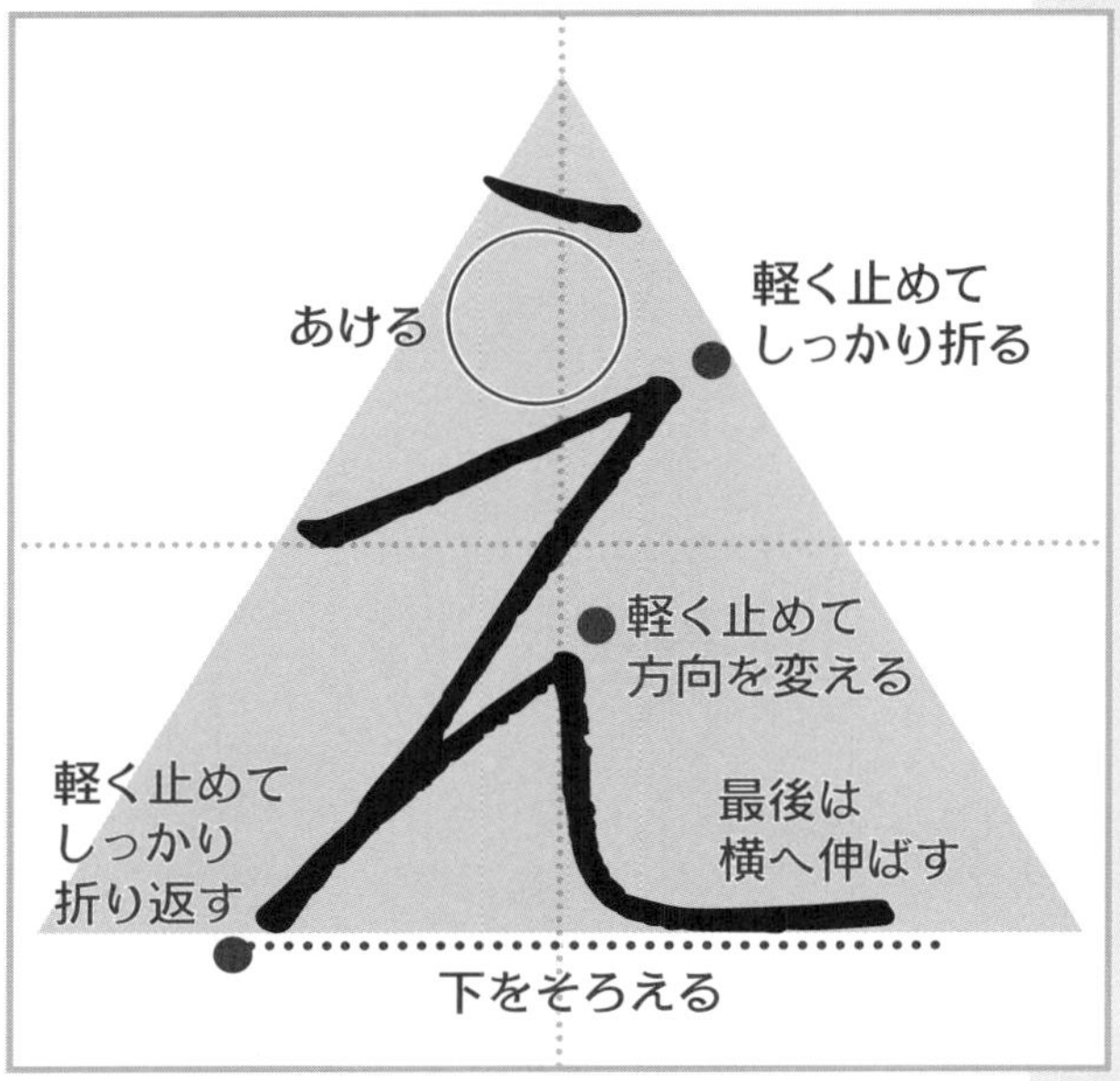

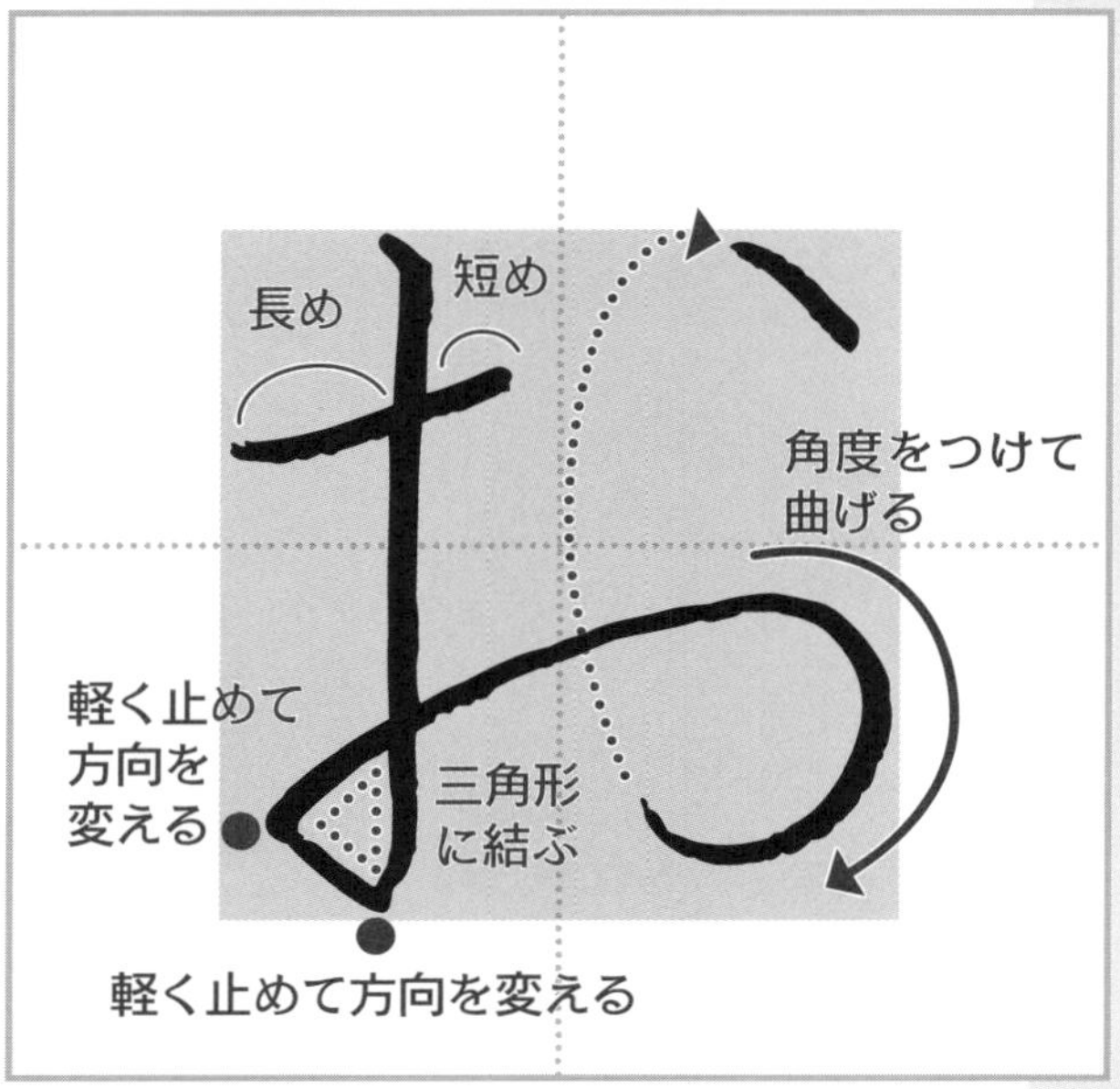

筆圧：●＝強　●＝中　●＝弱

❷筆圧を記憶する

あ

い

う

え

お

❸美文字が書ける

あ　あ

い　い

う　う

え　え

お　お

かきくけこで美文字脳活

画数が少なく単純に見えるひらがなほど、脳内文字がくずれて、クセがたくさん出ている人が少なくありません。

❶で「かきくけこ」の文字の周囲を囲う薄い地色の図形は、**文字の外形（シルエット）**を示しています。

これまで、どんな文字でも枠内いっぱいに書いていた人が多いと思いますが、お手本を見れば、**文字によって美しく見える外形は異なる**ことを実感していただけると思います。それぞれの文字の外形の特徴を覚えることが、美文字を実現する第一歩になります。

❶文字の外形と線を覚える

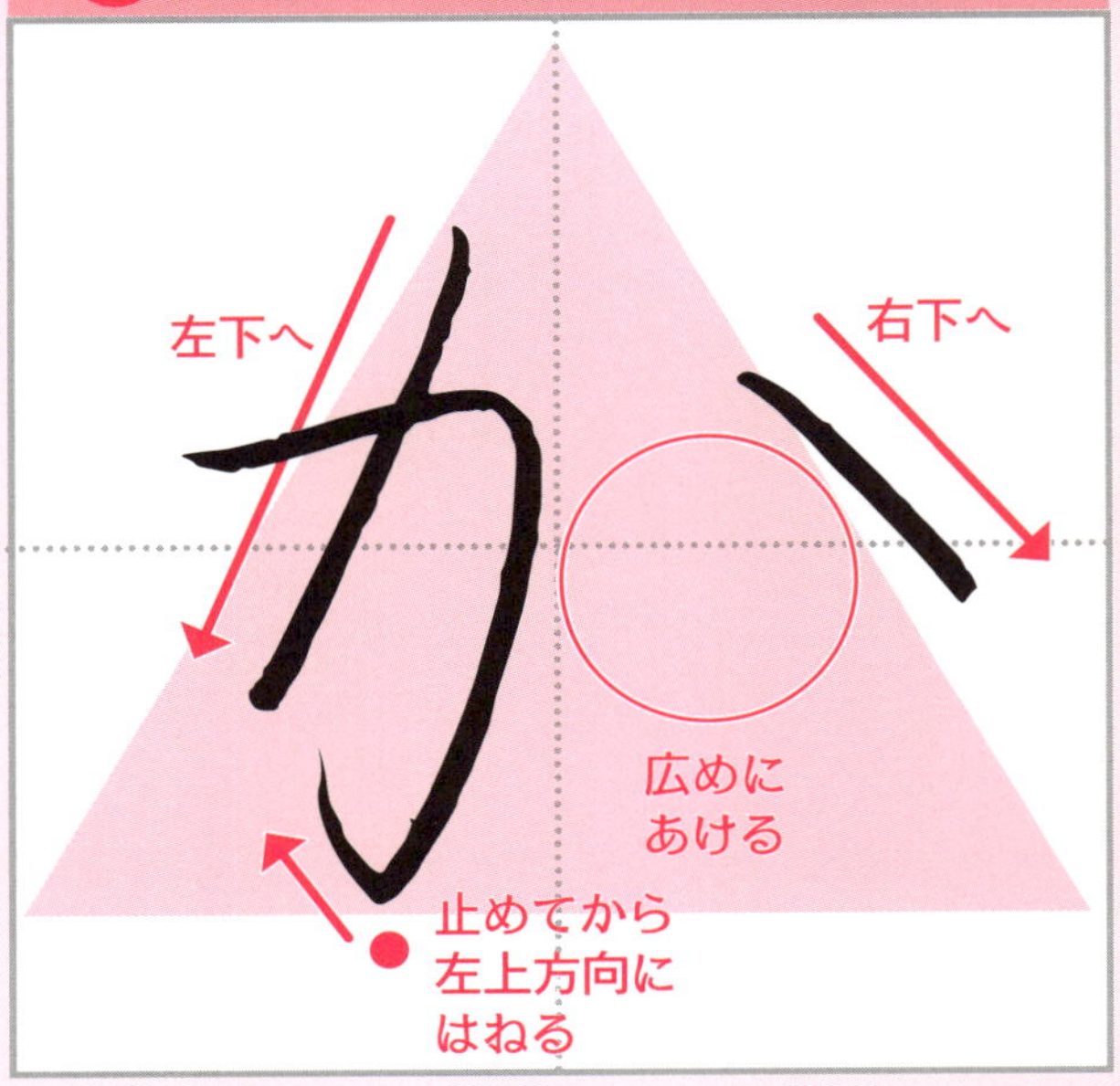

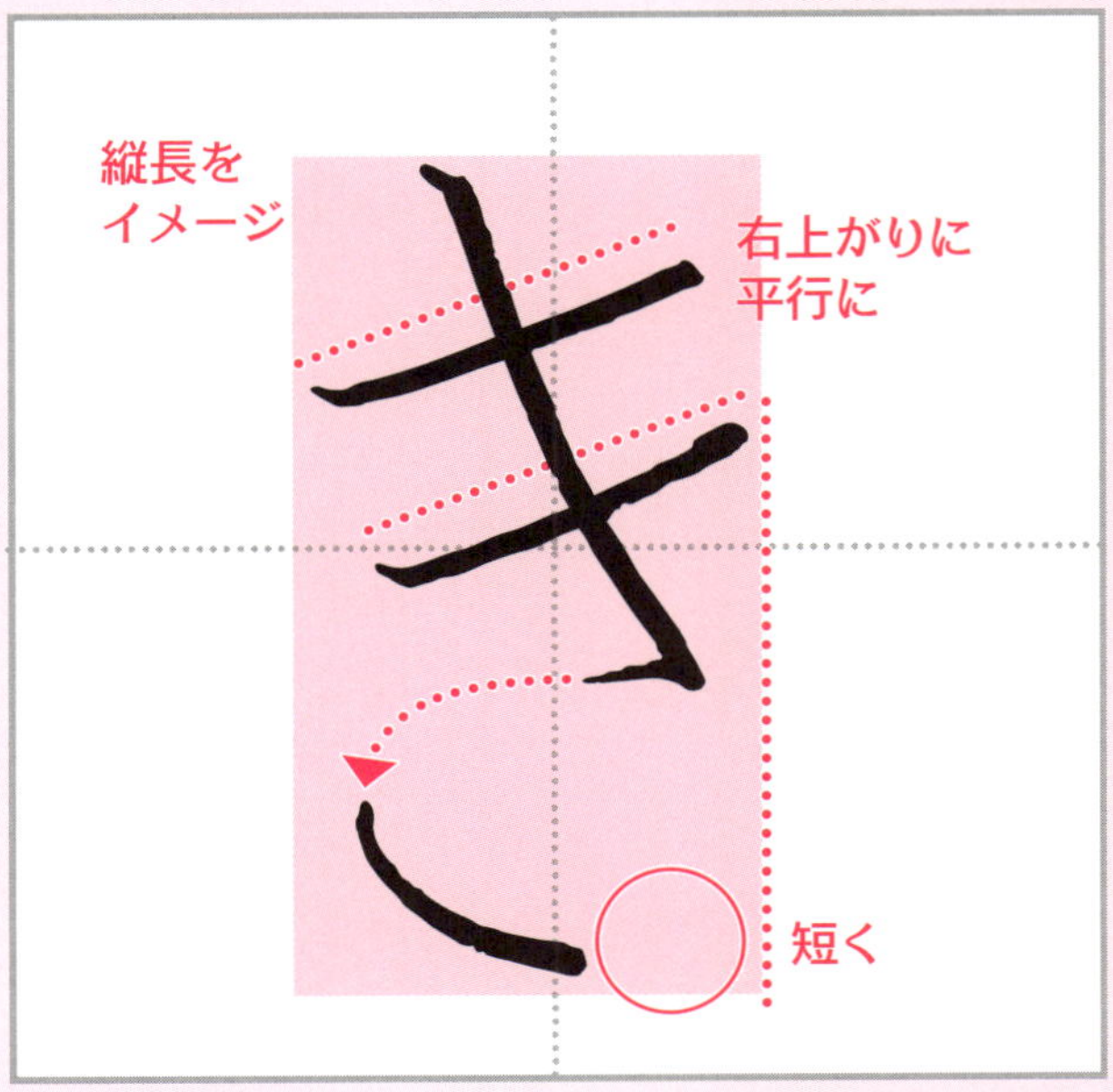

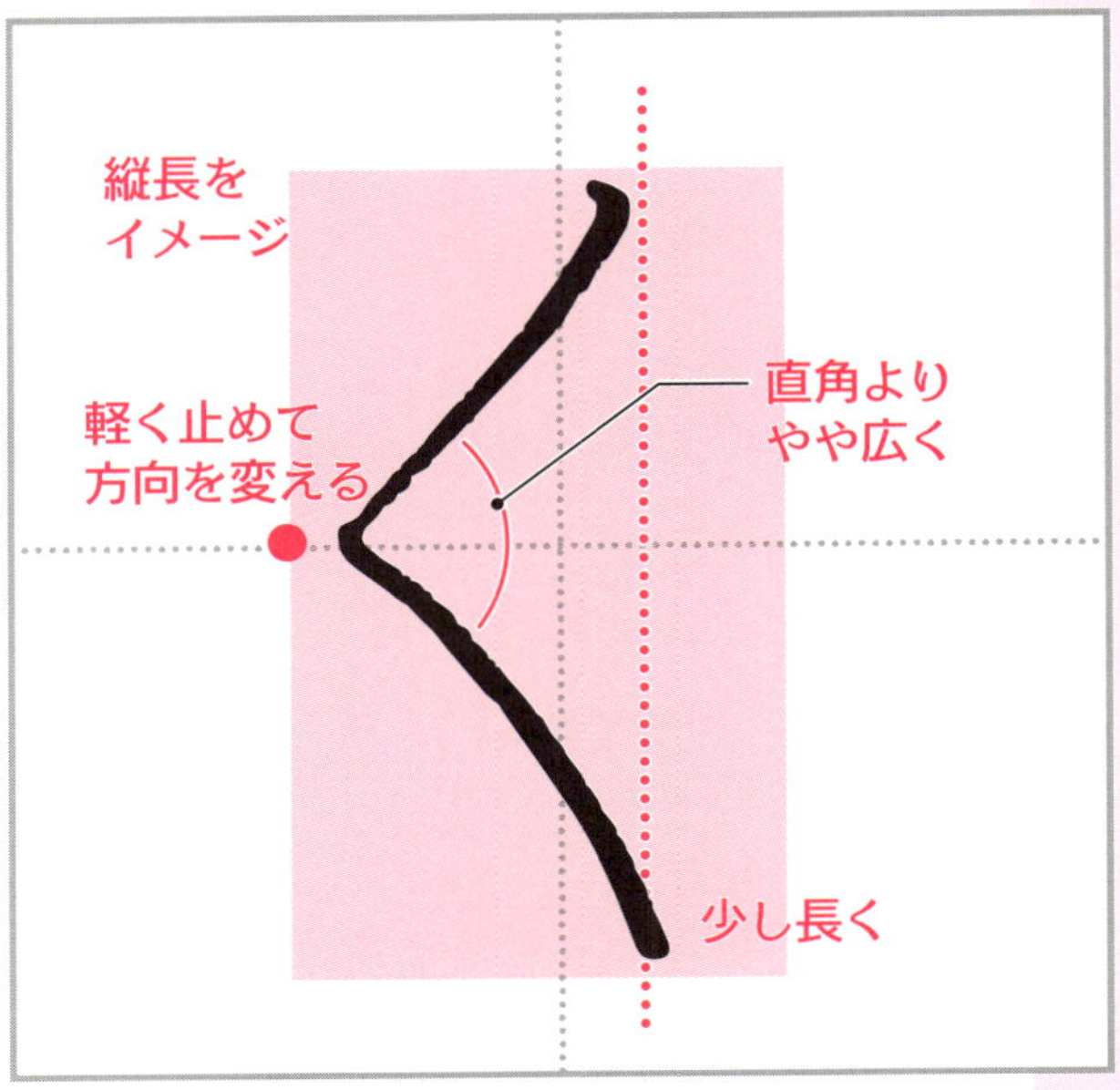

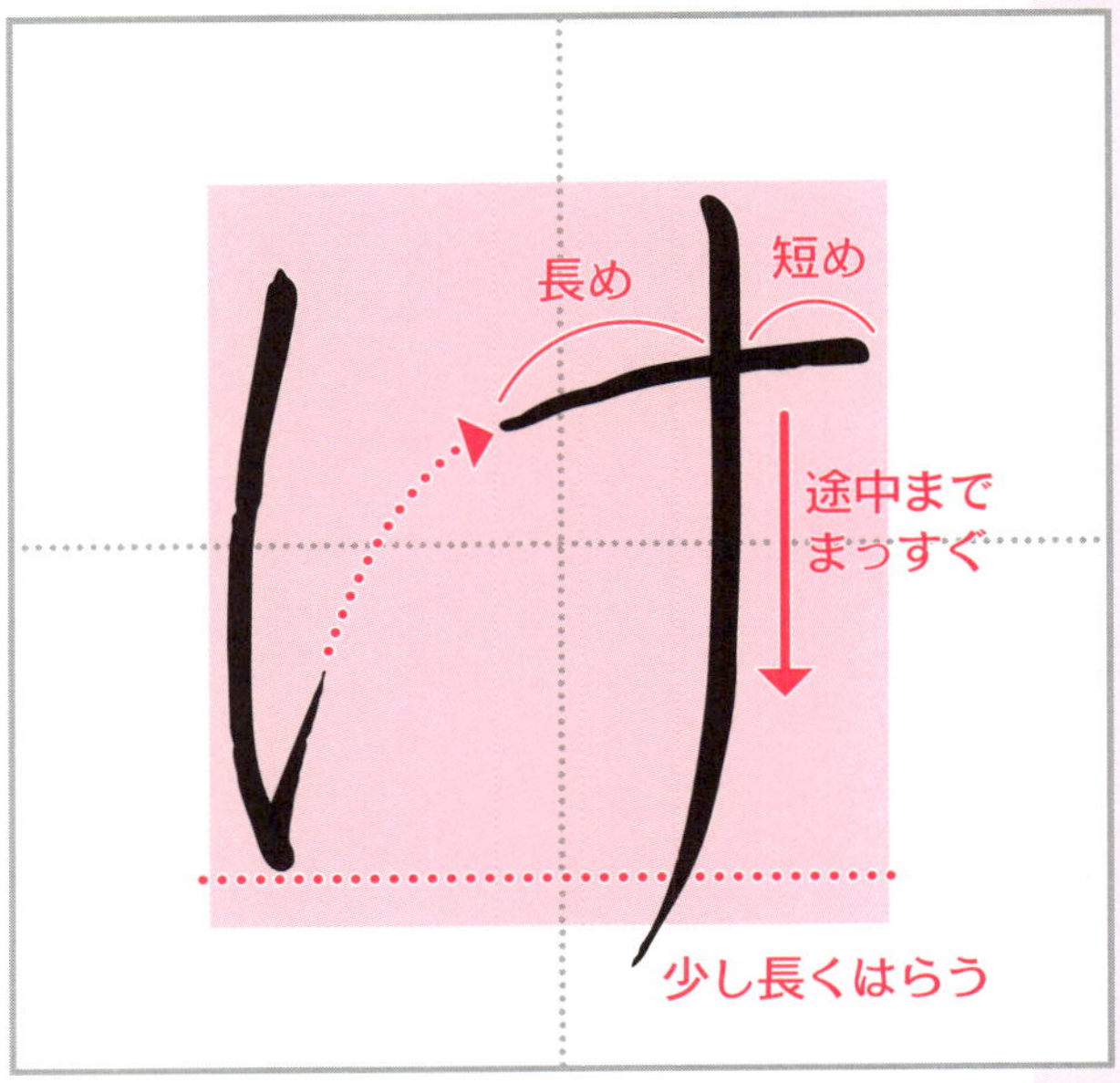

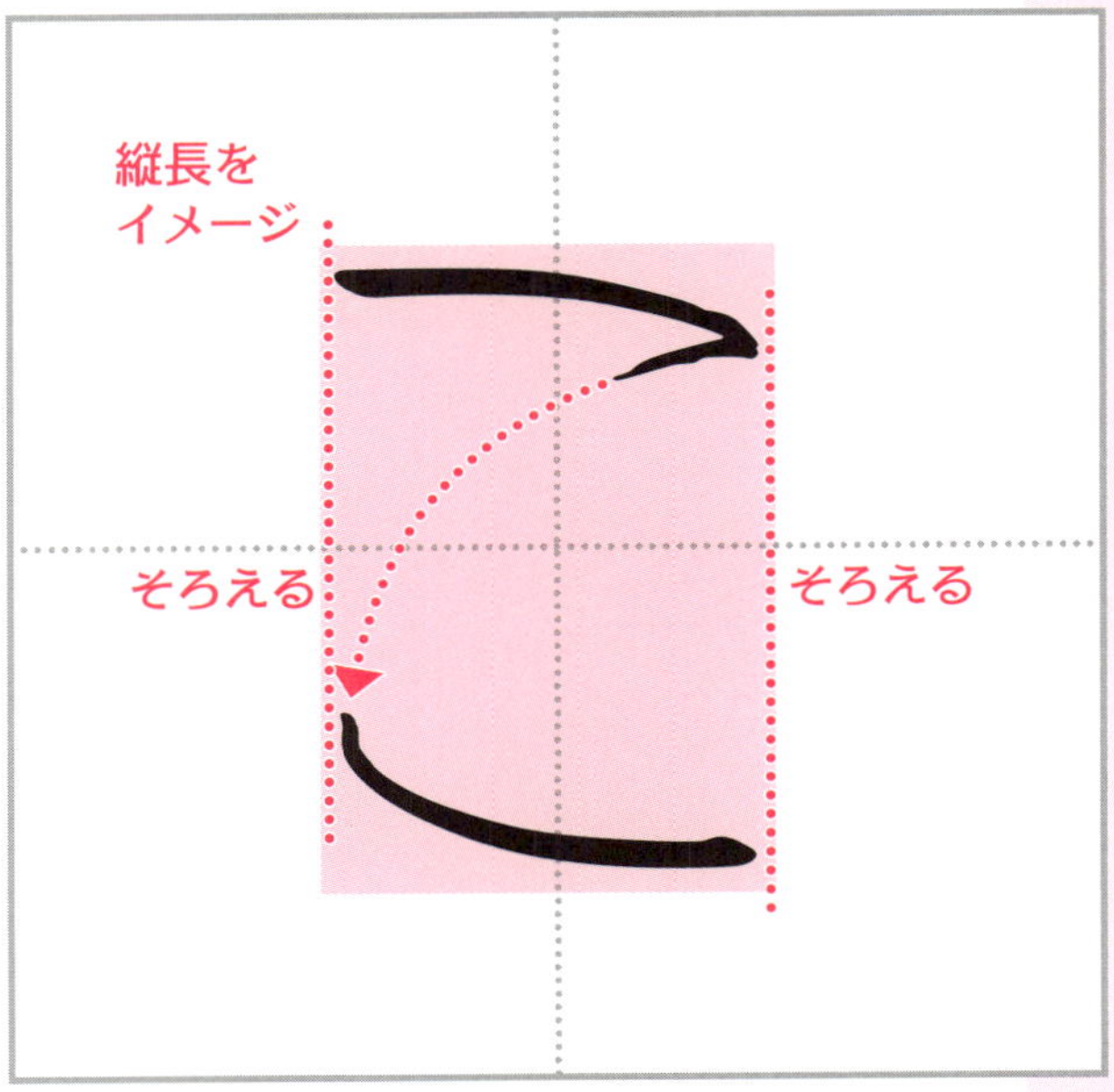

筆圧：●＝強　●＝中　●＝弱

❷筆圧を記憶する

か

き

く

け

こ

❸美文字が書ける

か か

き き

く く

け け

こ こ

さしすせそで美文字脳活

「さしすせそ」で難しいのは、「さ」の外形が逆三角形であることを意識して書くことでしょう。**最初の横線は右上がりにして左側を長めにする**と、安定感のある「さ」を書くことができます。

また、「す」を書くときは**三角形の結び**をうまく形づくることも、慣れないうちは難しく感じるかもしれません。ここの三角形が丸くなると、稚拙《ちせつ》な印象になりやすいので、常に三角形を意識して練習しましょう。すると、しだいに脳内文字が美文字に置き換わり、美しい「す」が書けるようになってきます。

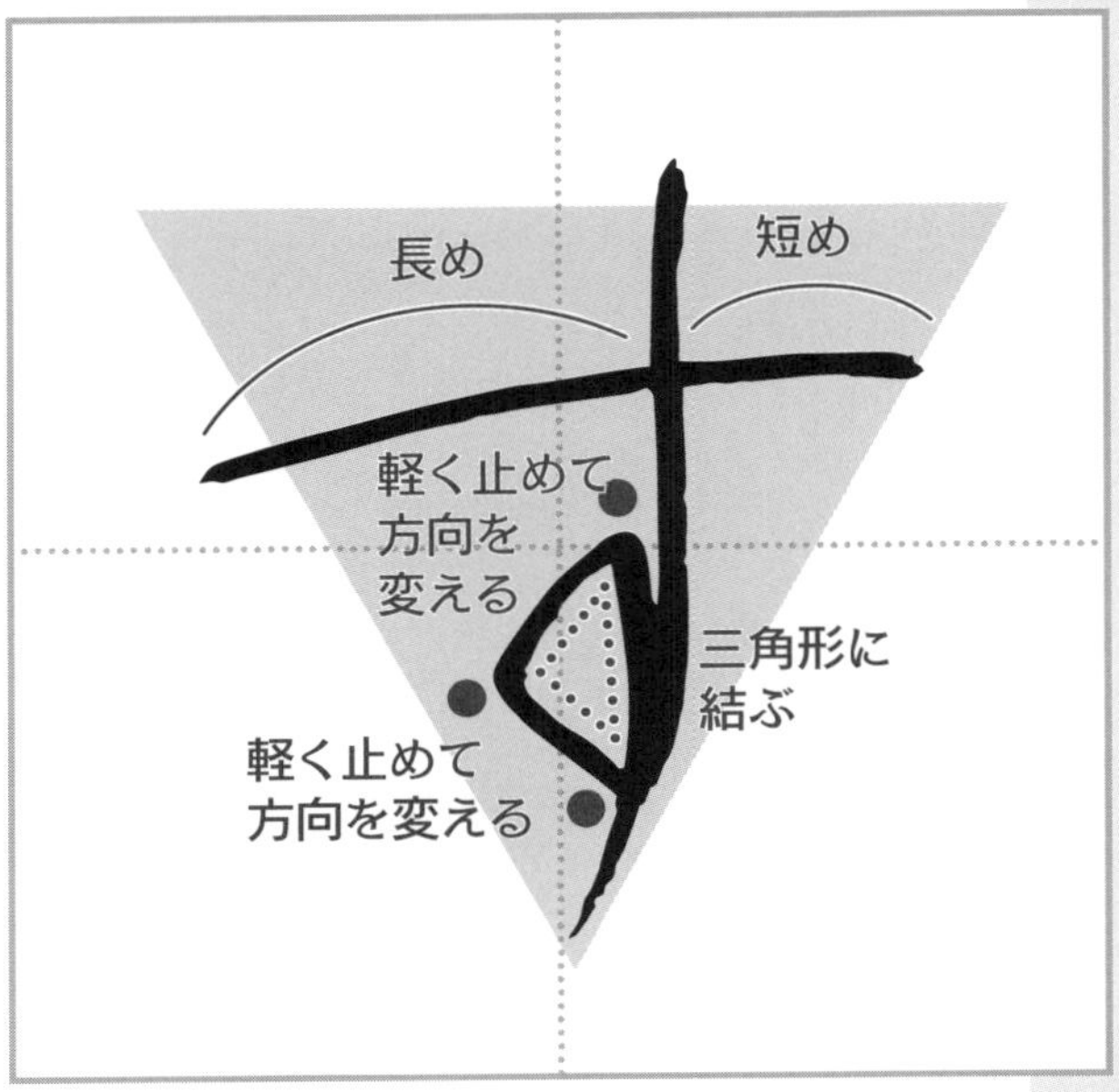

❶ 文字の外形と線を覚える

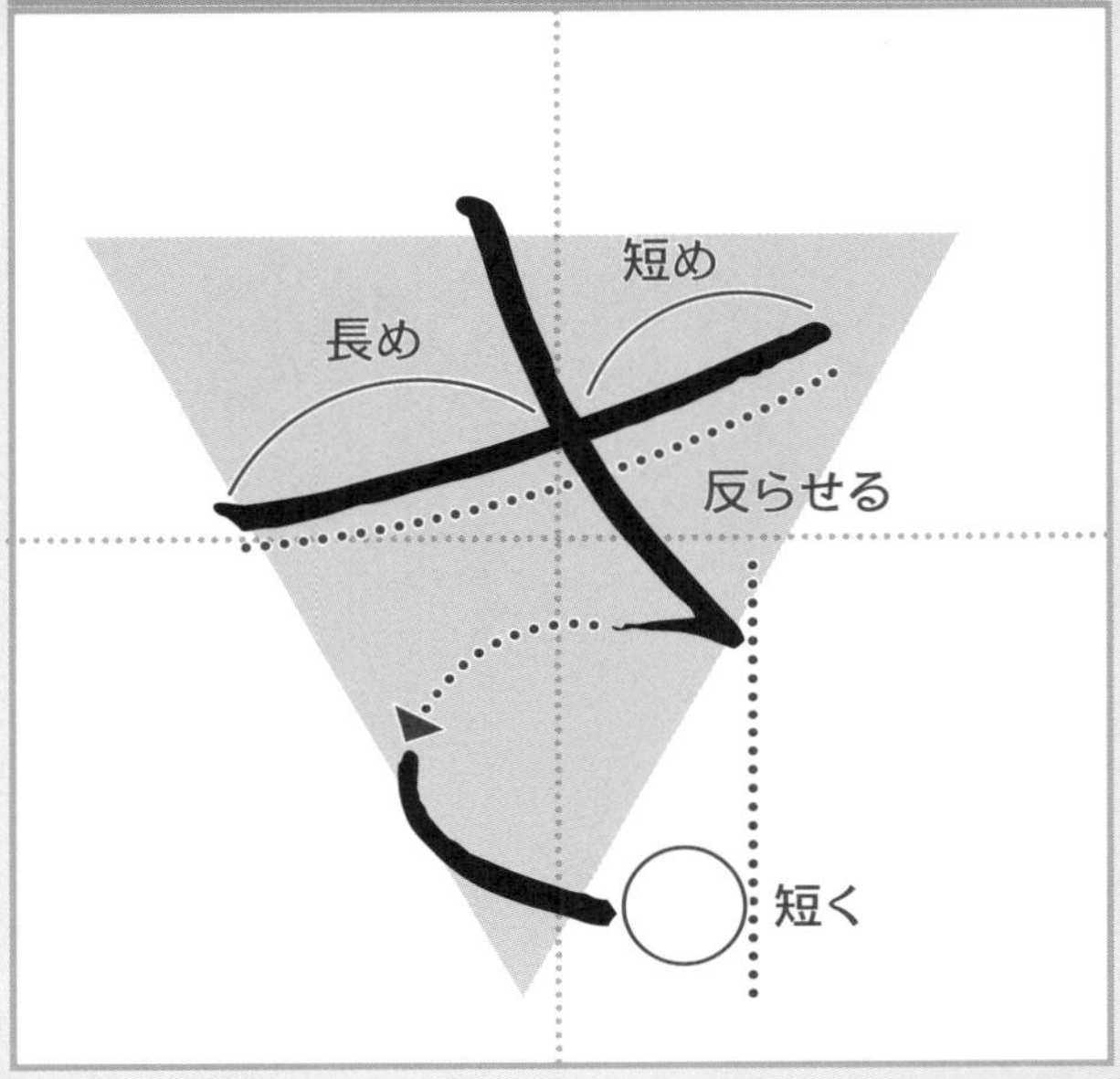

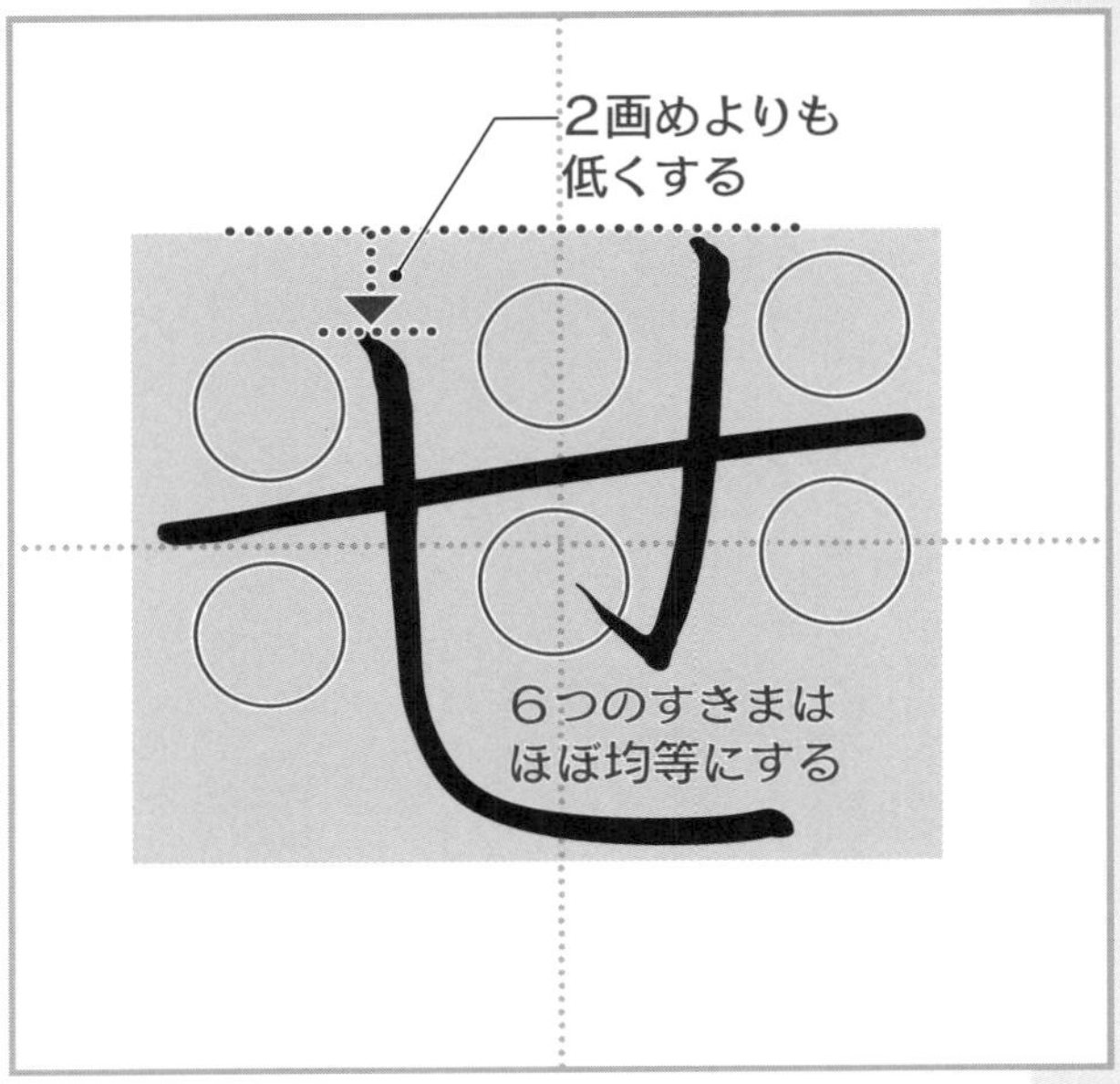

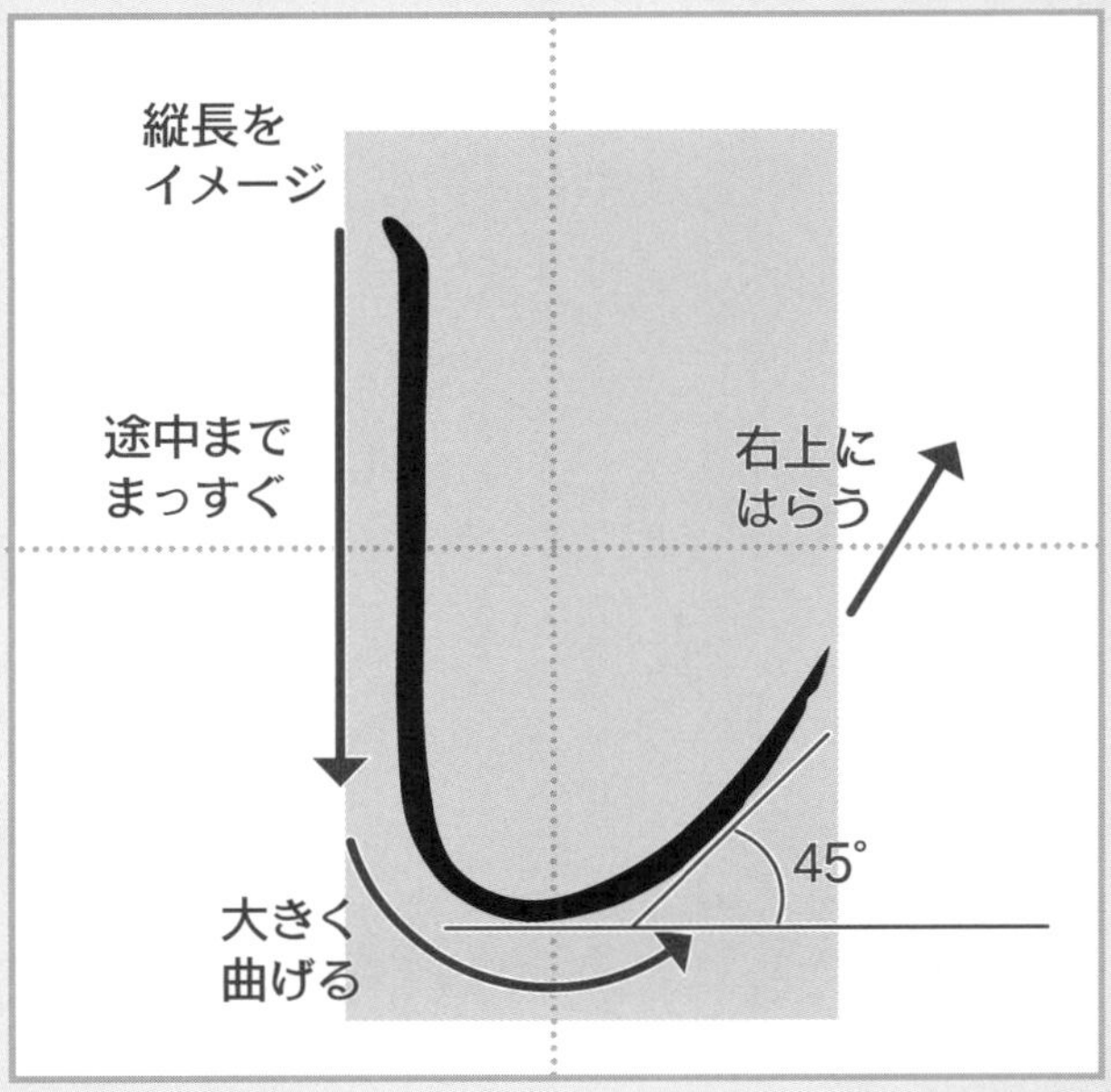

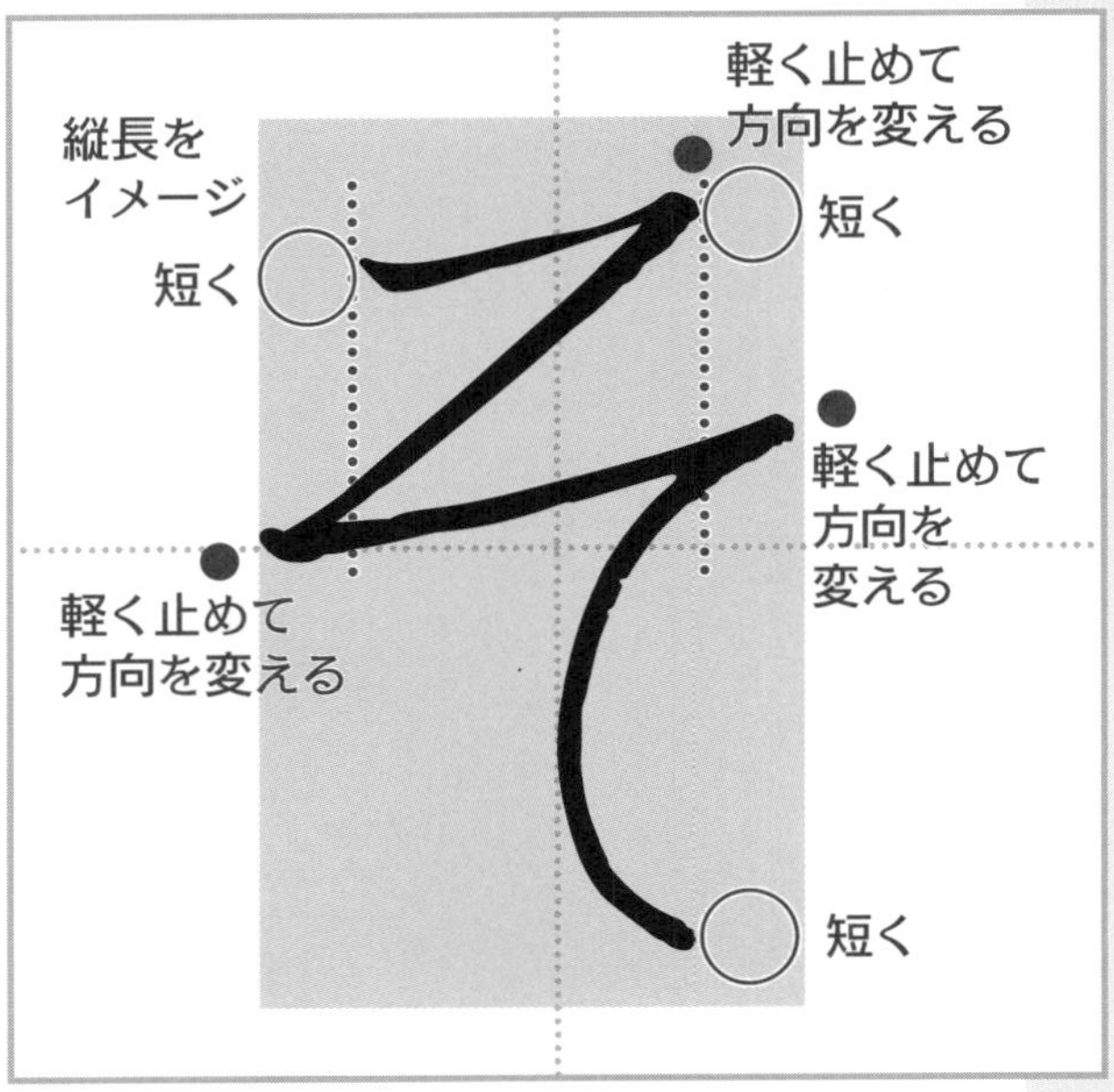

筆圧：●＝強　●＝中　●＝弱

2 筆圧を記憶する

さ

し

す

せ

そ

3 美文字が書ける

さ

し

す

せ

そ

たちつてとで美文字脳活

「たちつてと」で特に難しいのは「た」と「ち」でしょう。

「た」は、４本の線の方向を意識して書かないと読みにくいクセ字になってしまうので要注意です。１画めの横線と２画めの縦線を直角に交わらせるクセがある人が少なくありませんが、**１画めは右上がり、２画めは左下に伸ばす**ことを意識すると、形が整いやすくなります。

「ち」の外形は正方形になりがちですが、これも**縦長の長方形**をイメージすると美文字に見えるようになります。２画めの縦線部分をしっかり長く書きましょう。

❶文字の外形と線を覚える

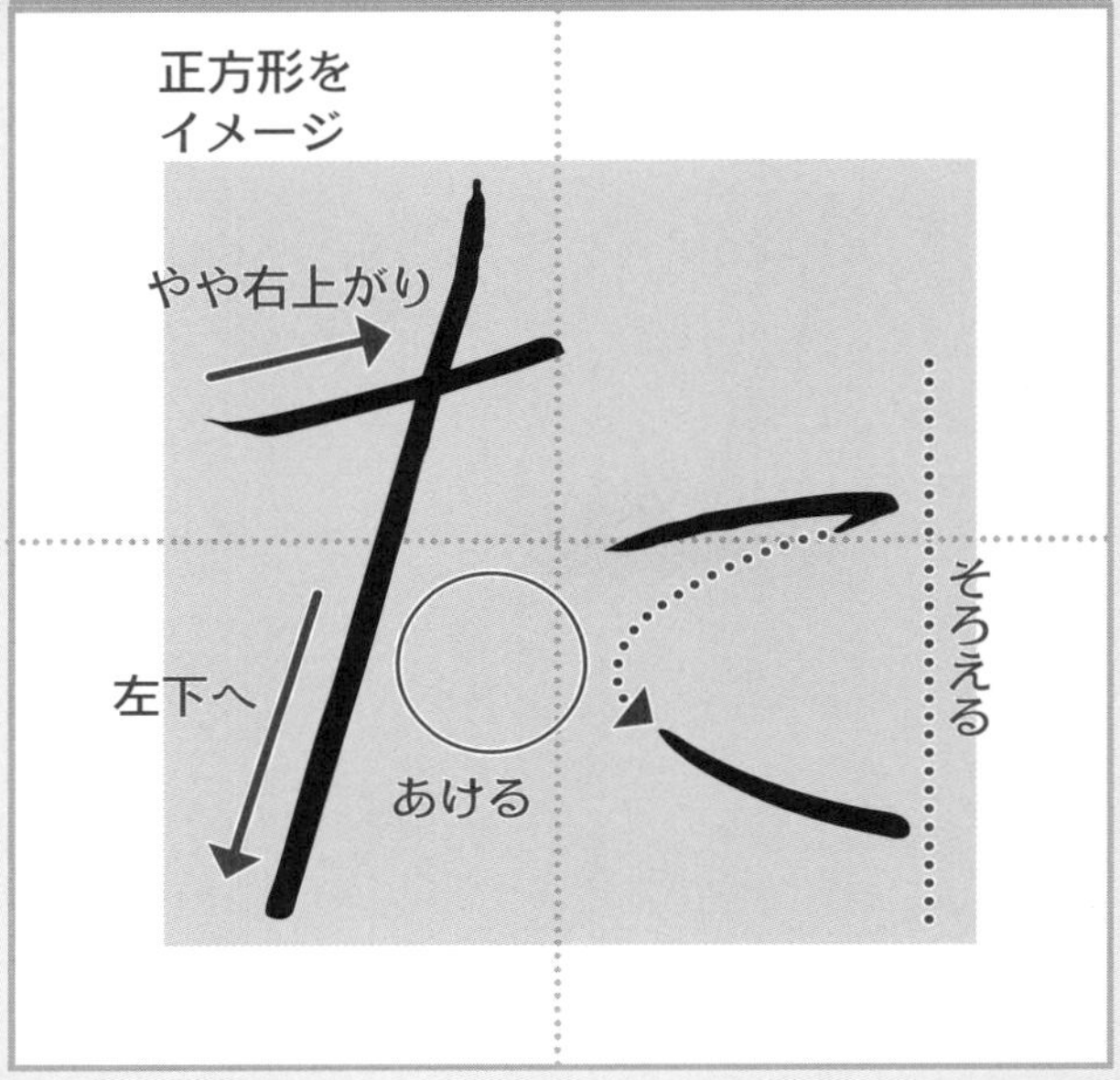

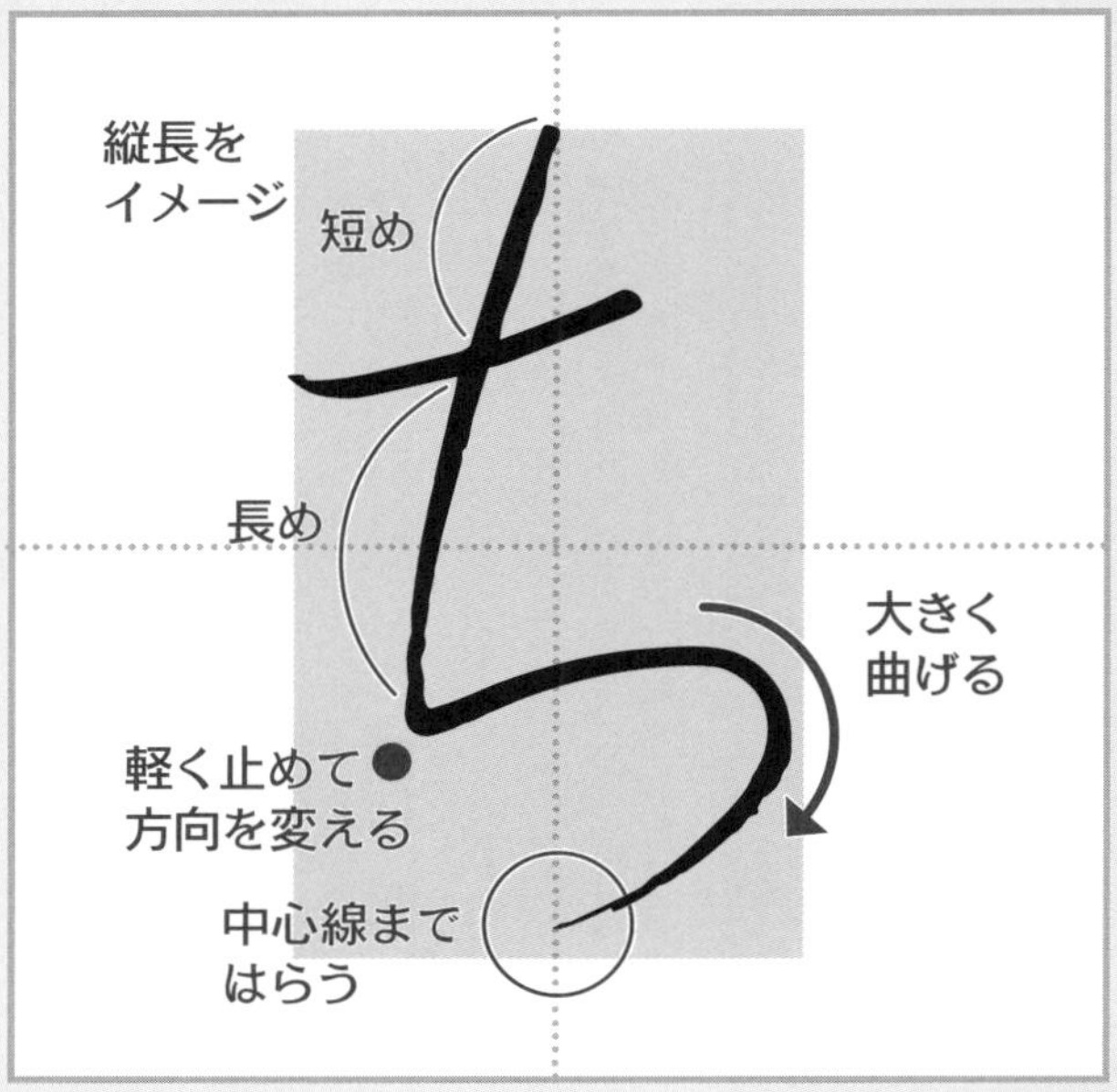

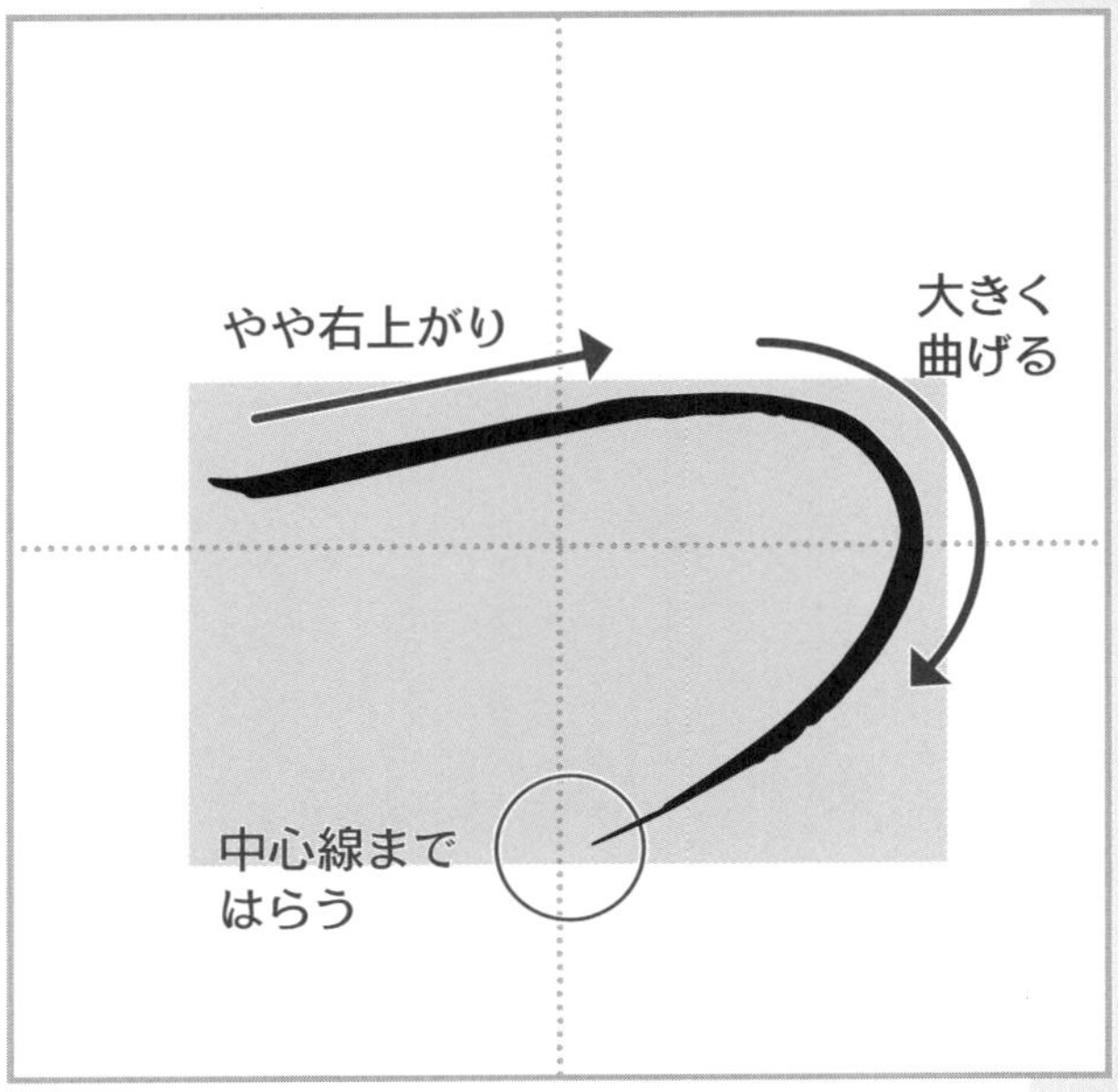

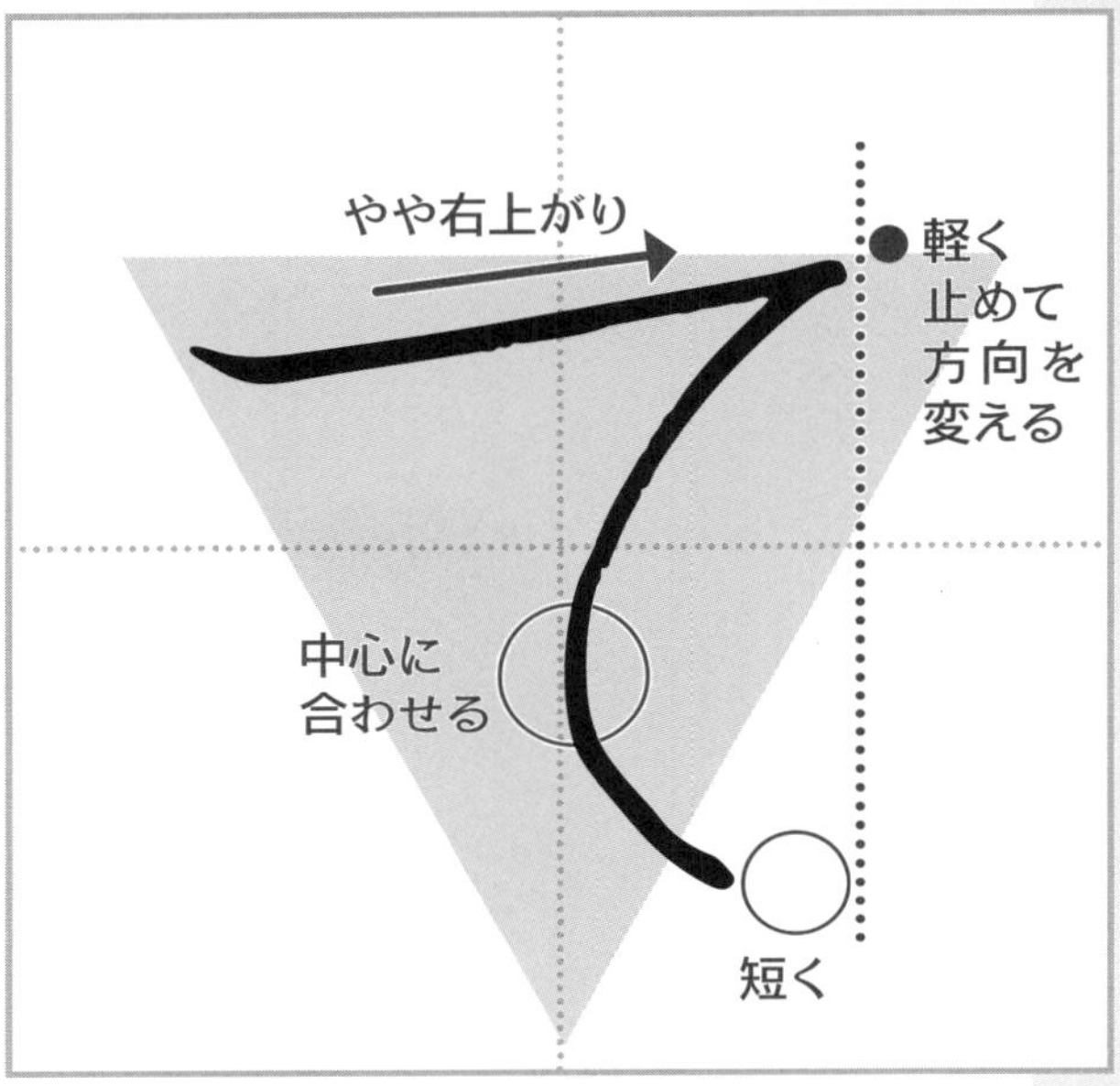

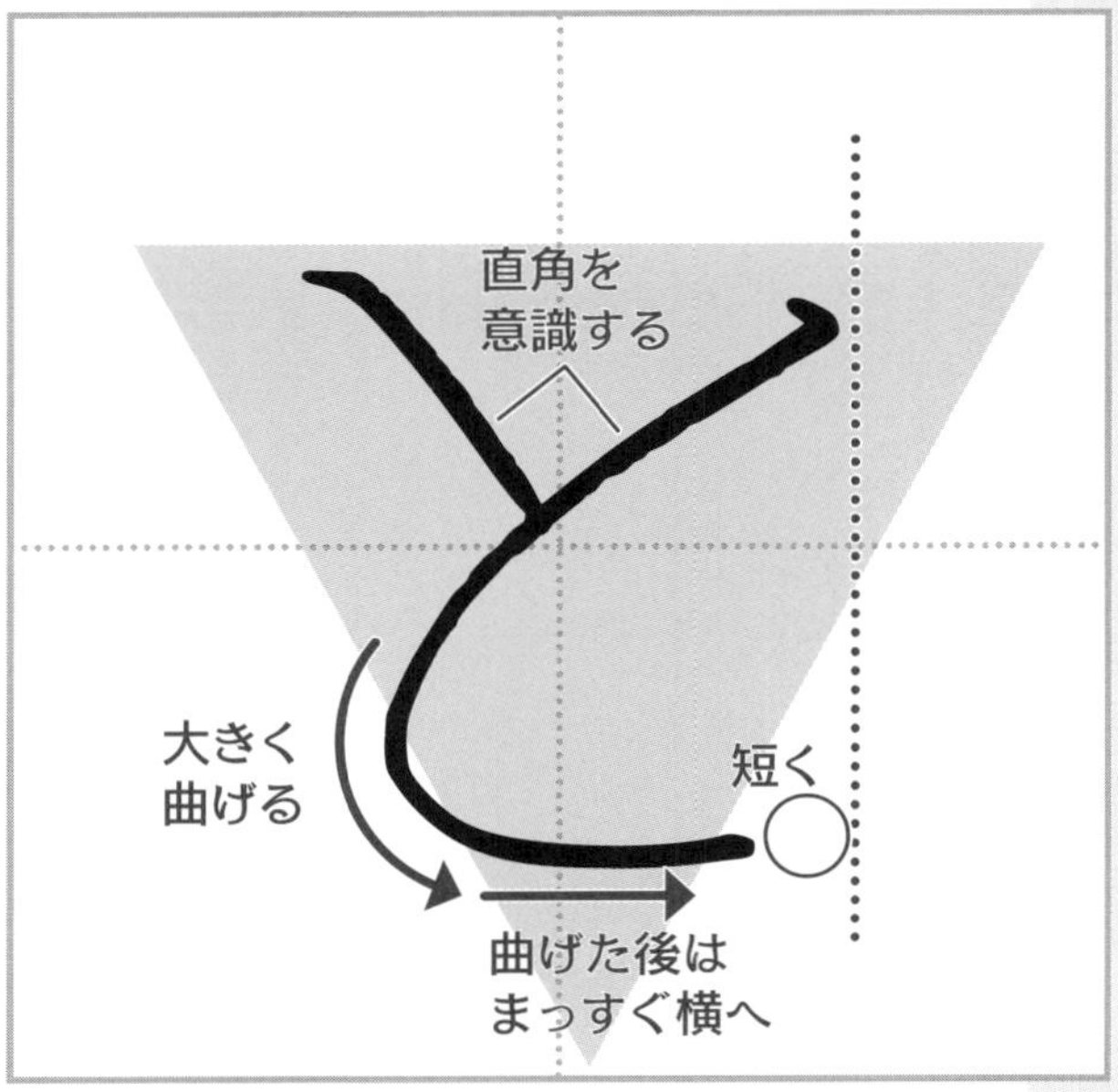

筆圧：●=強　●=中　●=弱

②筆圧を記憶する

た
ち
つ
て
と

③美文字が書ける

た　た
ち　ち
つ　つ
て　て
と　と

なにぬねので美文字脳活

「なにぬねの」で特徴的なのは、「な」と「ぬ」と「ね」にある**横長の結びの部分**。ここをうまく書けると、一気に美文字に近づきます。

結びを書くときは、**2度、線を軽く止めては方向を変えること**を丁寧に練習しましょう。**最後は「へ」の字をイメージして書く**ときれいに書けます。

「な」は全体のバランスを整えることが特に難しいので、**上半分は外形が「ハ」の字になる**ことを意識するのと、**最後の結びの位置が枠の左右中央にくる**ように書けば、おのずと形が整います。

❶文字の外形と線を覚える

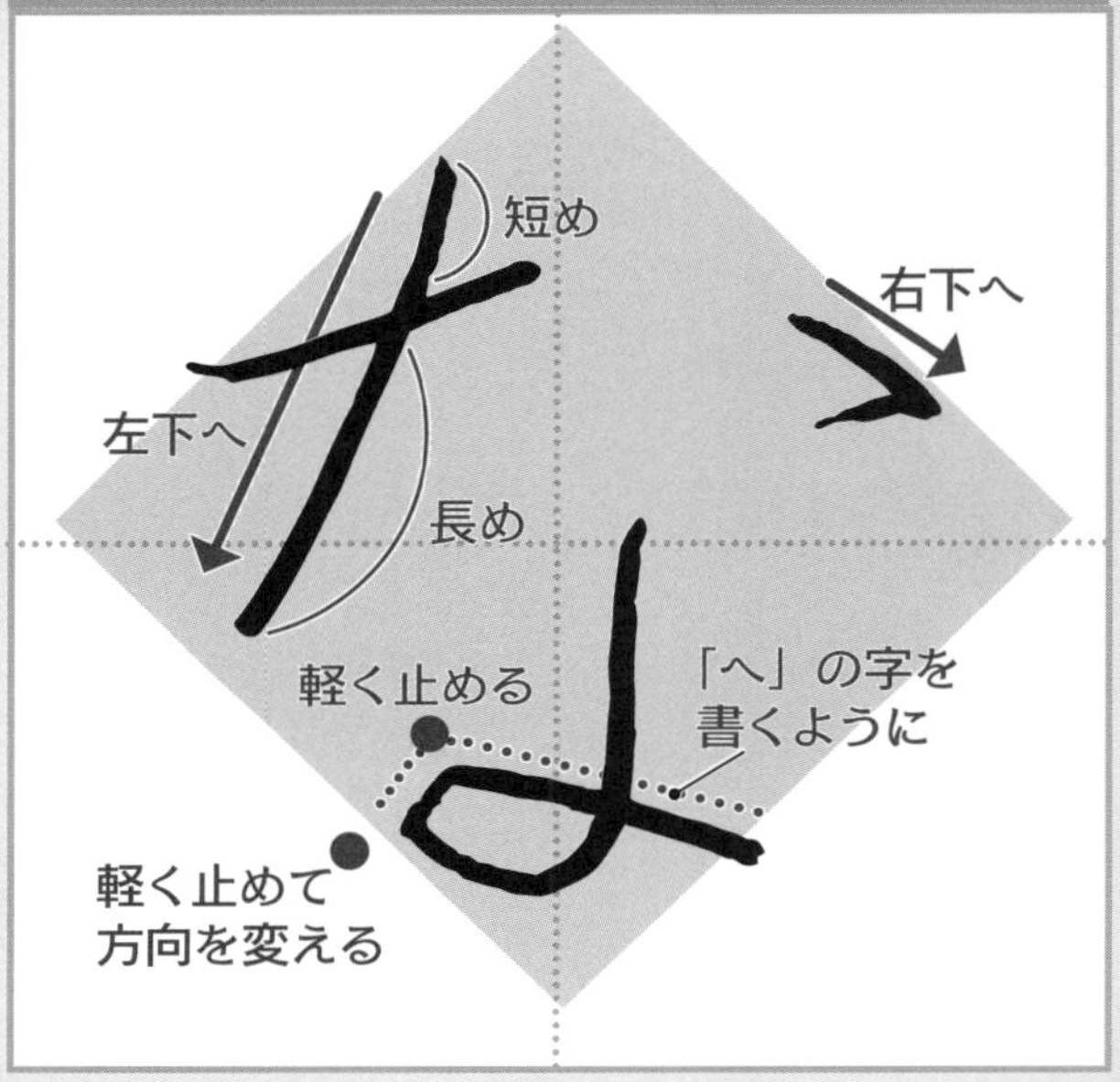

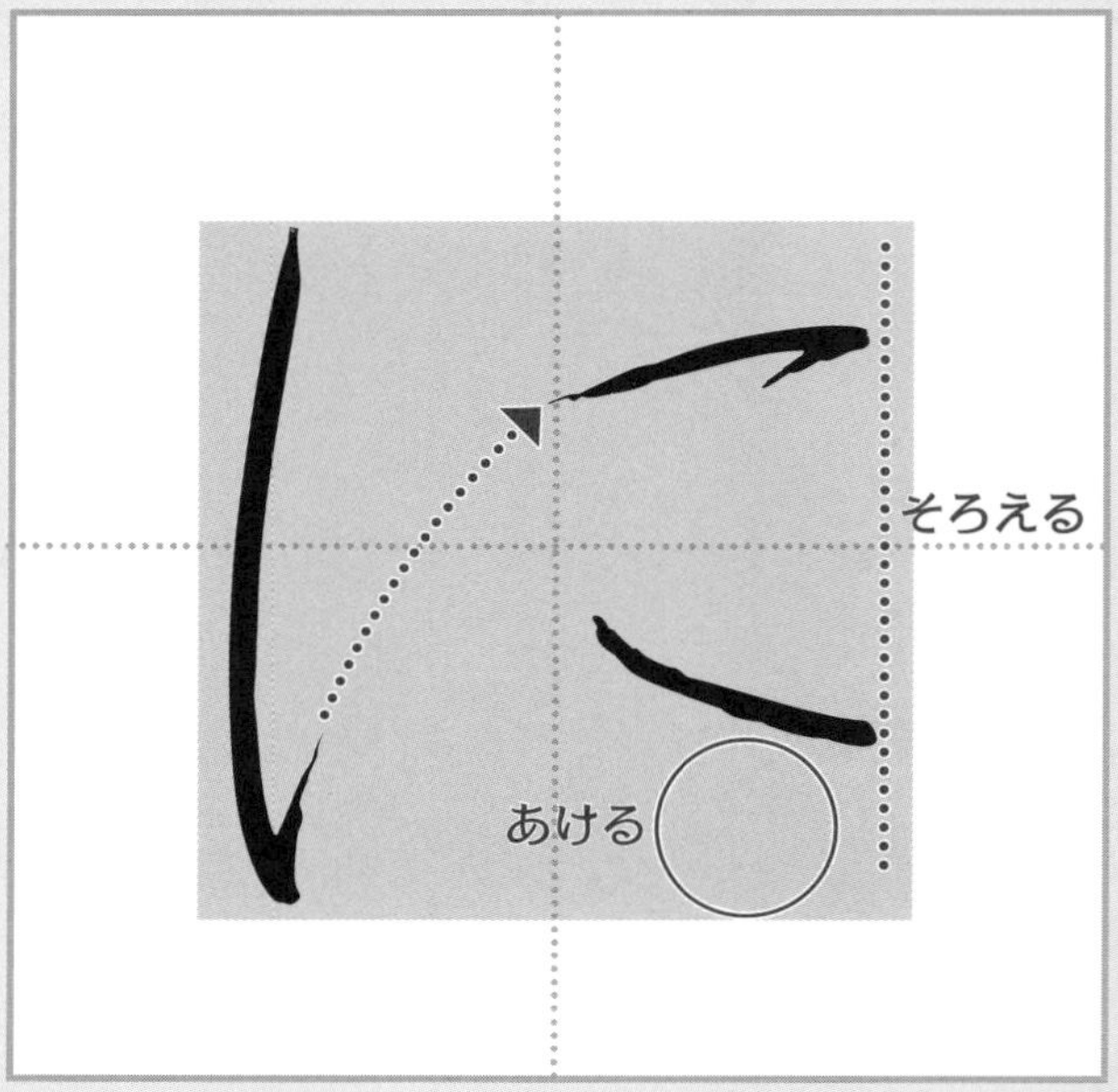

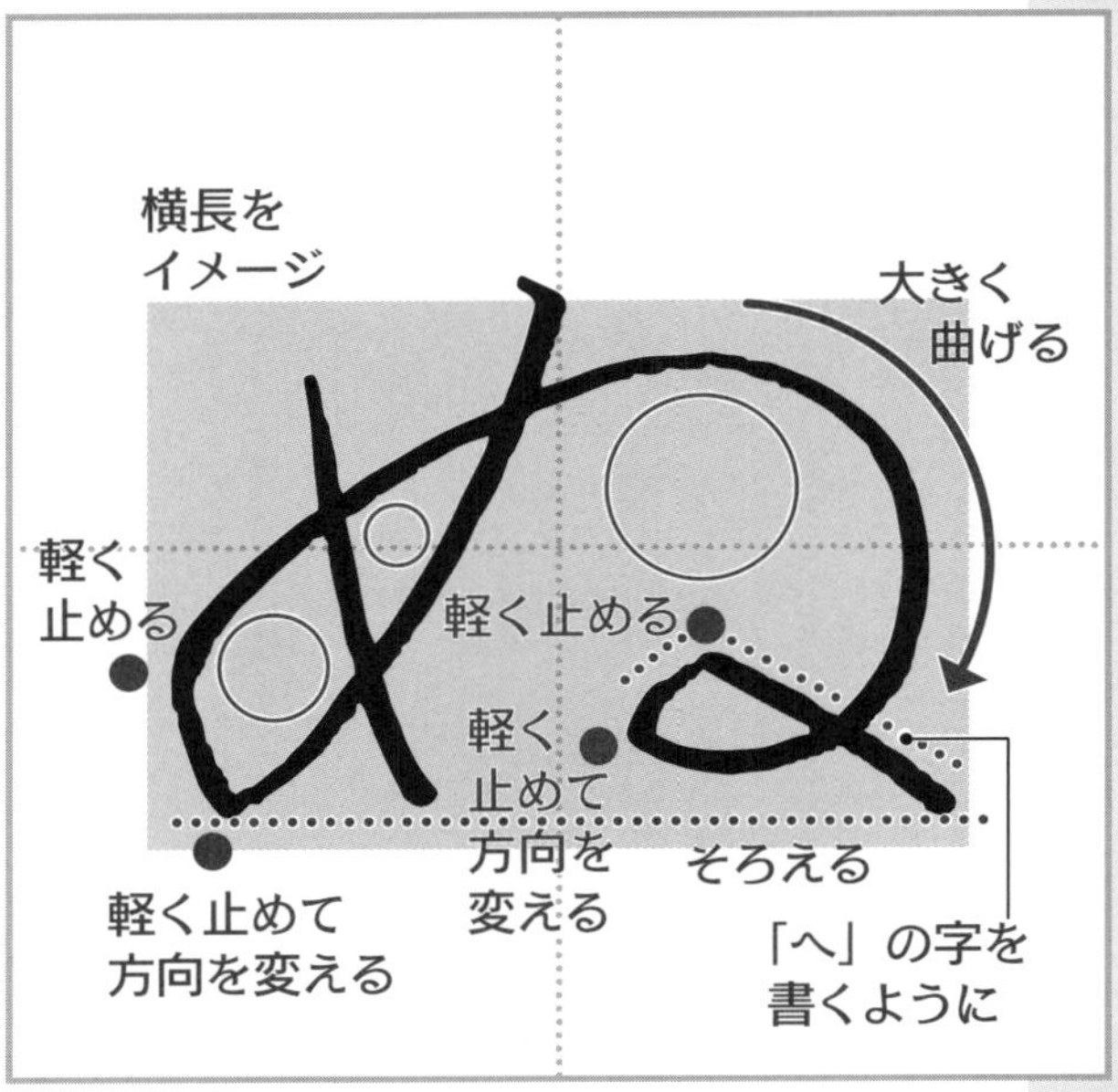

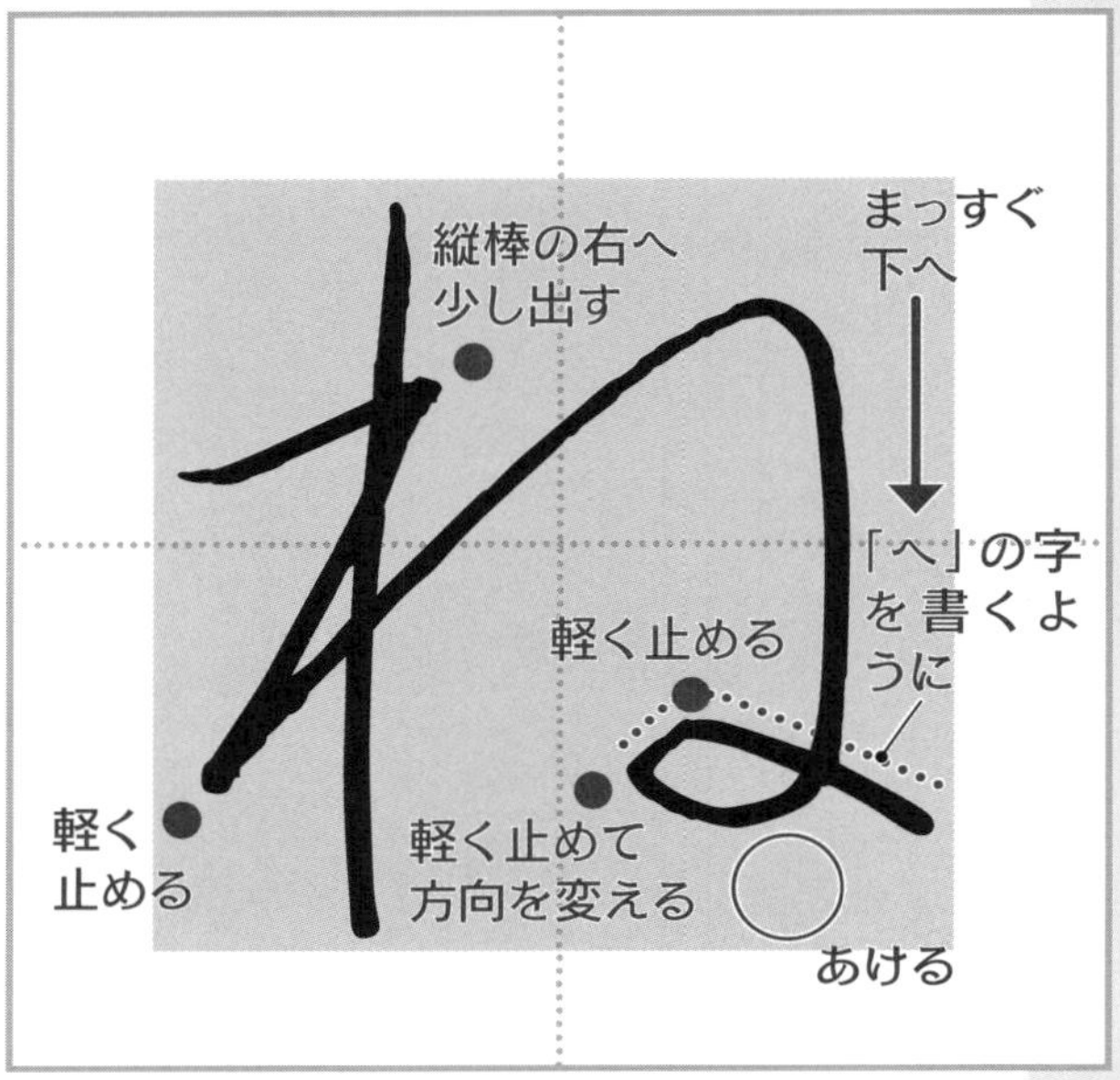

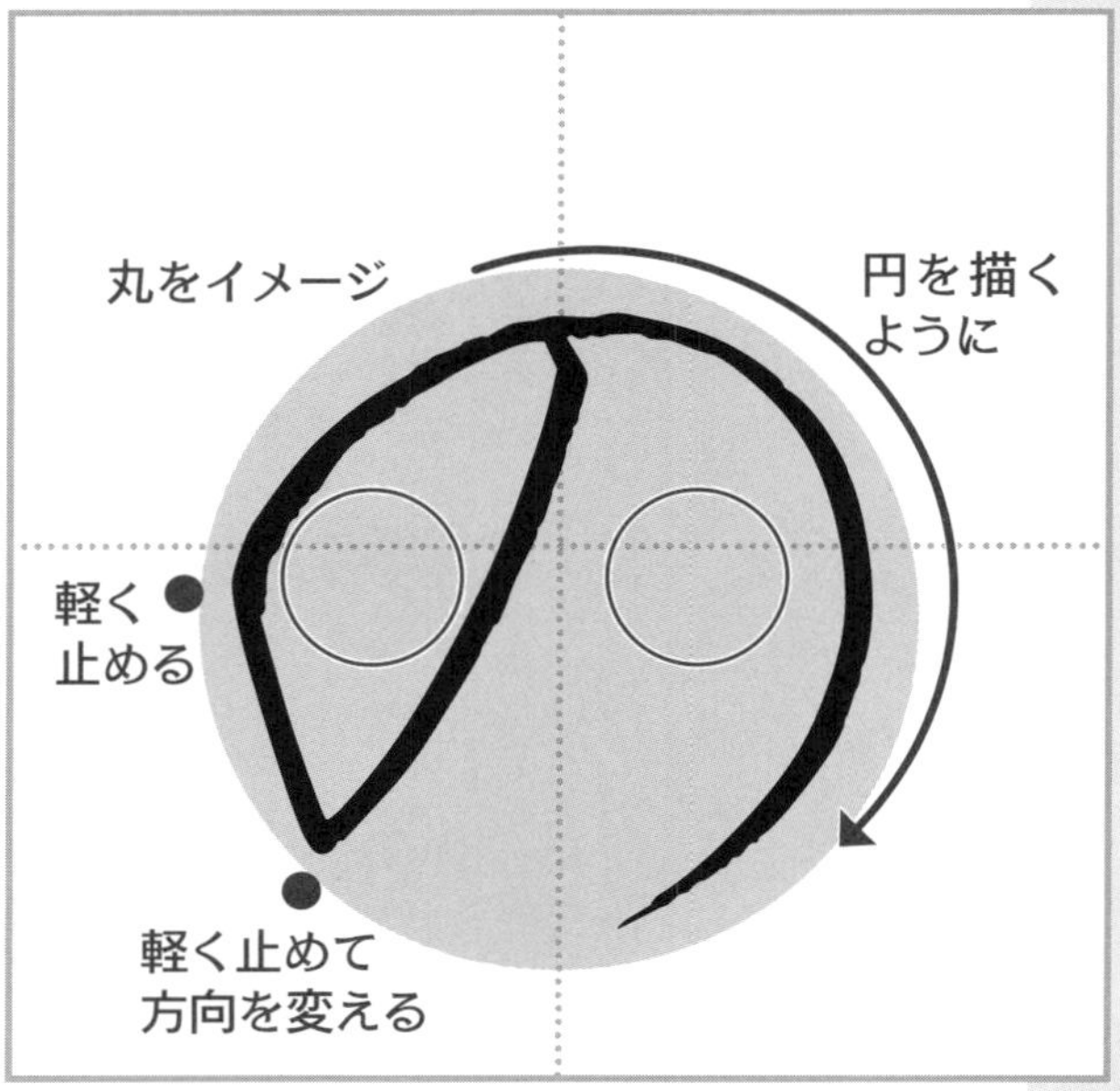

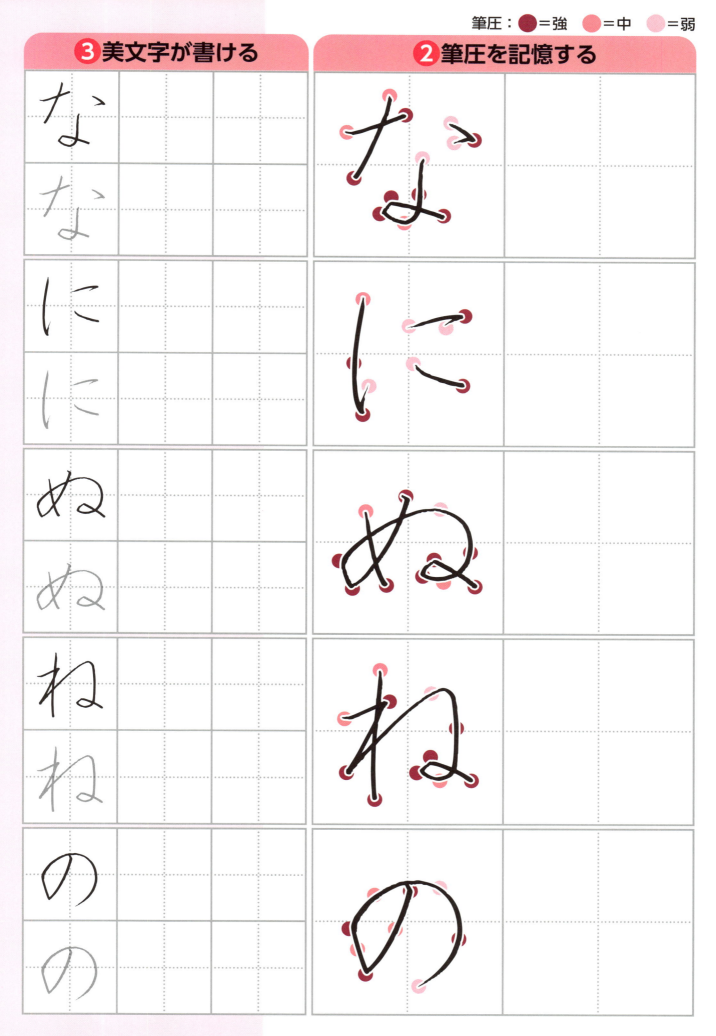

筆圧：●＝強 ●＝中 ●＝弱

2 筆圧を記憶する

な

に

ぬ

ね

の

3 美文字が書ける

な な

に に

ぬ ぬ

ね ね

の の

はひふへほで美文字脳活

6日

ひらがな練習

「はひふへほ」では、「は」と「ほ」の書き方を覚えることが重要でしょう。お手本を見ると、左側の1画めの縦線の長さに比べて、**右側の、漢字でいう「つくり」の部分の天地の長さを短くする**のが美文字の秘訣です。最後は、「な」「ぬ」「ね」と同様に、**2ヵ所で方向転換をして横長の結び**をつくります。

もう一つ、バランスを整えるのが難しいのが「ふ」です。三角形の外形をイメージしながら、**4画とも45度右下に向けて書きはじめる**と、一気に文字が整います。

❶文字の外形と線を覚える

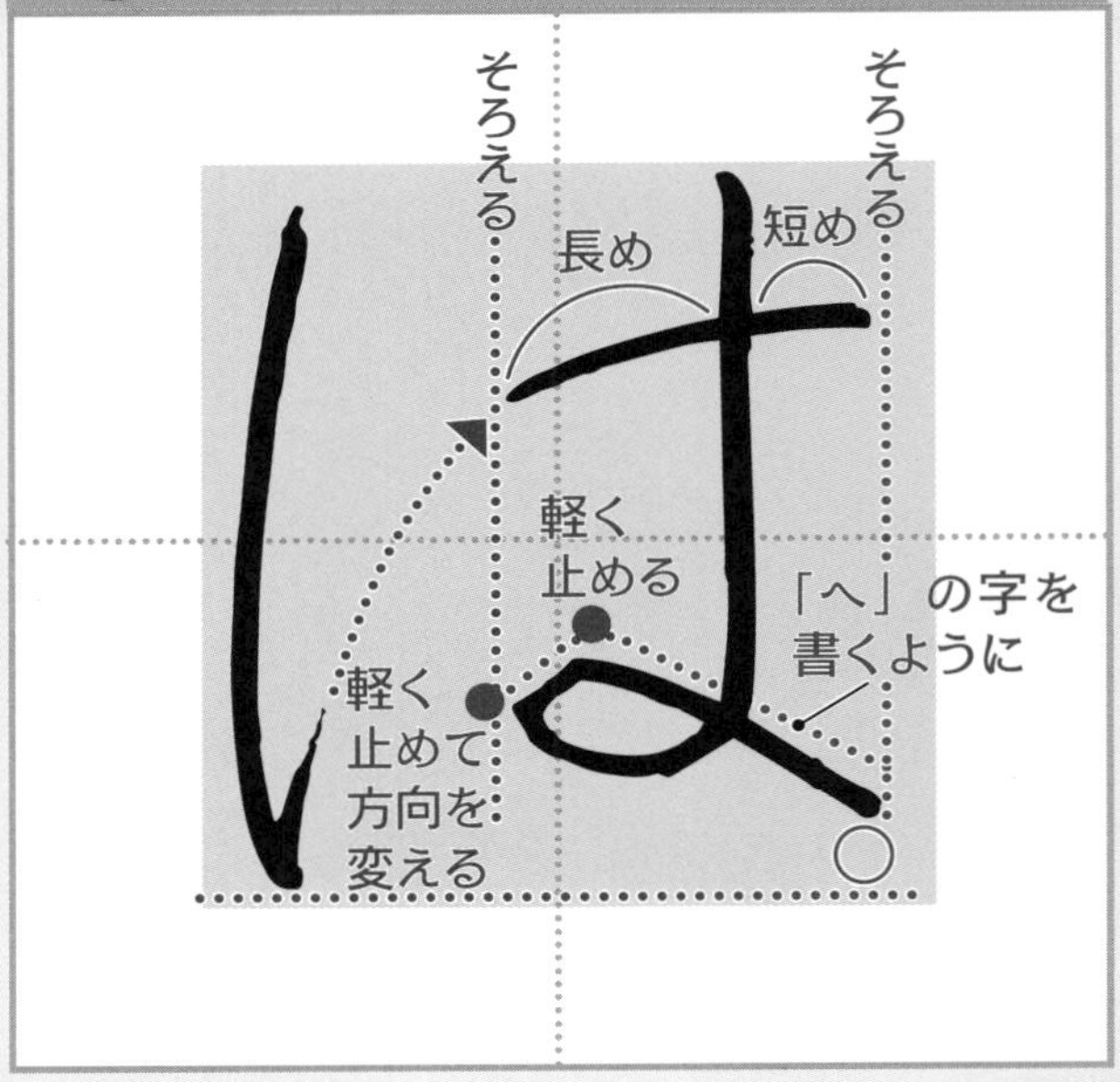

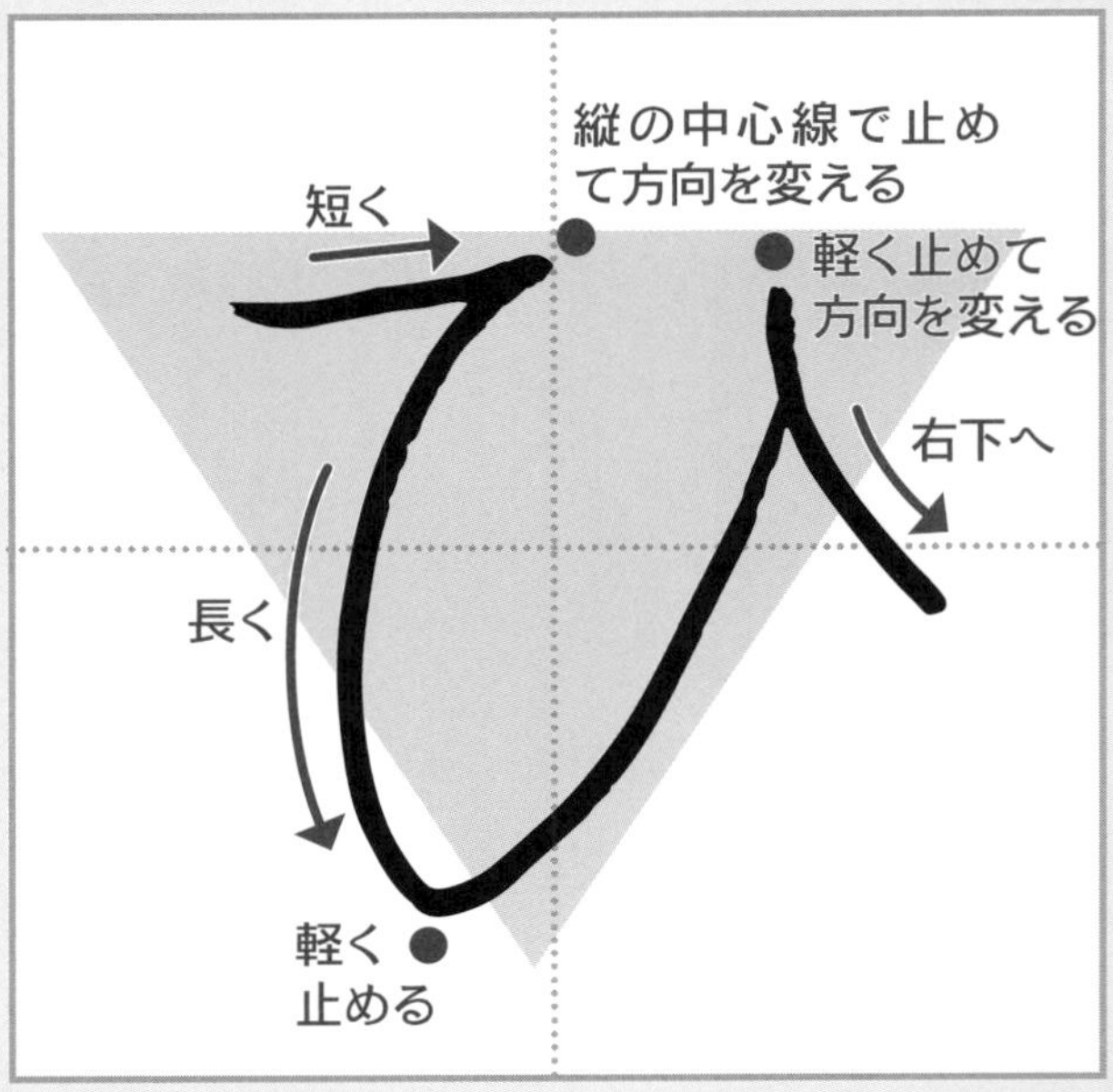

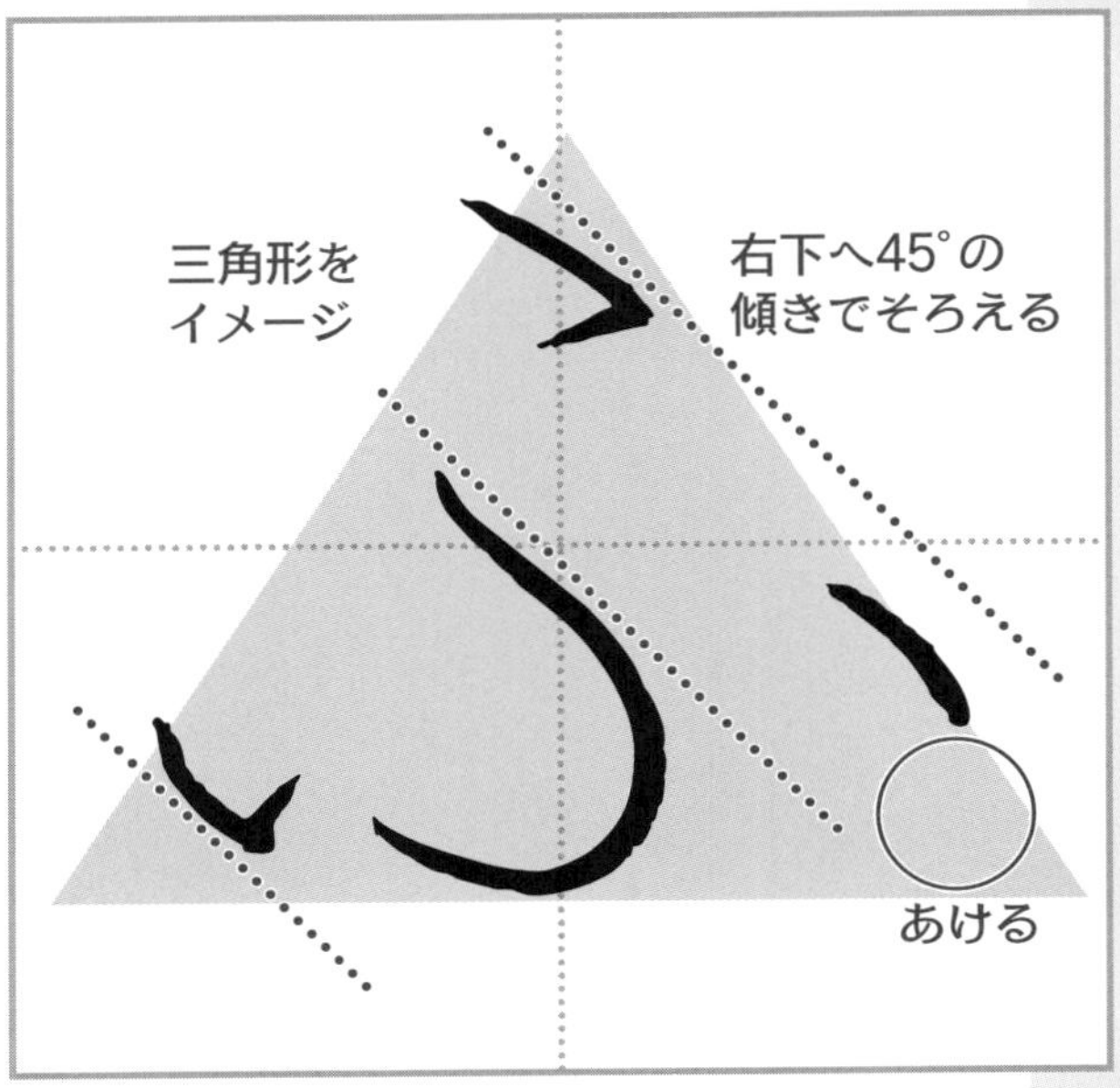

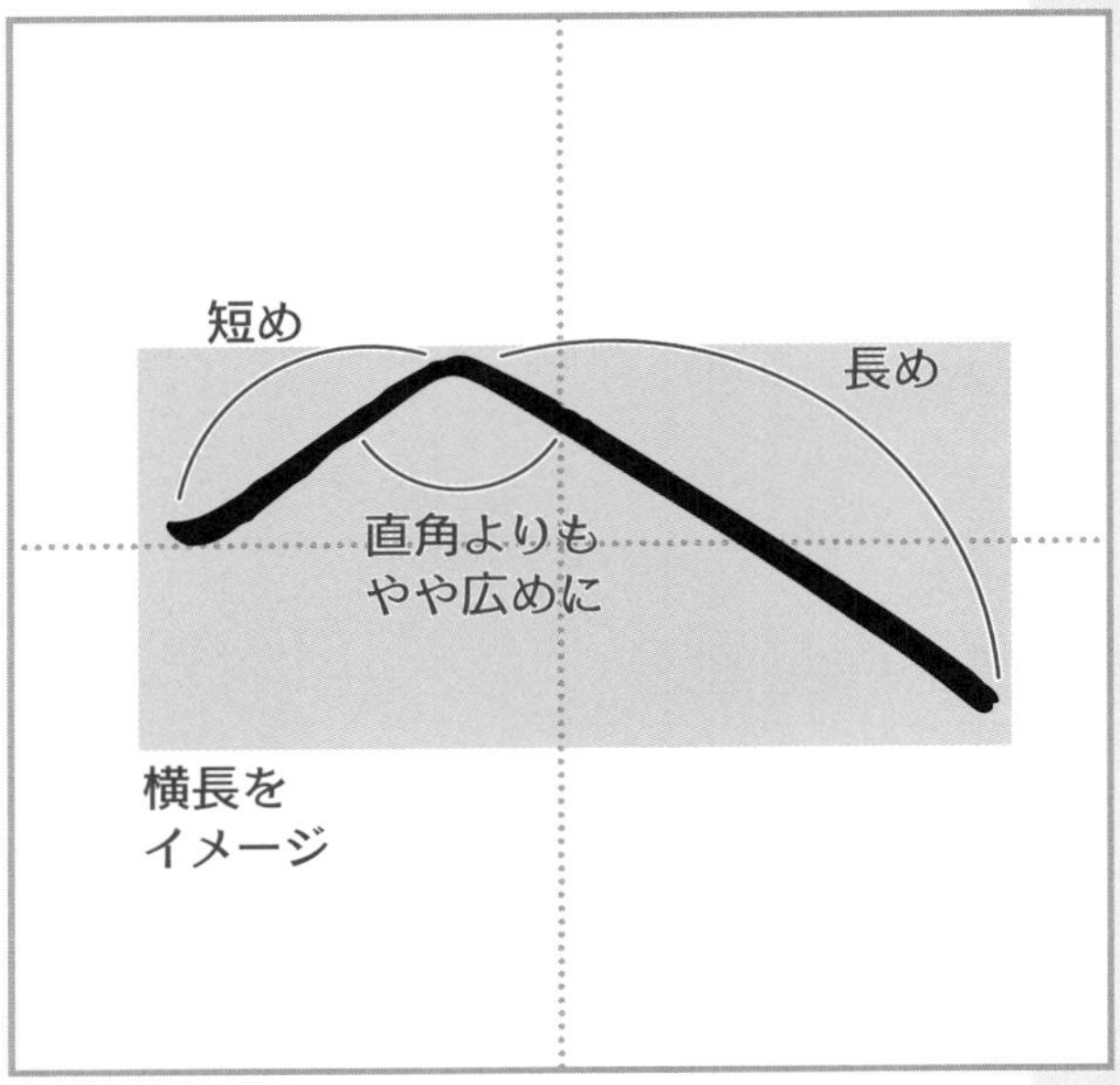

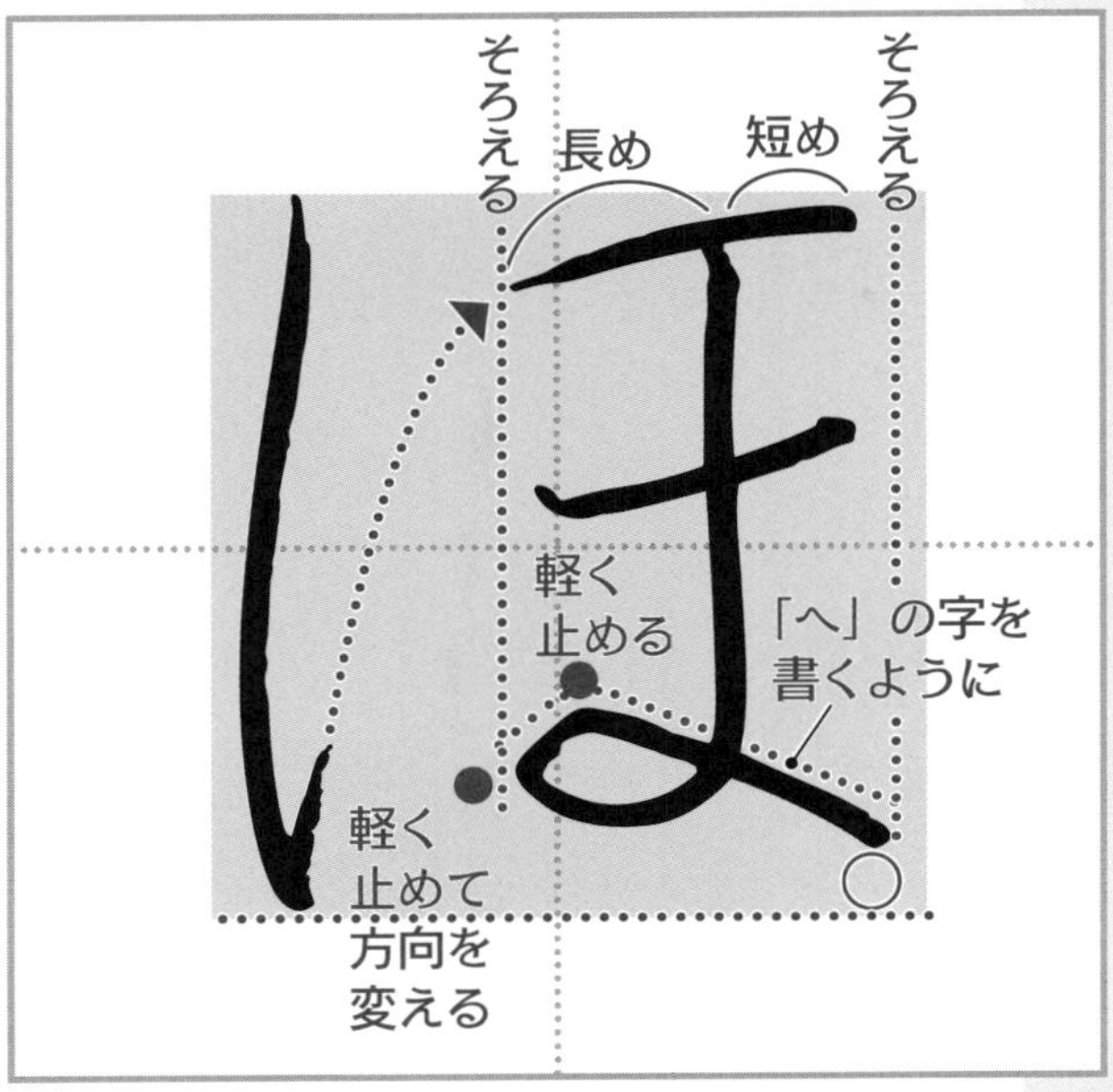

筆圧：●＝強　●＝中　●＝弱

②筆圧を記憶する

は

ひ

ふ

へ

ほ

③美文字が書ける

は
は

ひ
ひ

ふ
ふ

へ
へ

ほ
ほ

まみむめもで美文字脳活

「まみむめも」は、書くのが最も難しい行かもしれません。「ま」「み」「む」「め」の4つで結びをつくる必要があるからです。このときも、「ま」では**2ヵ所で線を軽く止めてしっかり方向転換**をしましょう。「む」を書くときは、「す」と同様、三角形の結びをつくります。

「も」は、最後に「し」のように外側にはらうのではなく、**内側にはらう**ようにします。「む」は**真上にはらって最後に点を打ちます**。それぞれの文字の書き方の違いを意識しながら、脳をフル活用して美文字をめざしてください。

❶文字の外形と線を覚える

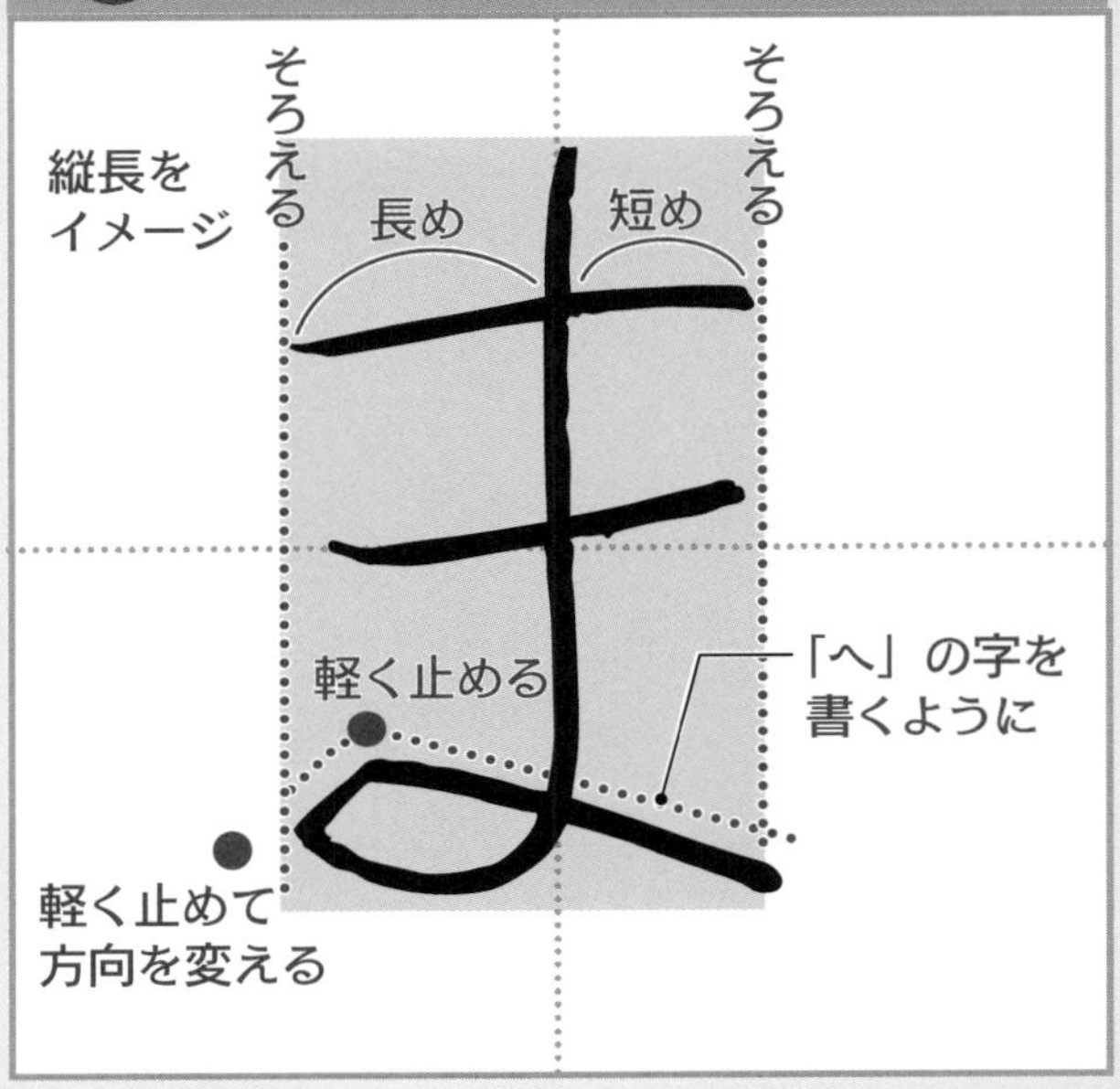

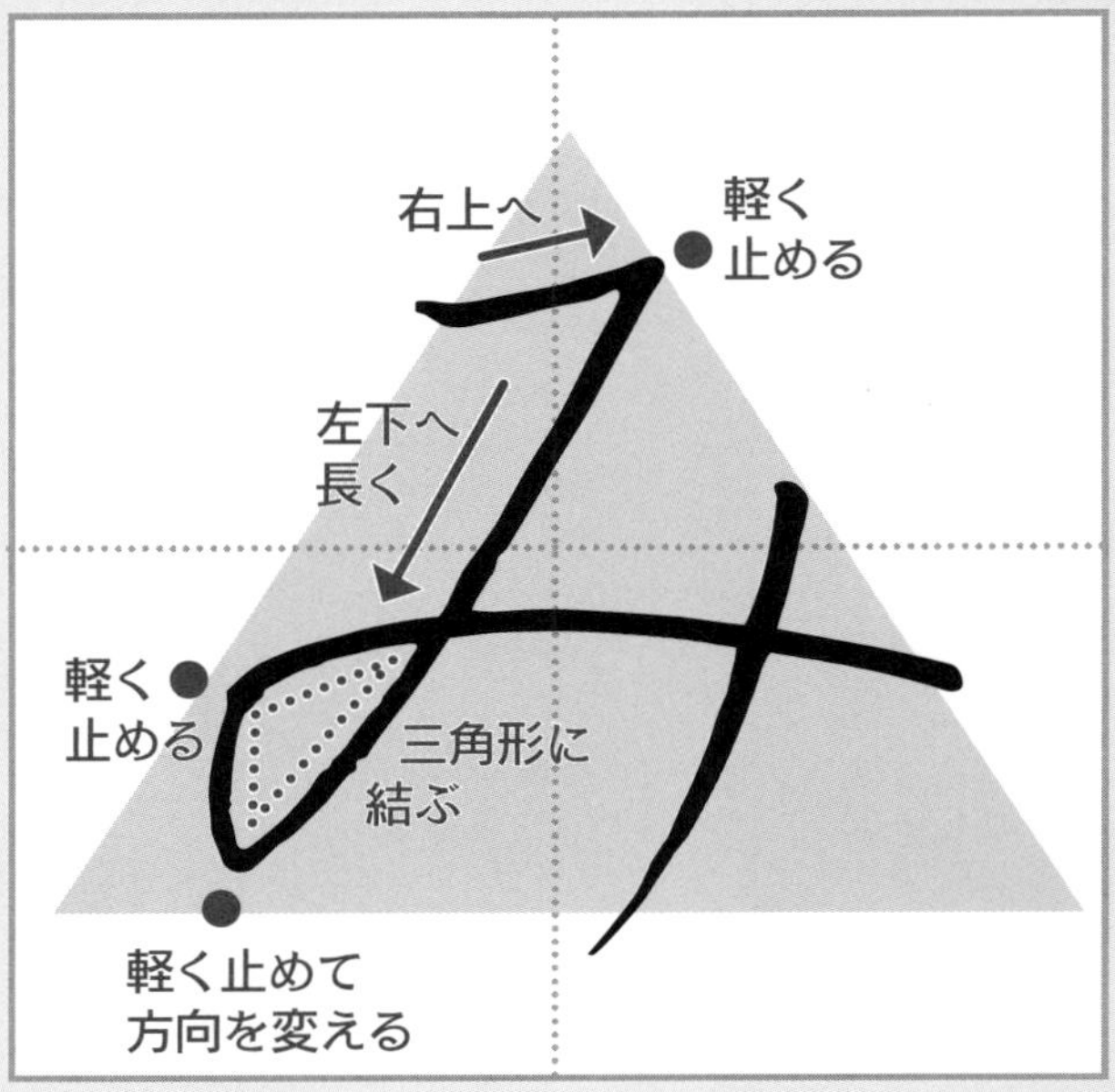

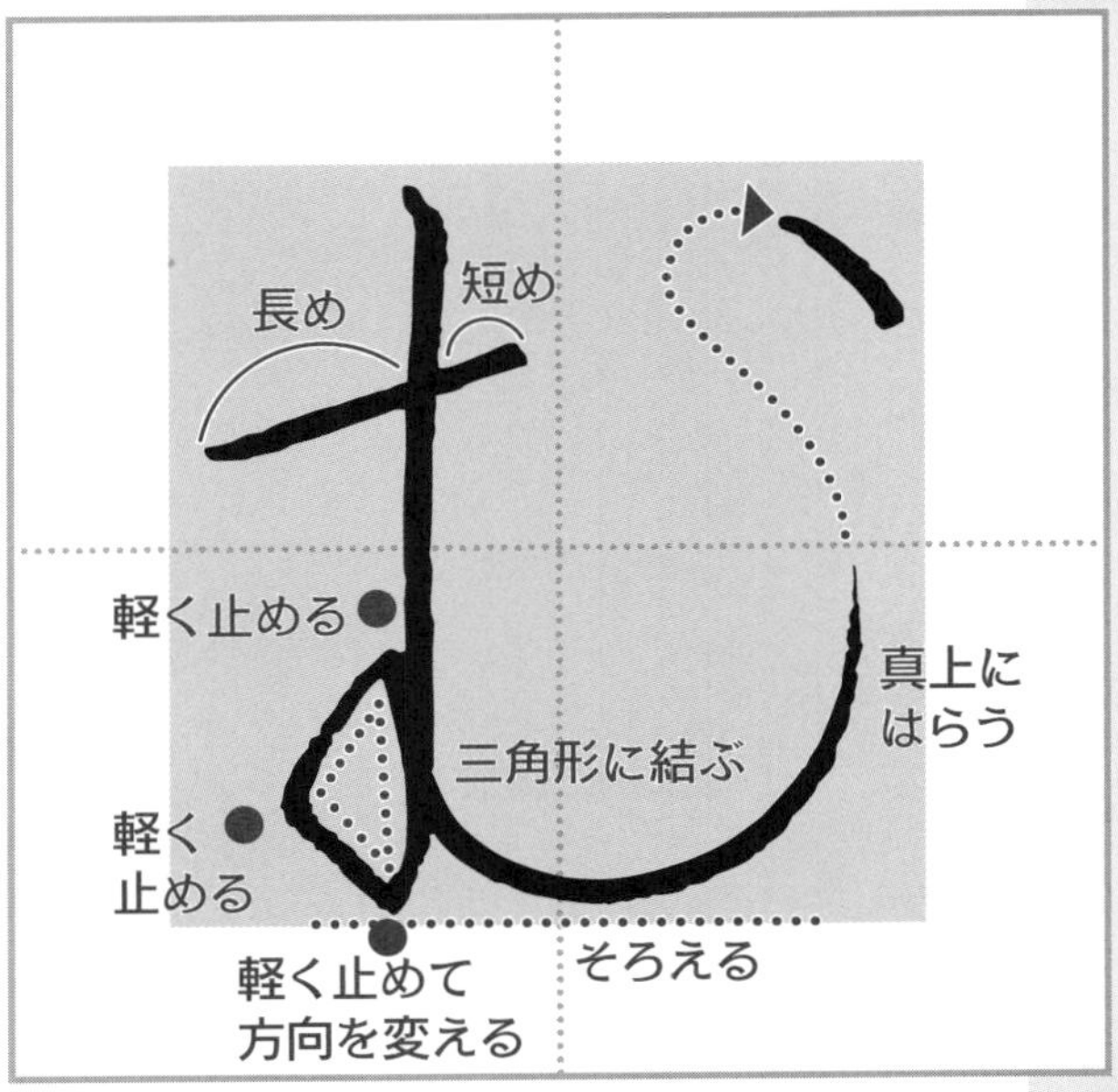

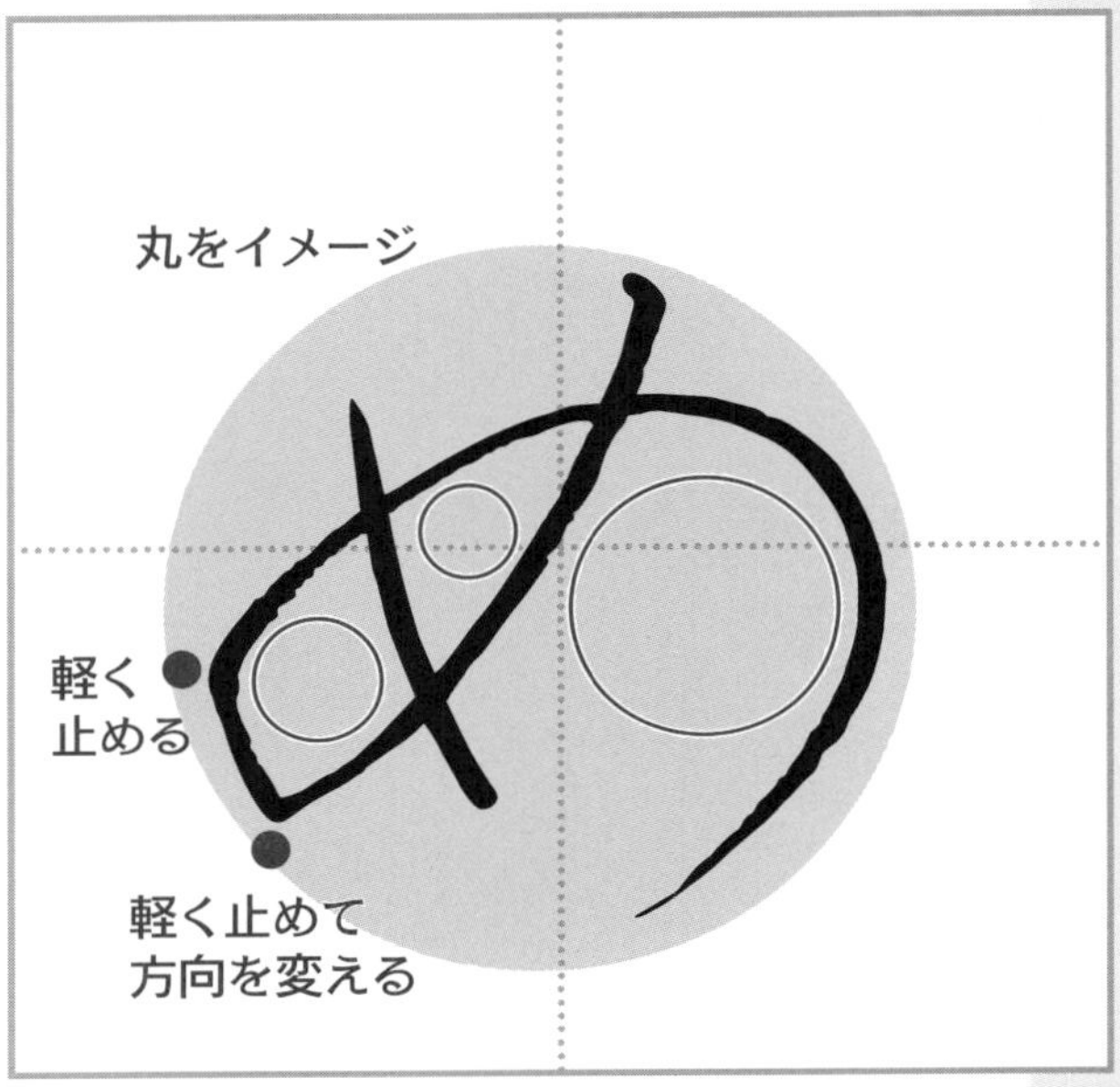

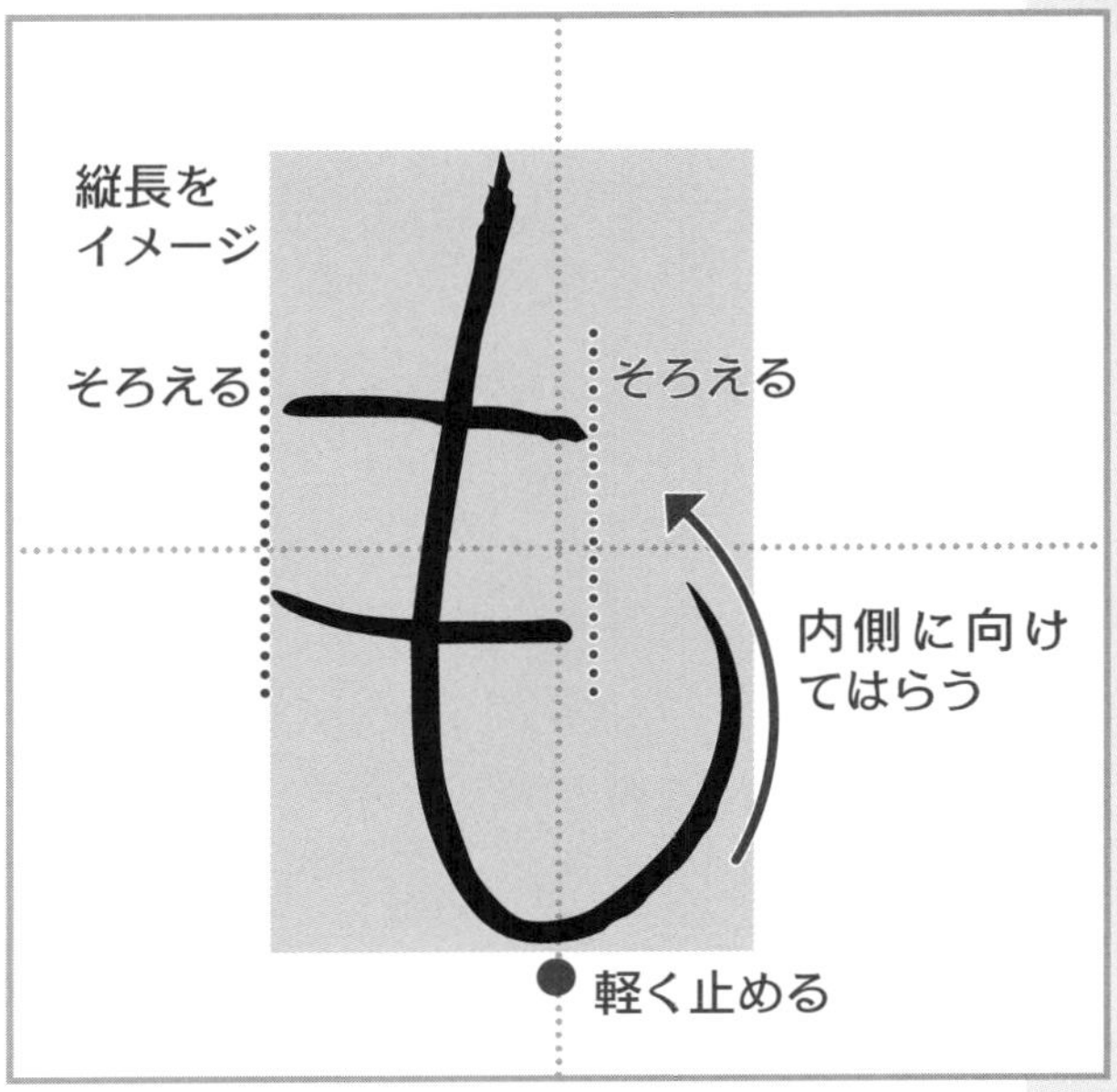

筆圧：●＝強　●＝中　●＝弱

❷筆圧を記憶する

ま

み

む

め

も

❸美文字が書ける

ま
ま

み
み

む
む

め
め

も
も

やゆよわをんで美文字脳活

①文字の外形と線を覚える

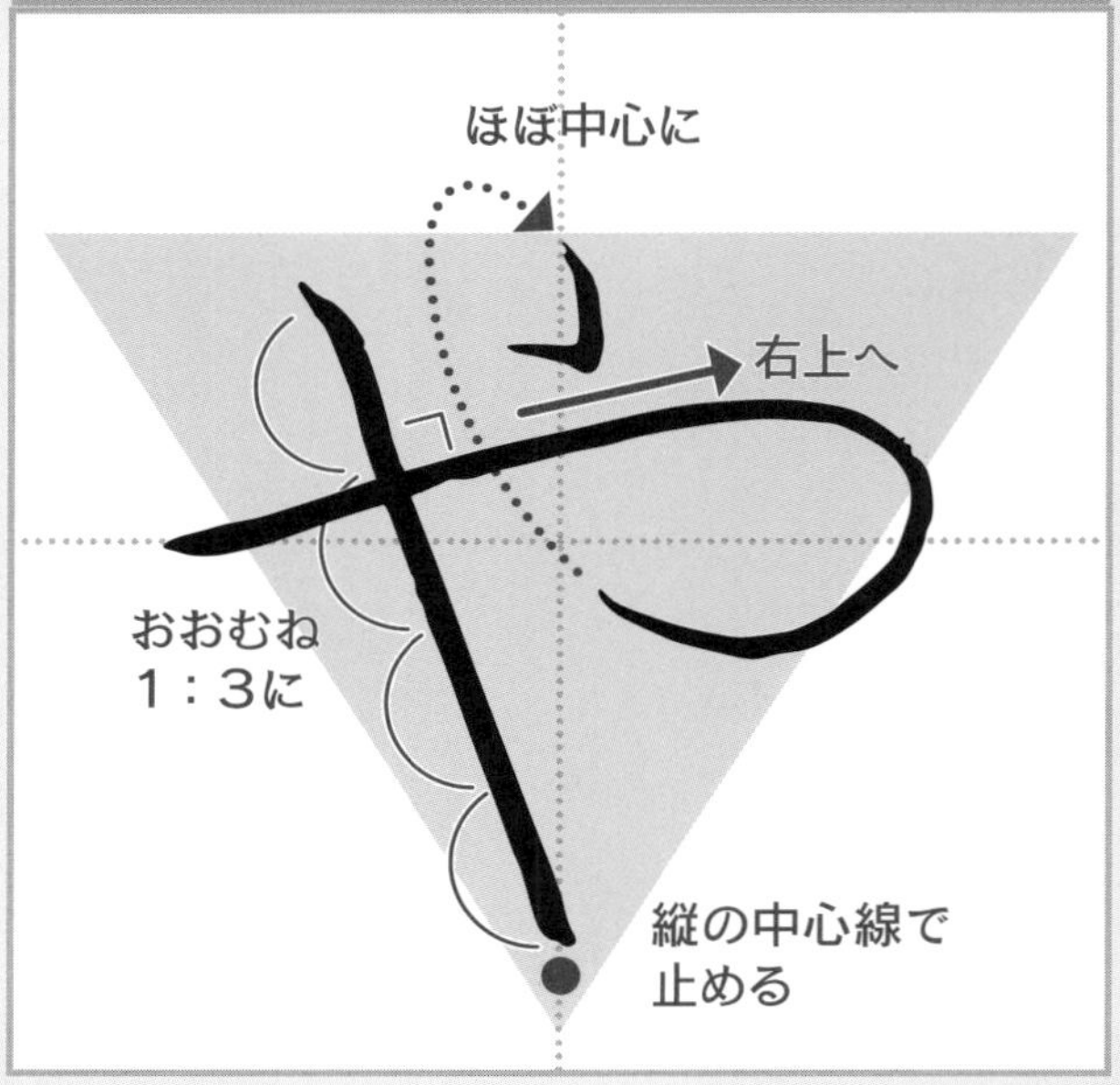

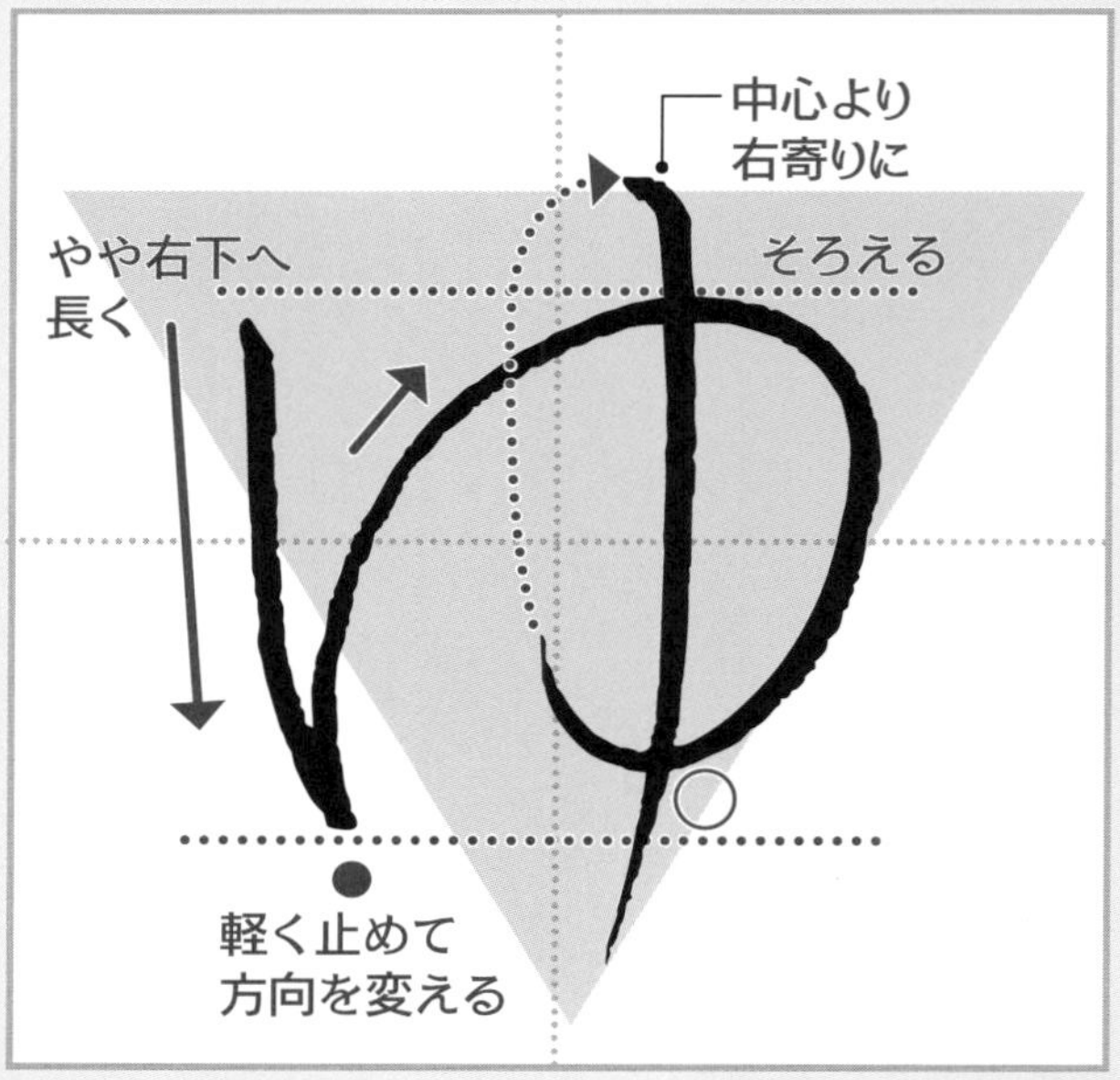

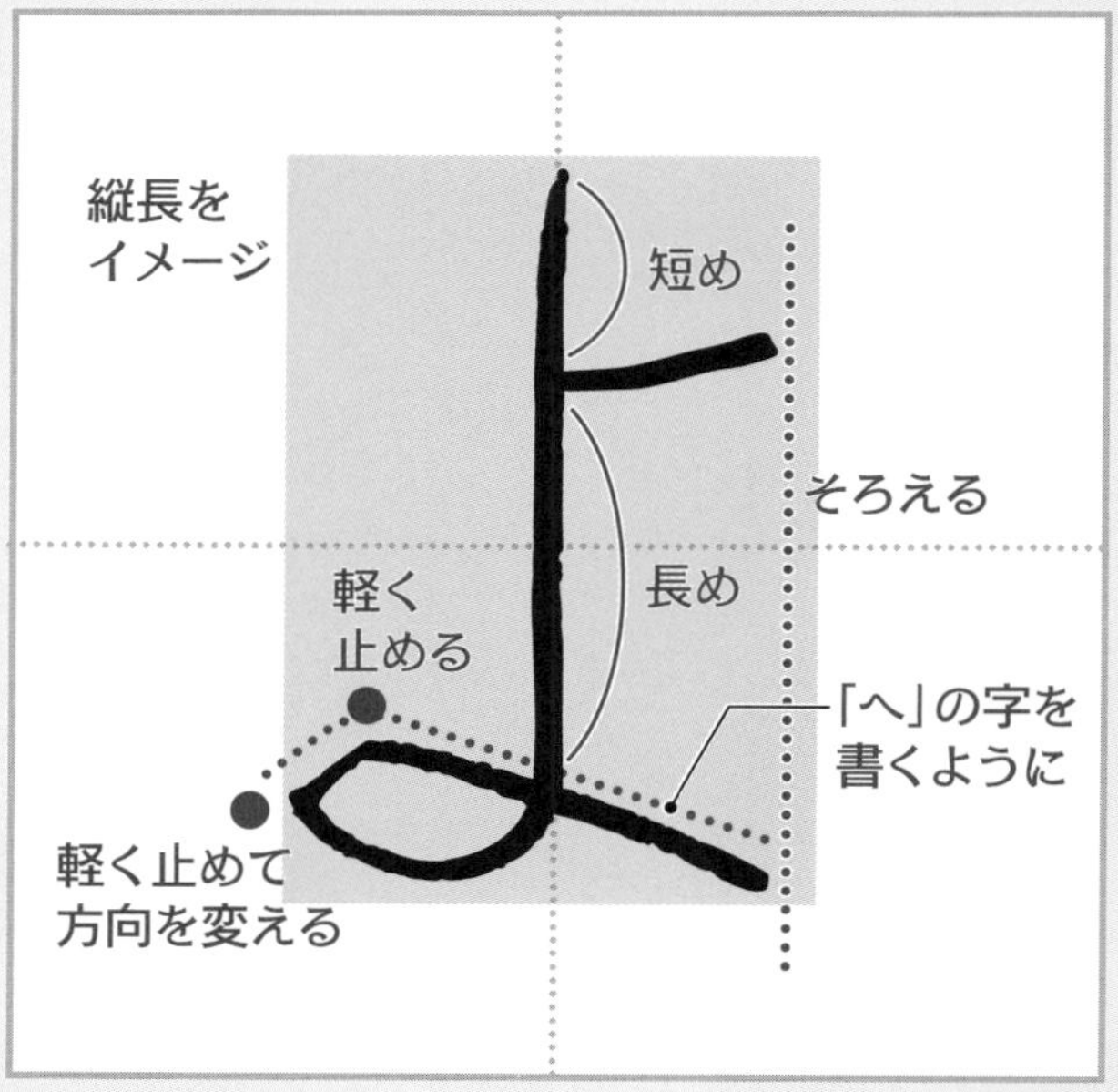

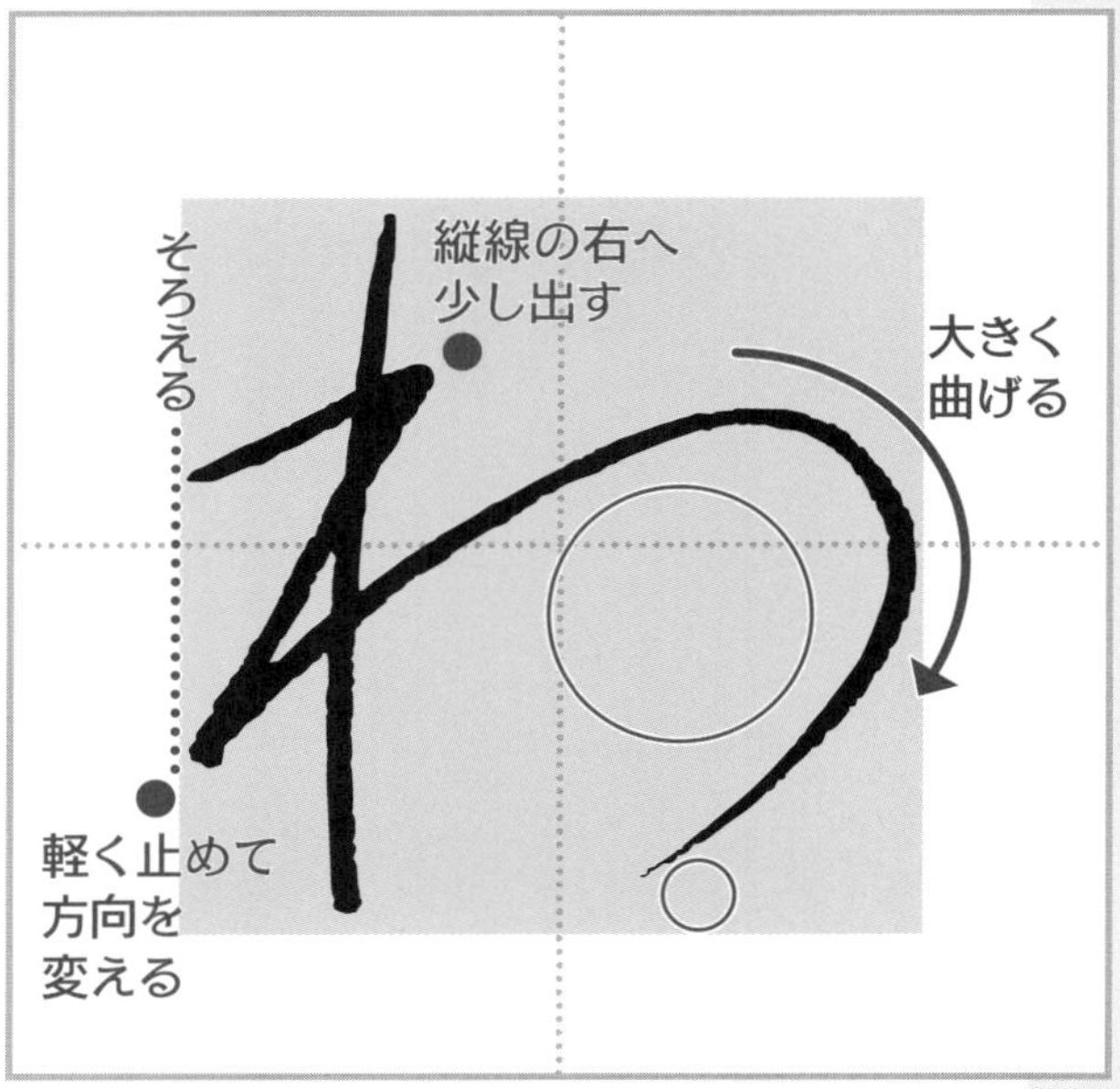

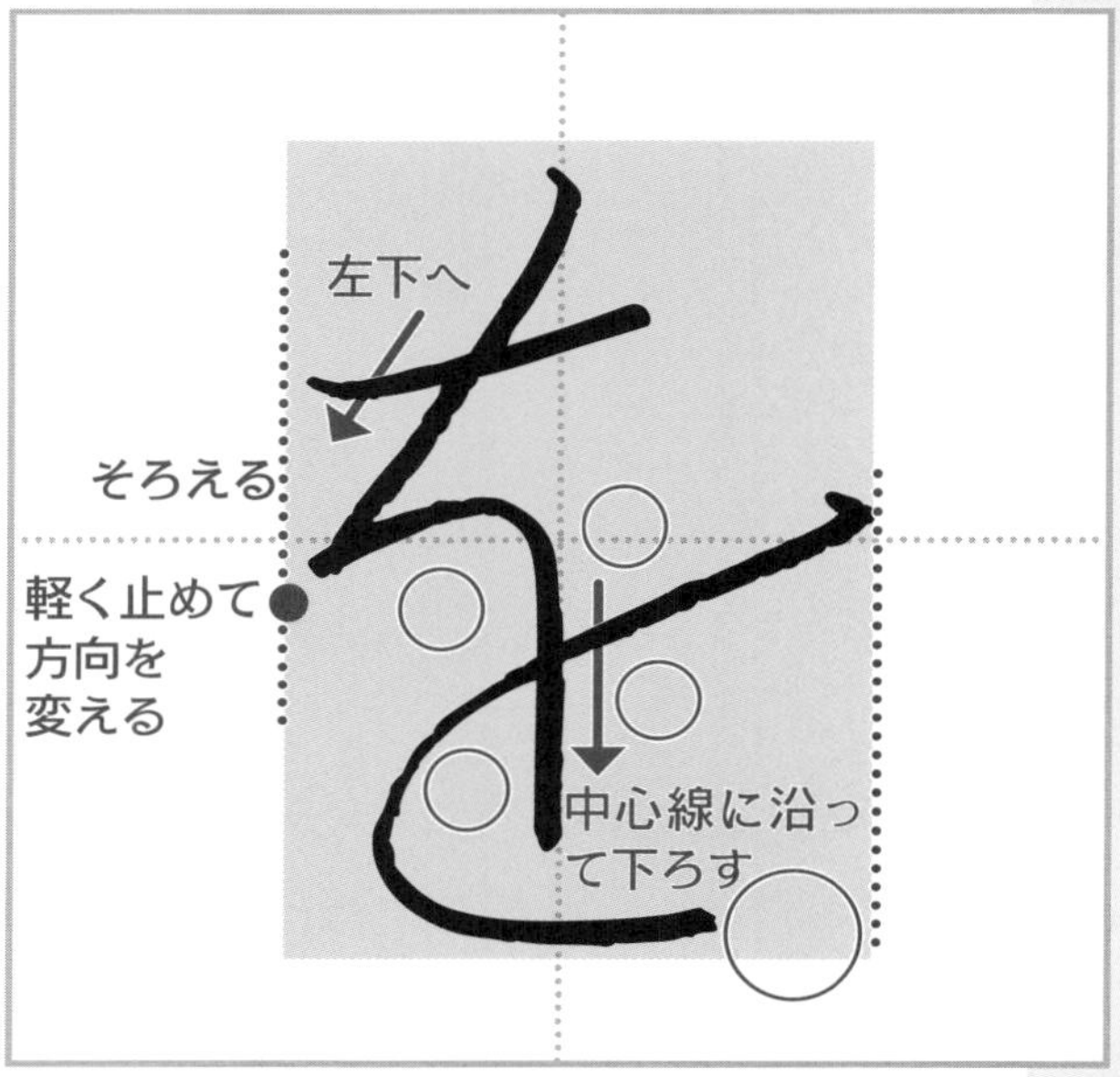

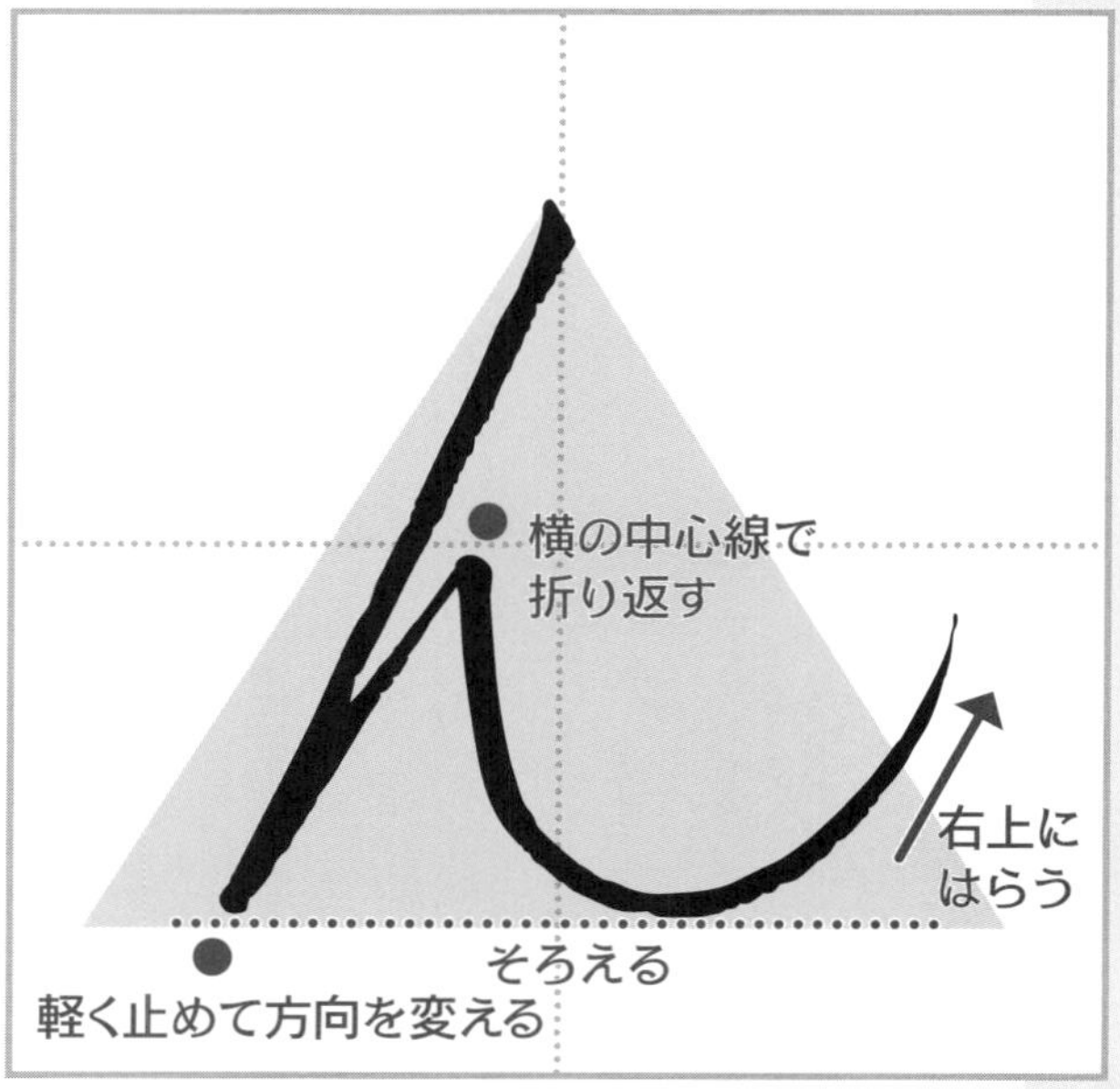

「やゆよわをん」では、「や」と「ゆ」の形を整えることが難しいかもしれません。1画めから2画めに移るときは、**線のつながりを意識して筆記具を運ぶ**と、文字の形が整ってきます。大事な美文字ポイントを赤い文字で示したので、よく覚えて実践してみてください。

「を」は、**2画めの最後の線を真下に下ろす**のが、一番のポイントでしょう。これだけでもかなり形が整ってくるはずです。

筆圧：●＝強　●＝中　●＝弱

2 筆圧を記憶する

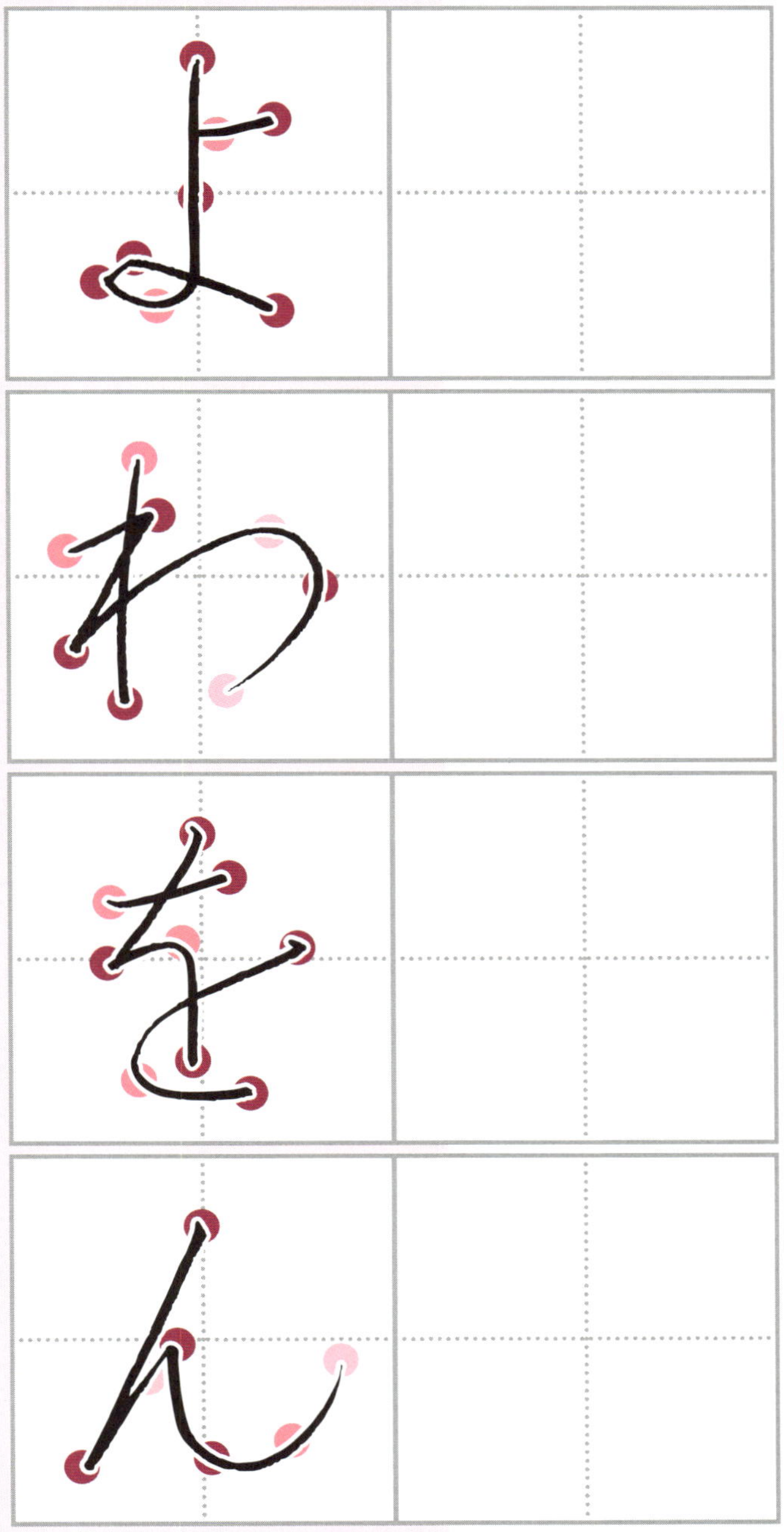

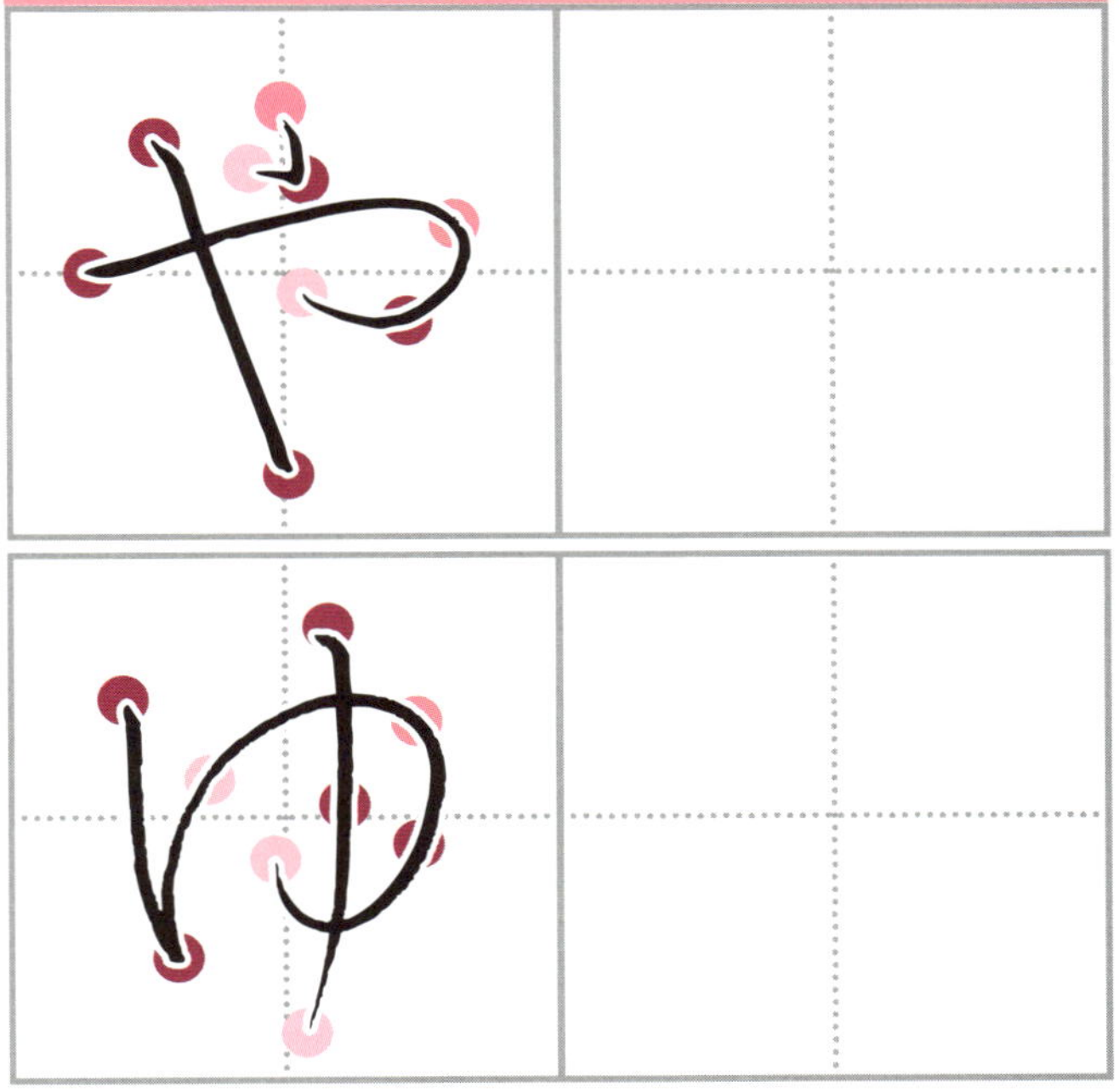

3 美文字が書ける

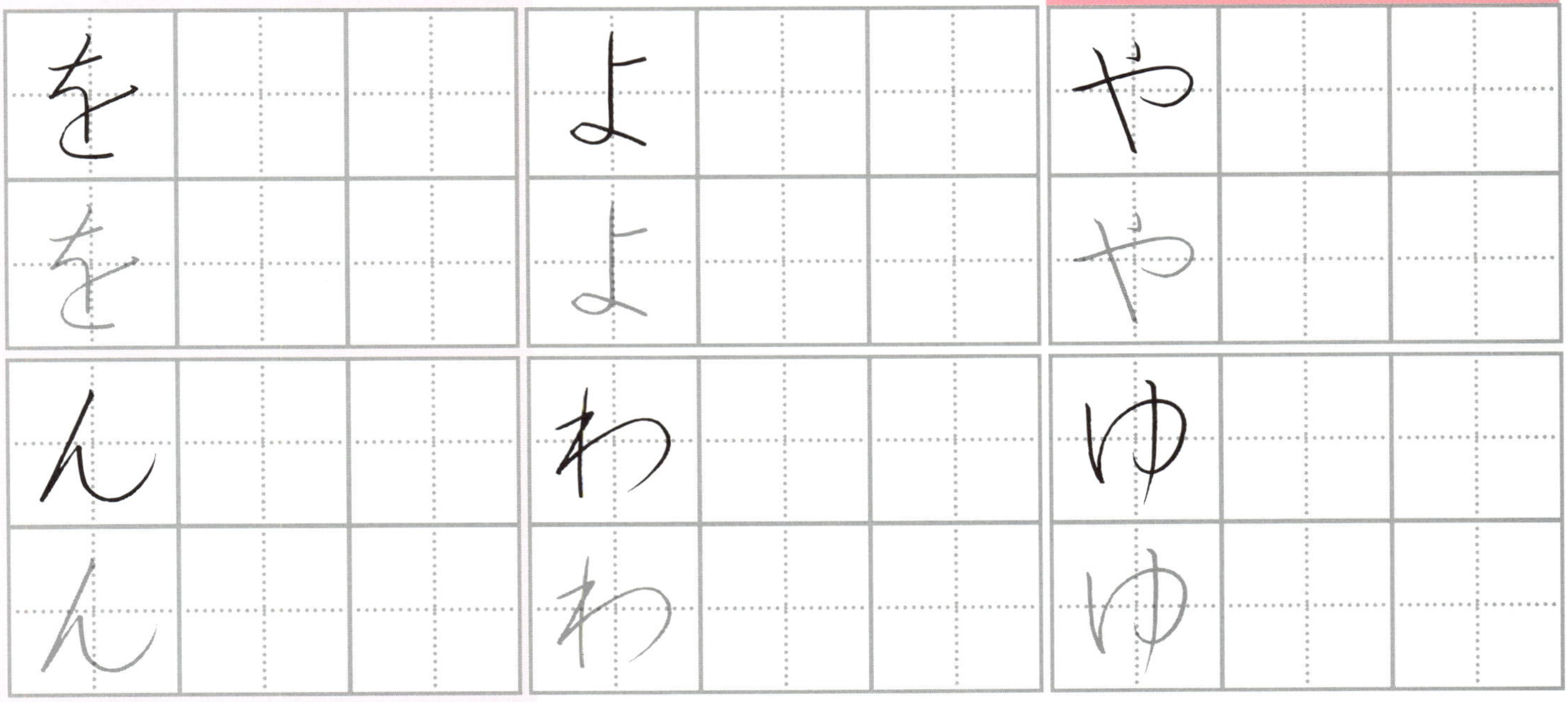

らりるれろで美文字脳活

「らりるれろ」は、折り返しが多い行です。「る」「れ」「ろ」の**折り返しの方向をしっかり覚えることが重要**でしょう。大きな字をなぞり、線の方向を意識して美文字の線を脳に刻み込みましょう。

「ら」「り」「ろ」では、**最後のはらいが文字枠の左右中央の線まで届く**ことを意識します。「る」も最後の輪っかが文字枠の左右中央にくるようにしましょう。

さあ、ここまででひらがなの練習は終了です。脳内文字の書き換えはできたでしょうか。美文字を自分のものにするまで、くり返し練習してみてください。

❶文字の外形と線を覚える

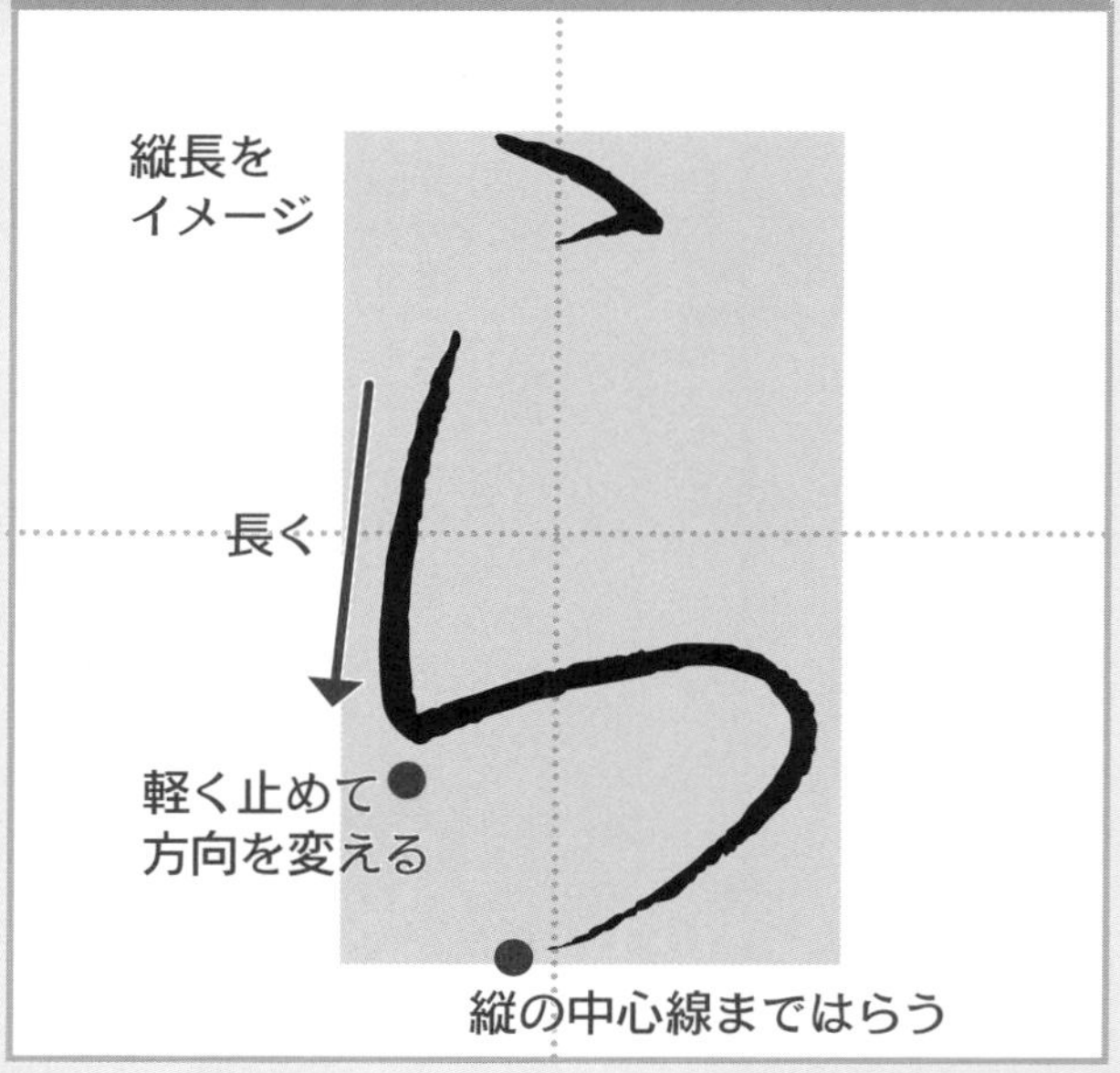

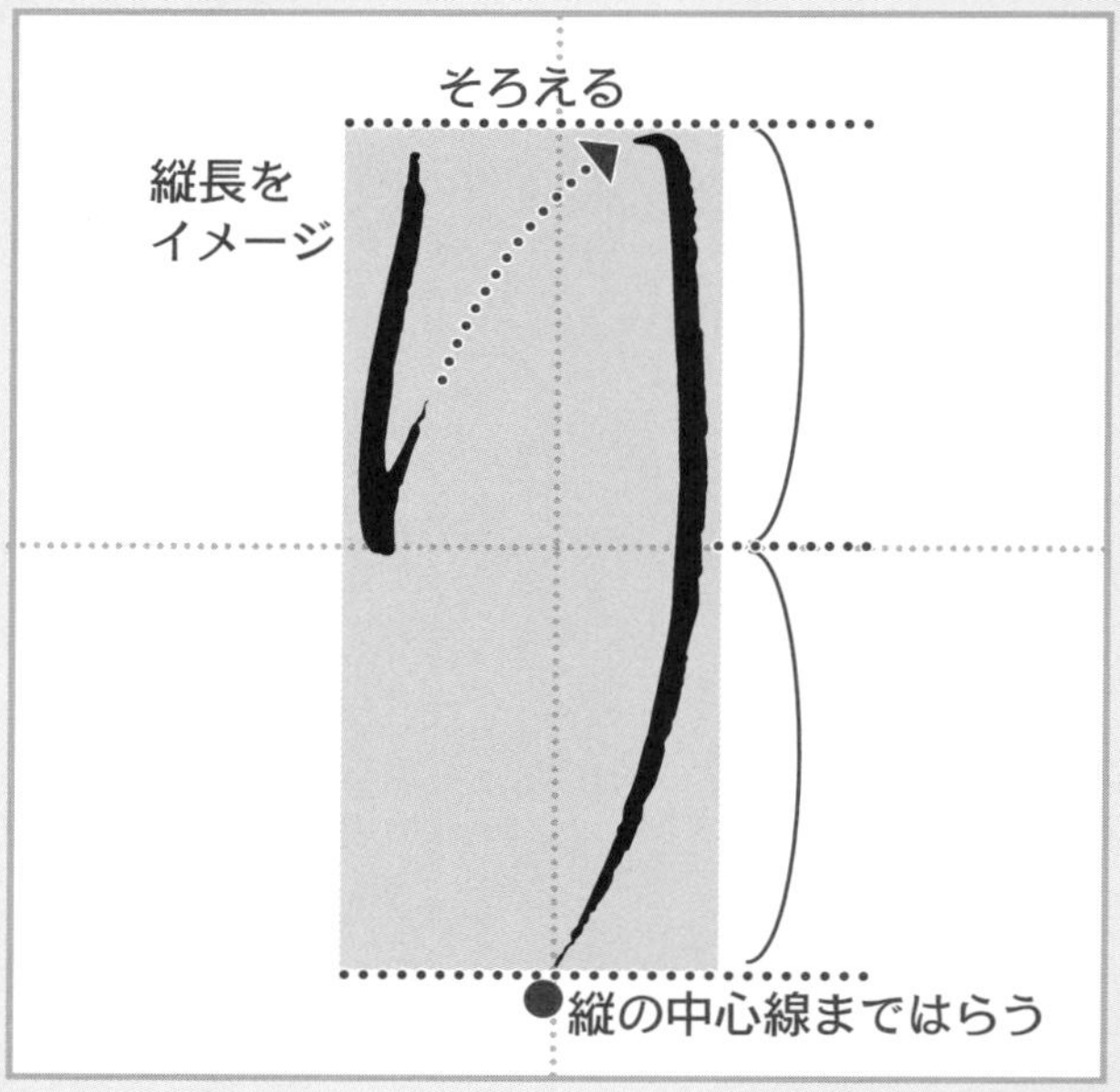

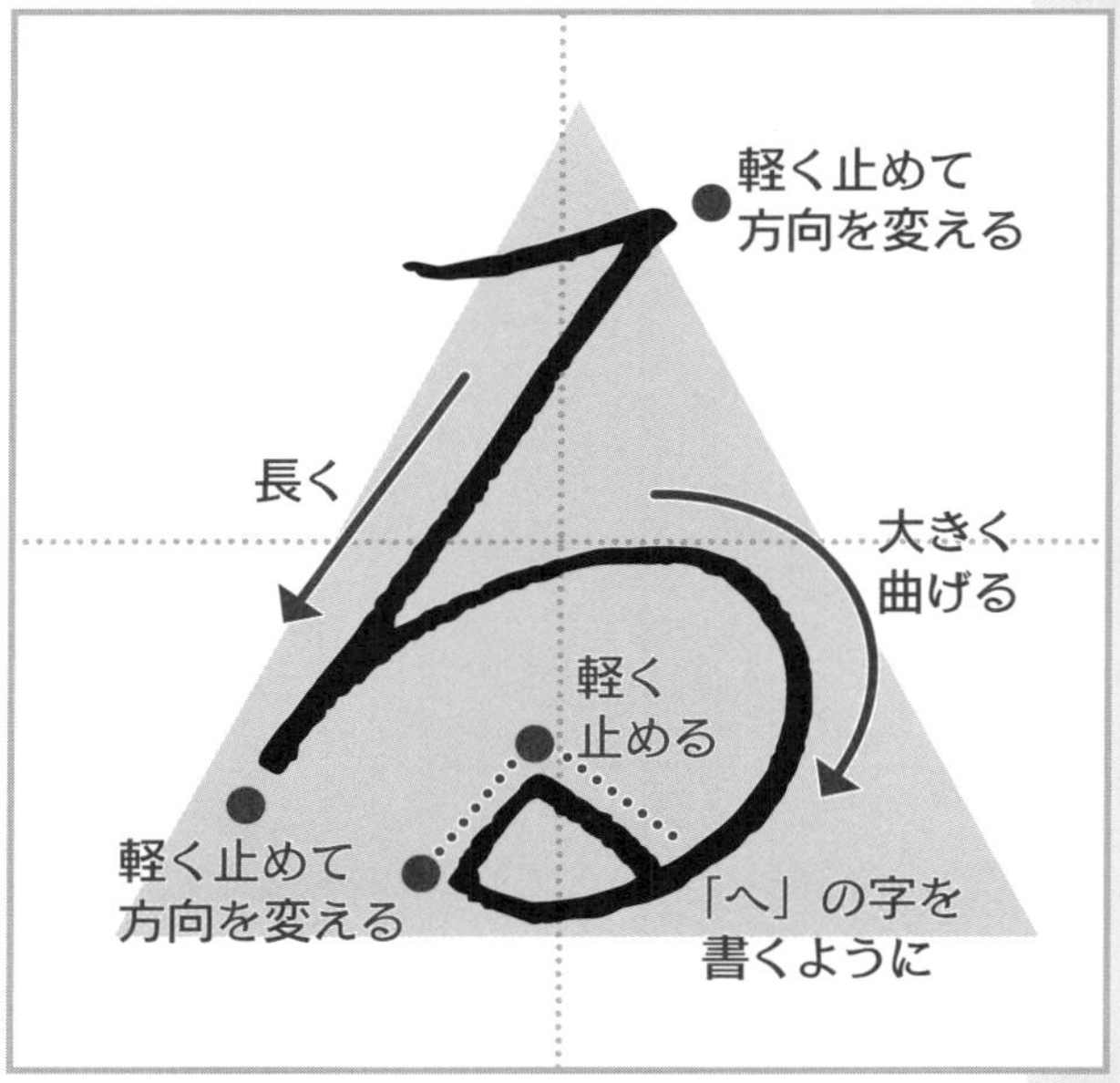

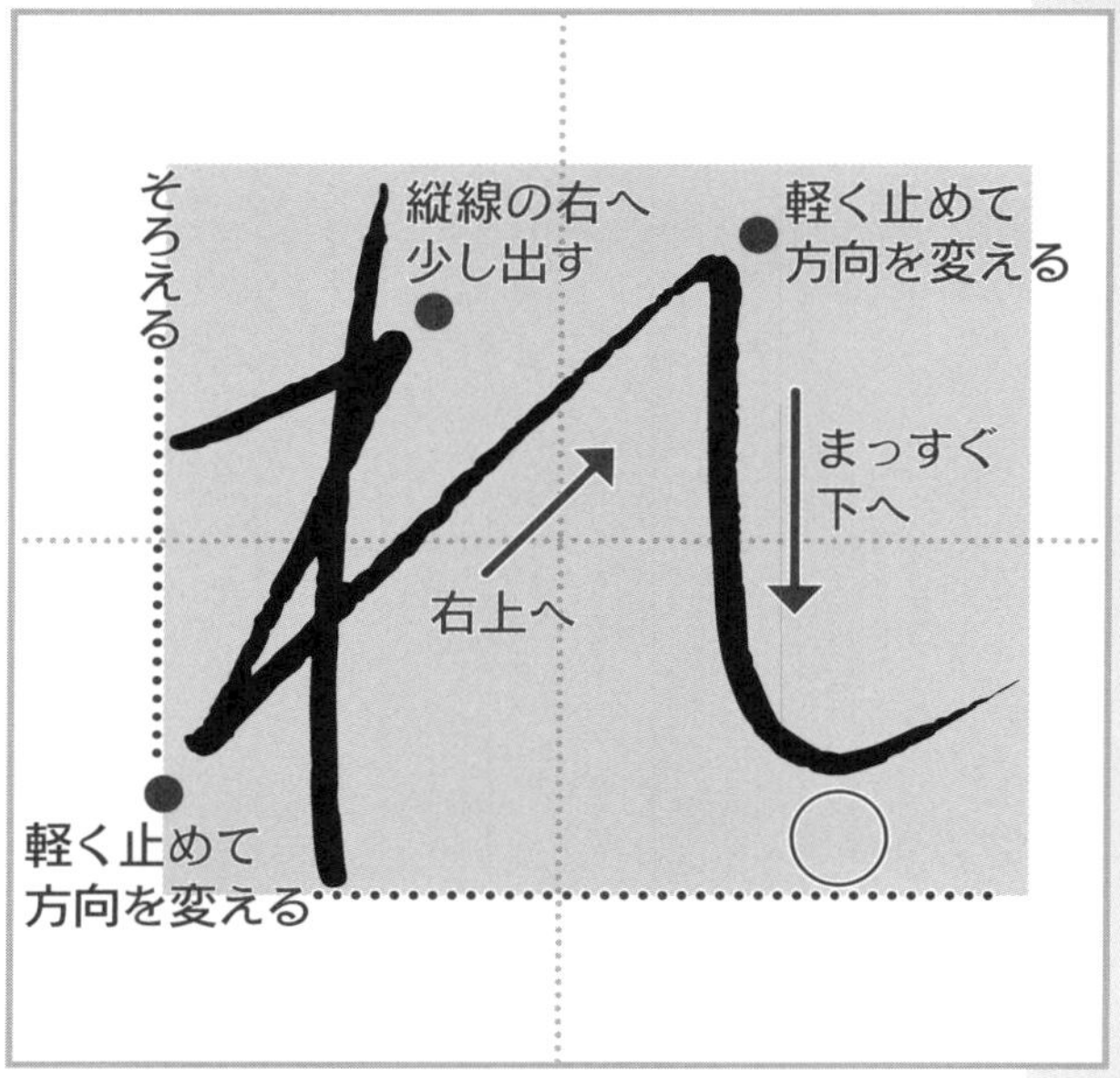

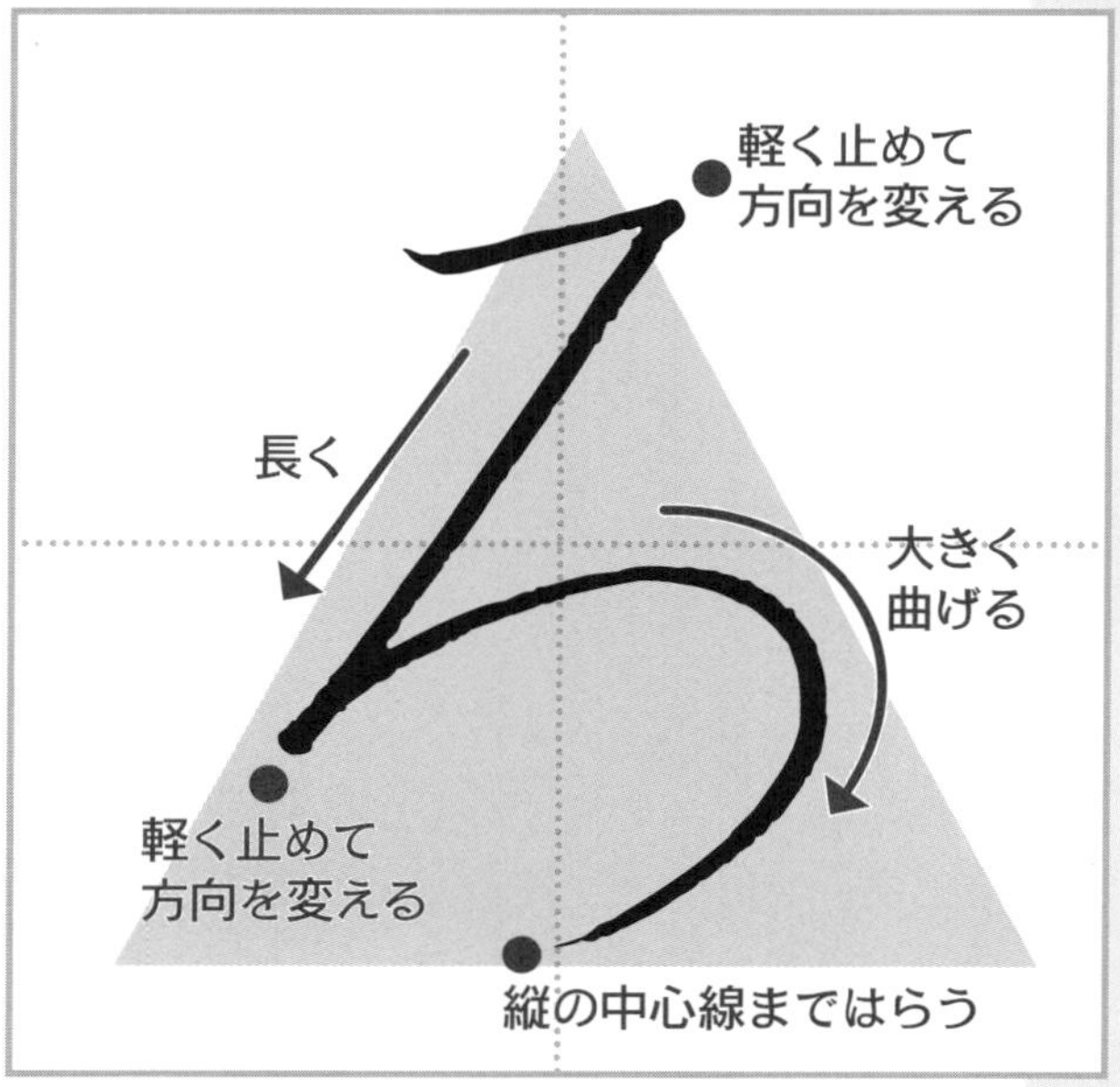

筆圧：●＝強　●＝中　●＝弱

❷筆圧を記憶する

ら

り

る

れ

ろ

❸美文字が書ける

ら
ら

り
り

る
る

れ
れ

ろ
ろ

数字で美文字脳活

10日

数字練習

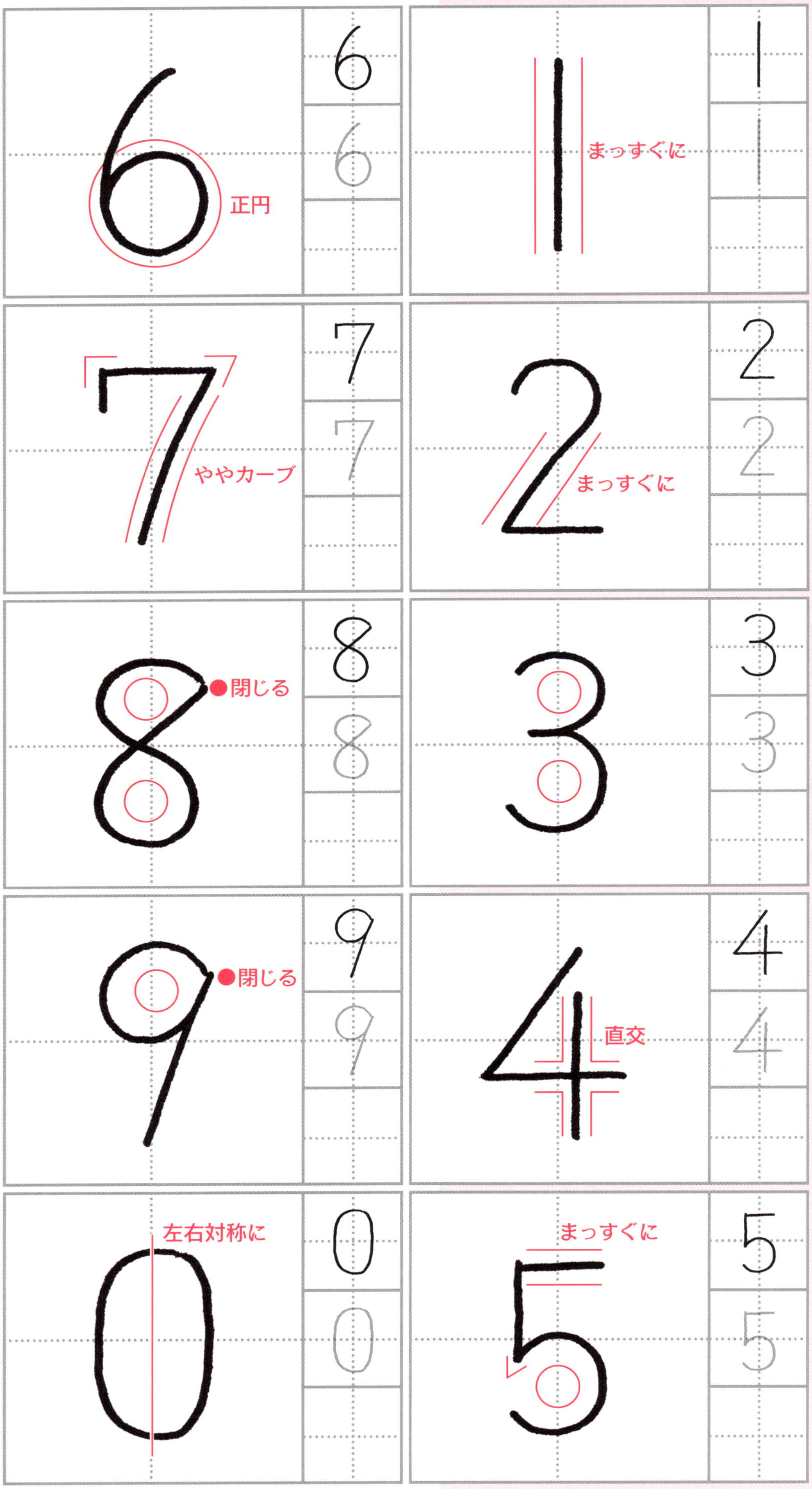

つい走り書きをしてしまいがちな算用数字も、赤い字で示した美文字ポイントを意識しながら丁寧に書くと、きれいな美数字になります。

基本的なポイントは、**横線や縦線などまっすぐ書くところはまっすぐに、曲線を書くところはまんまるの円を描くようなつもりで丸くする**ことでしょう。

数字が美しくなると、見やすくなって、読み間違いや書き間違いが少なくなるので、仕事中や勉強中の計算ミスや記入ミスも起こりにくくなります。

きれいに書くのが難しいのが、なんといっても「8」。上の丸と下の丸のすきまがそろうようにして書くと、きれいに見えます。

カタカナを美文字にしましょう

カタカナは、ひらがなと比べて直線がとても多いので書きやすそうですが、ひらがなとはまた違ったコツが必要になります。**点の位置や方向、線の角度を意識**して正確に書けば、すぐに美文字に近づけます。新しい書き方を覚えて脳にいい刺激を与えましょう。

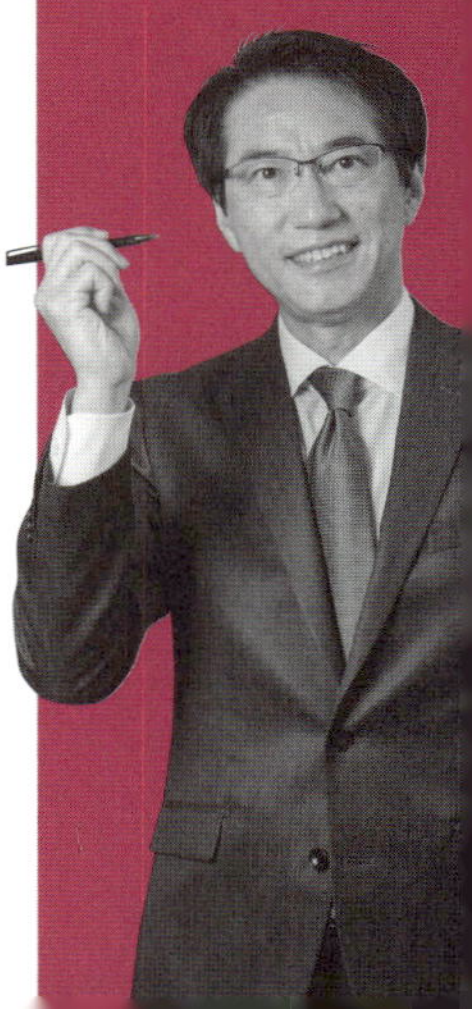

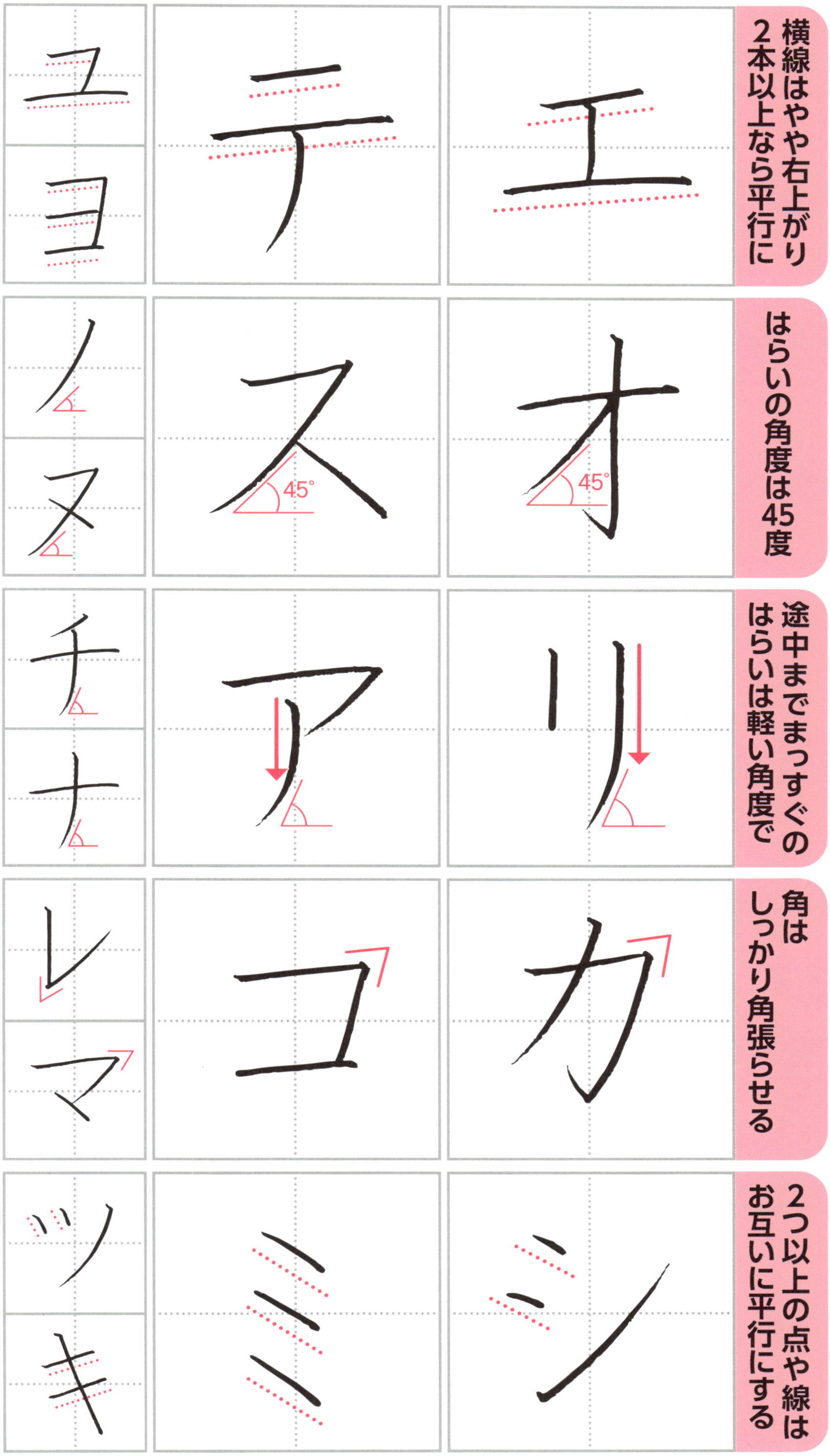

横線はやや右上がり 2本以上なら平行に
エ
テ
ユ
ヨ
はらいの角度は45度
オ
45°
ス
45°
ノ
ヌ
途中までまっすぐの はらいは軽い角度で
リ
ア
チ
ナ
角は しっかり角張らせる
カ
コ
レ
マ
2つ以上の点や線は お互いに平行にする
シ
ミ
ツ
キ

アイウエオで美文字脳活

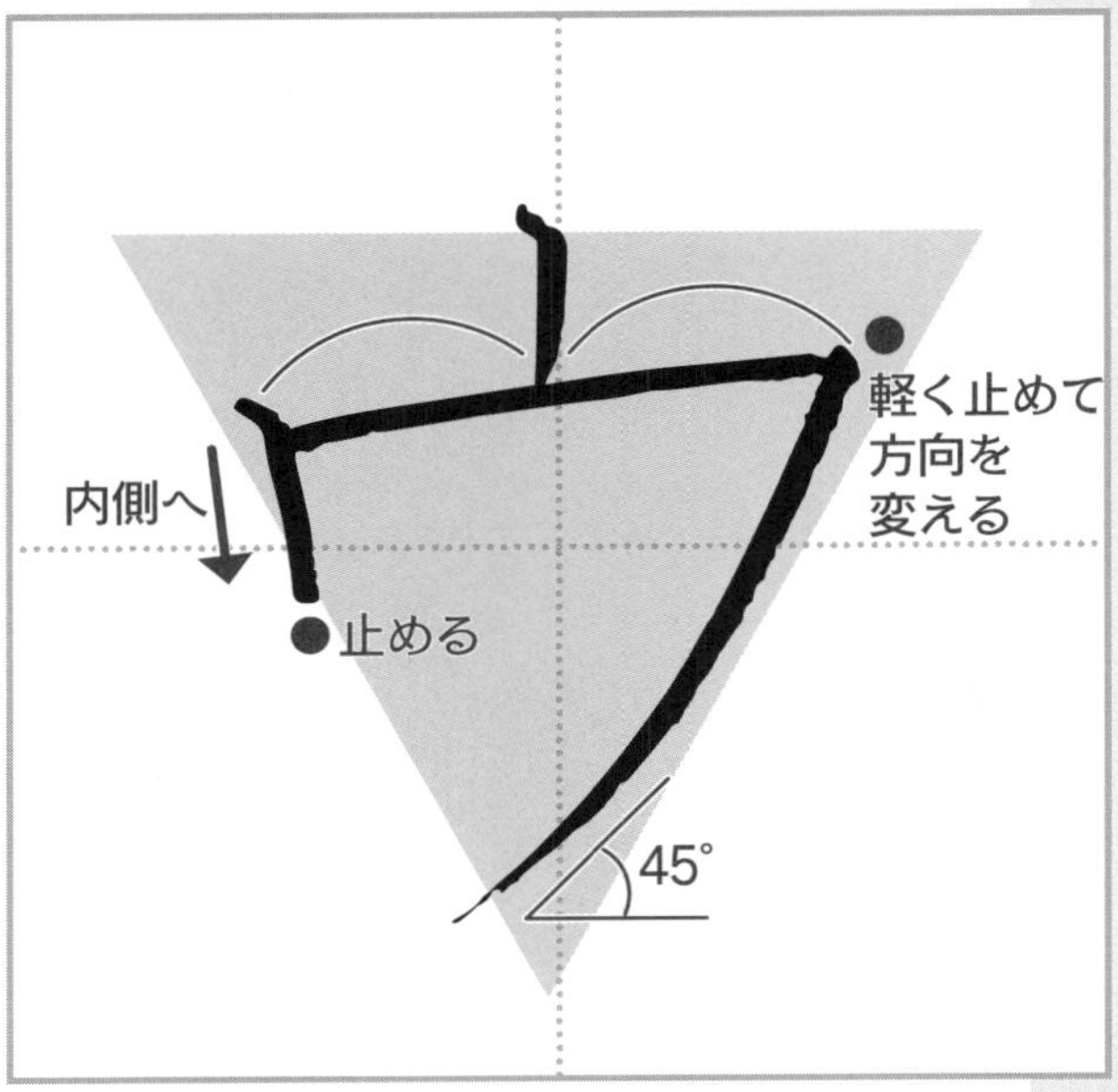

カタカナを書くさい、**左下に向けて斜めに線をはらうときは、書き終わりの角度が45度になるようにし**ます。はらう角度が深すぎたり浅すぎたりすると、文字のバランスがくずれて見えてしまいます。

「ア」の1画めや「ウ」の3画めで線を折るときは、**筆記具を軽く止めて、折れる方向を定めてから、しっかり角をつくって折る**ようにしましょう。

どの位置から書きはじめて、どこで止めるかなど枠の中での位置関係をよく確認しながら練習してください。

1 文字の外形と線を覚える

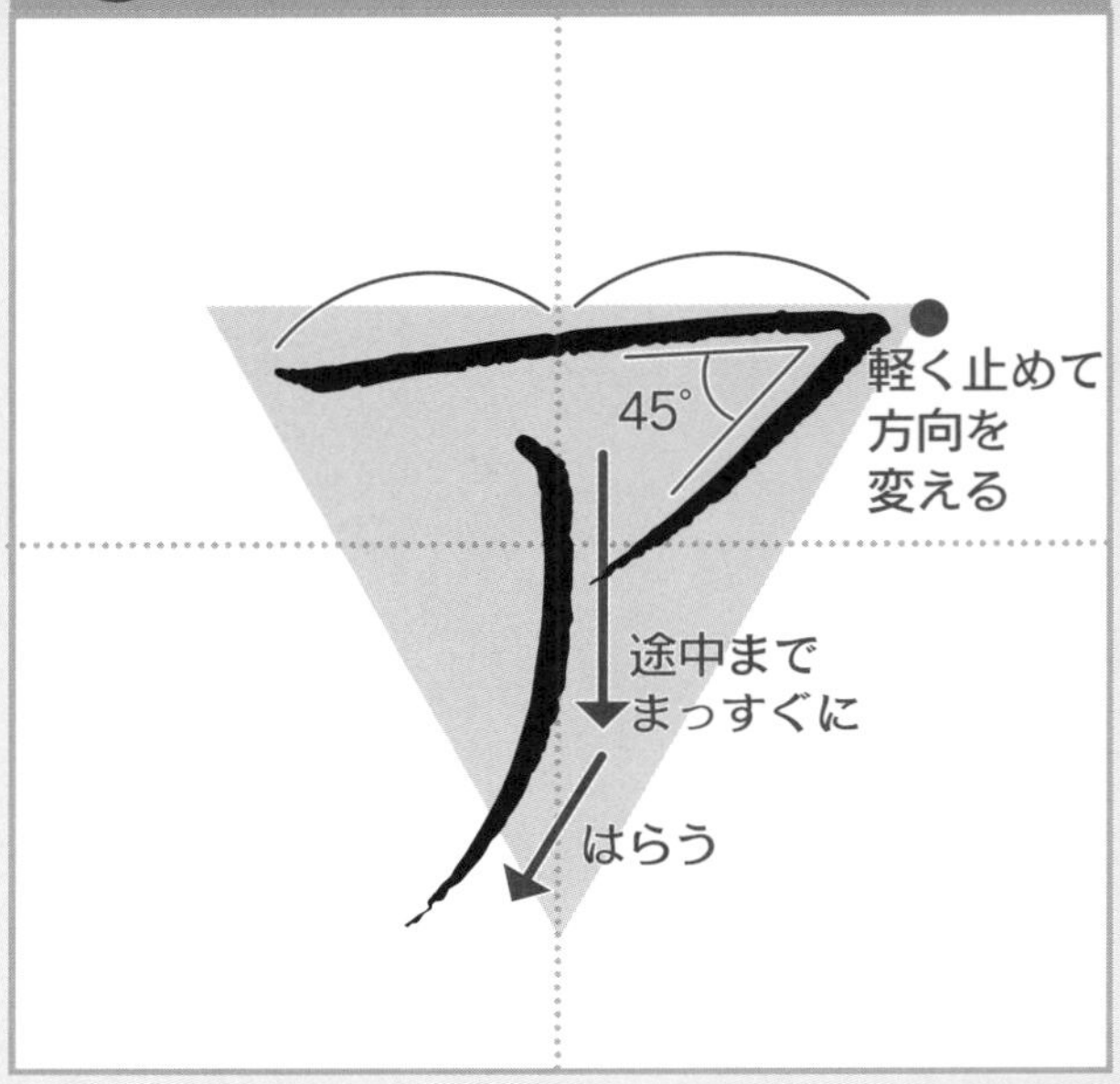

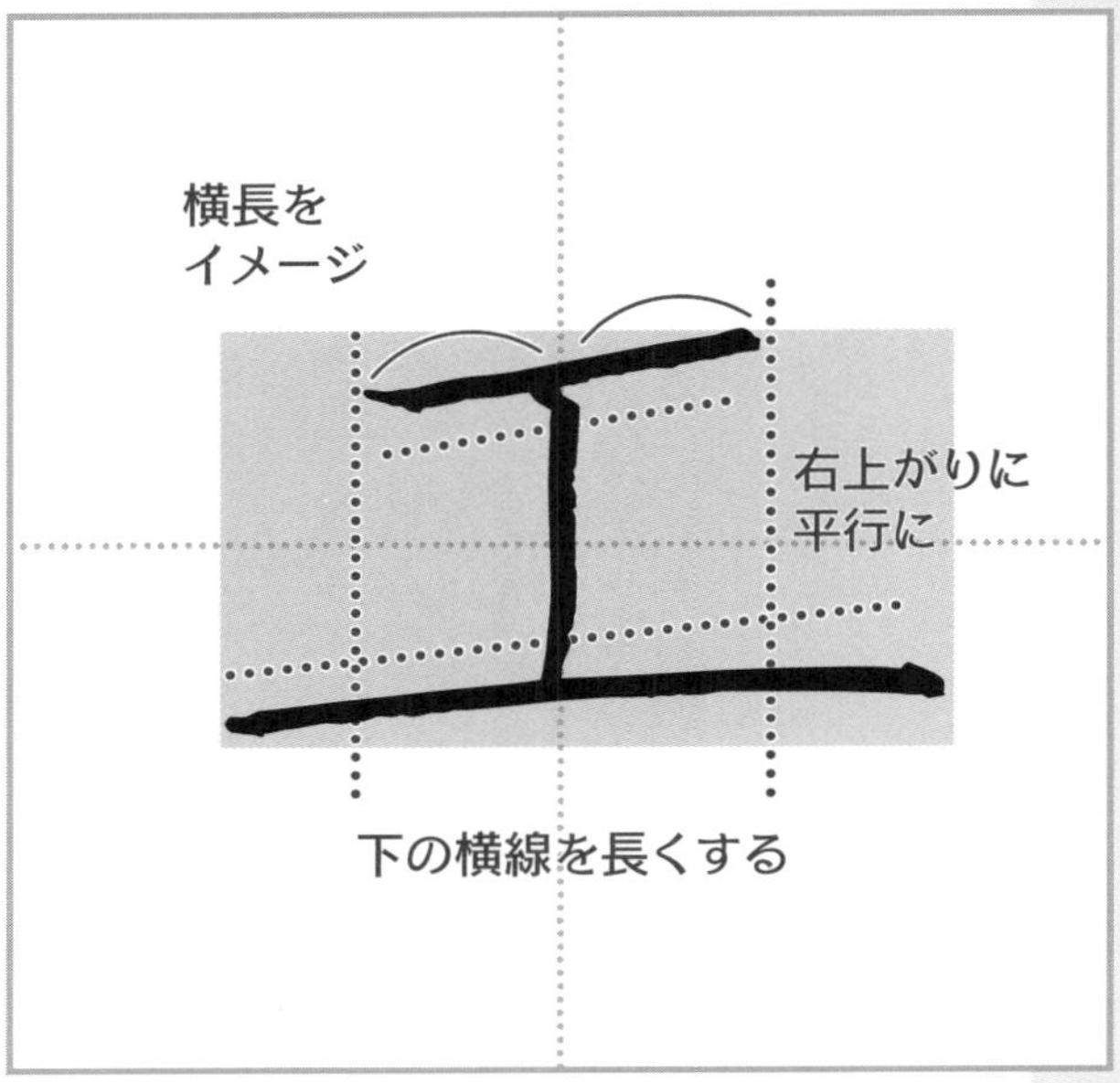

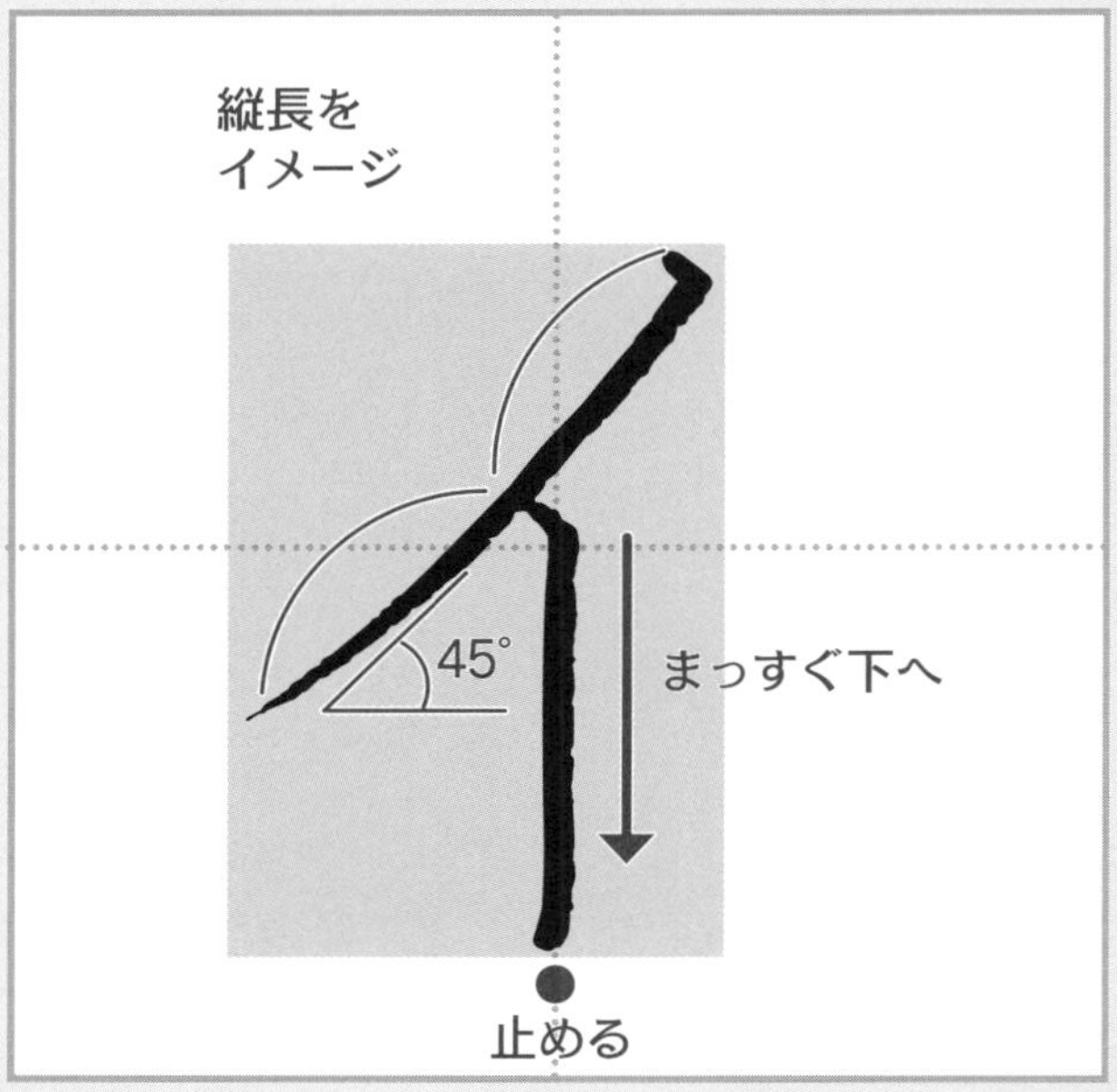

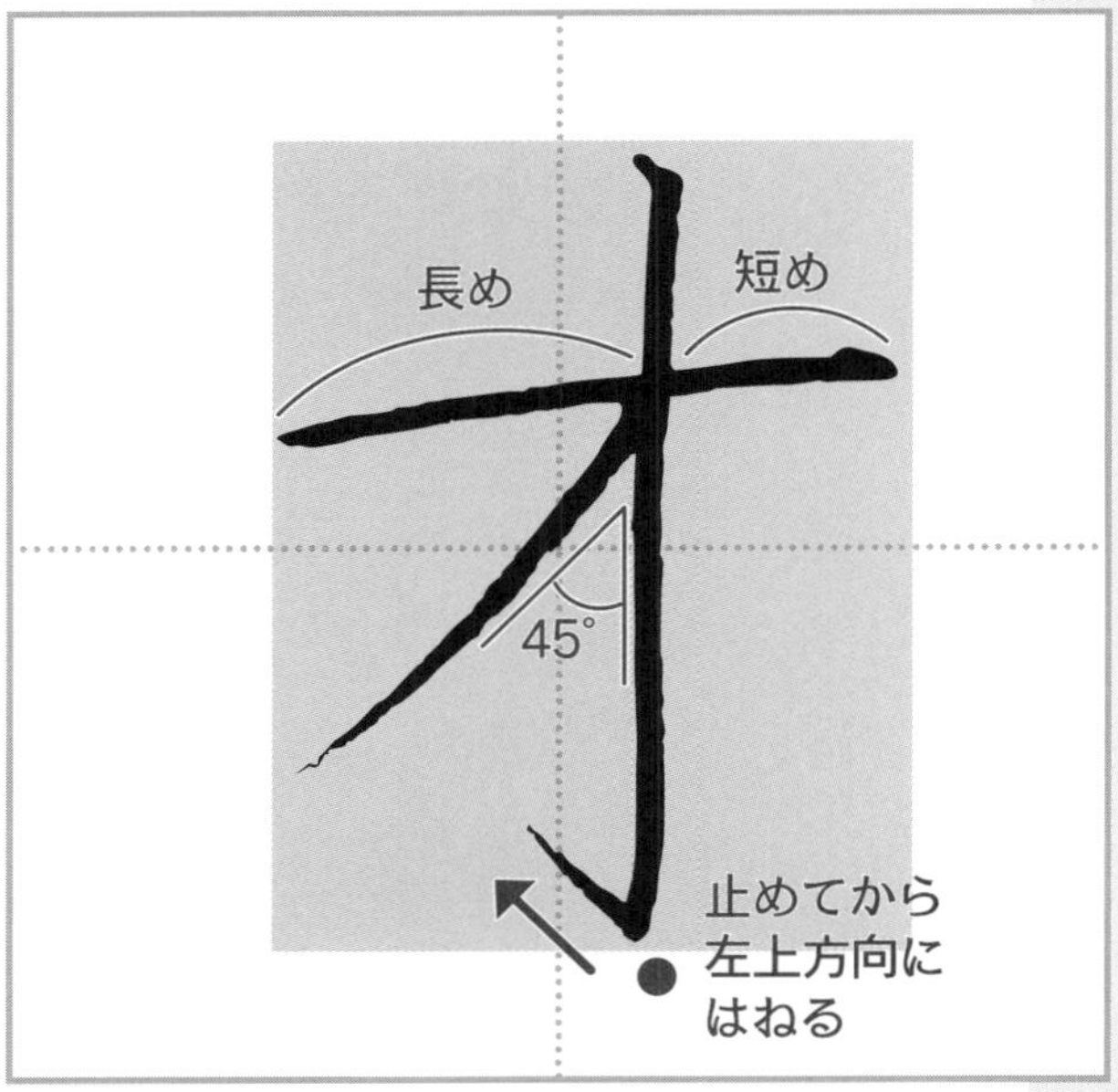

筆圧：●＝強　●＝中　●＝弱

❷筆圧を記憶する

ア

イ

ウ

エ

オ

❸美文字が書ける

ア ア

イ イ

ウ ウ

エ エ

オ オ

カキクケコで美文字脳活

「カキクケコ」を書くときは、5文字すべてにある、**同じ方向を向く2本の線がほぼ平行になるようにする**と、文字の形が一気に整いやすくなります。

「カ」と「ク」と「ケ」にある左下に向かう各2本の斜め線と、「キ」と「コ」にある各2本の右上がりの横線を、**平行に書く**ことを意識するのです。

また、「カ」「ク」「コ」の文字の右上にある角は、7㌻で紹介した「カク」の法則で**しっかり角張らせてから、左下斜めに向けて書く**のがコツです。

❶文字の外形と線を覚える

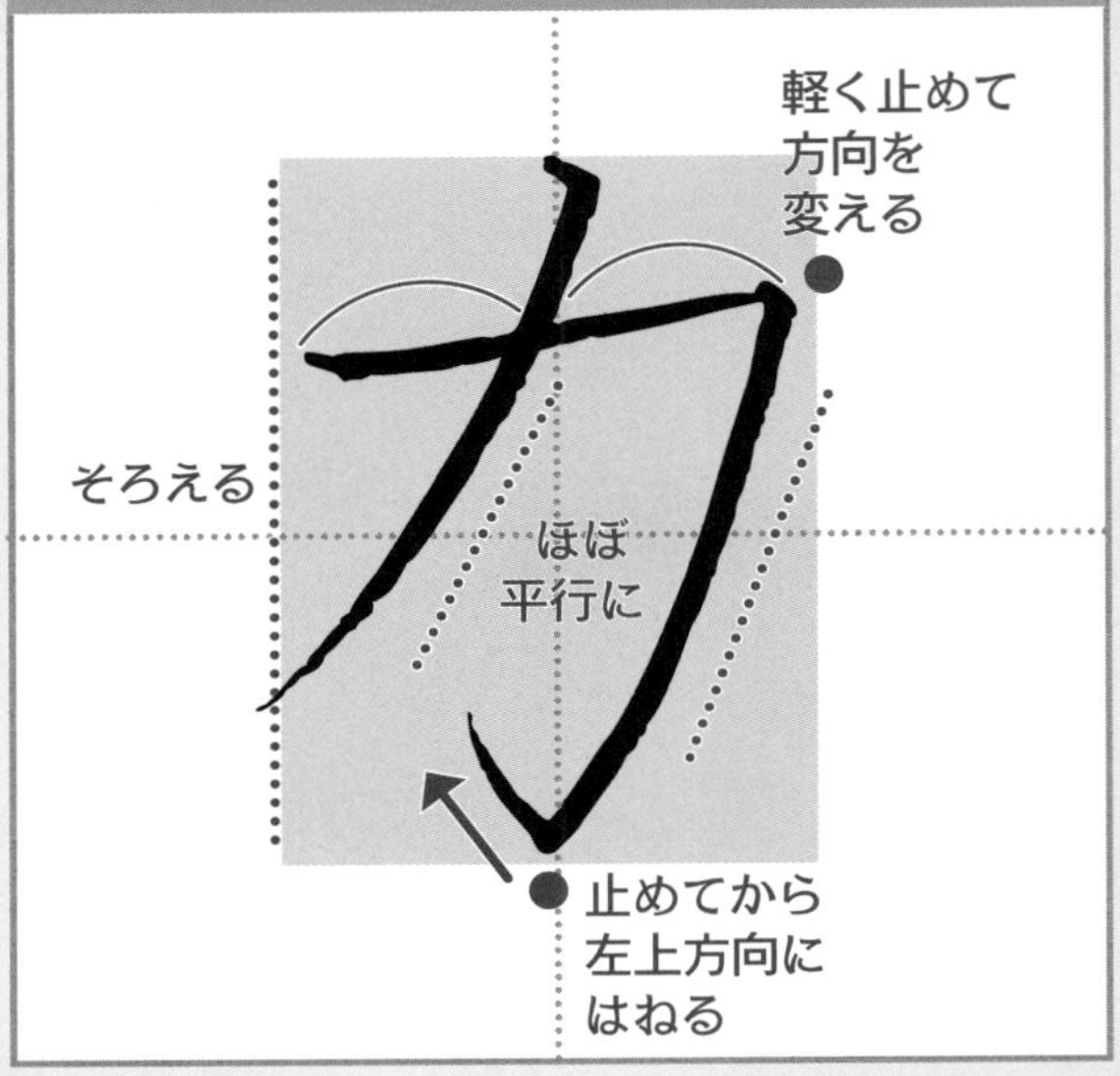

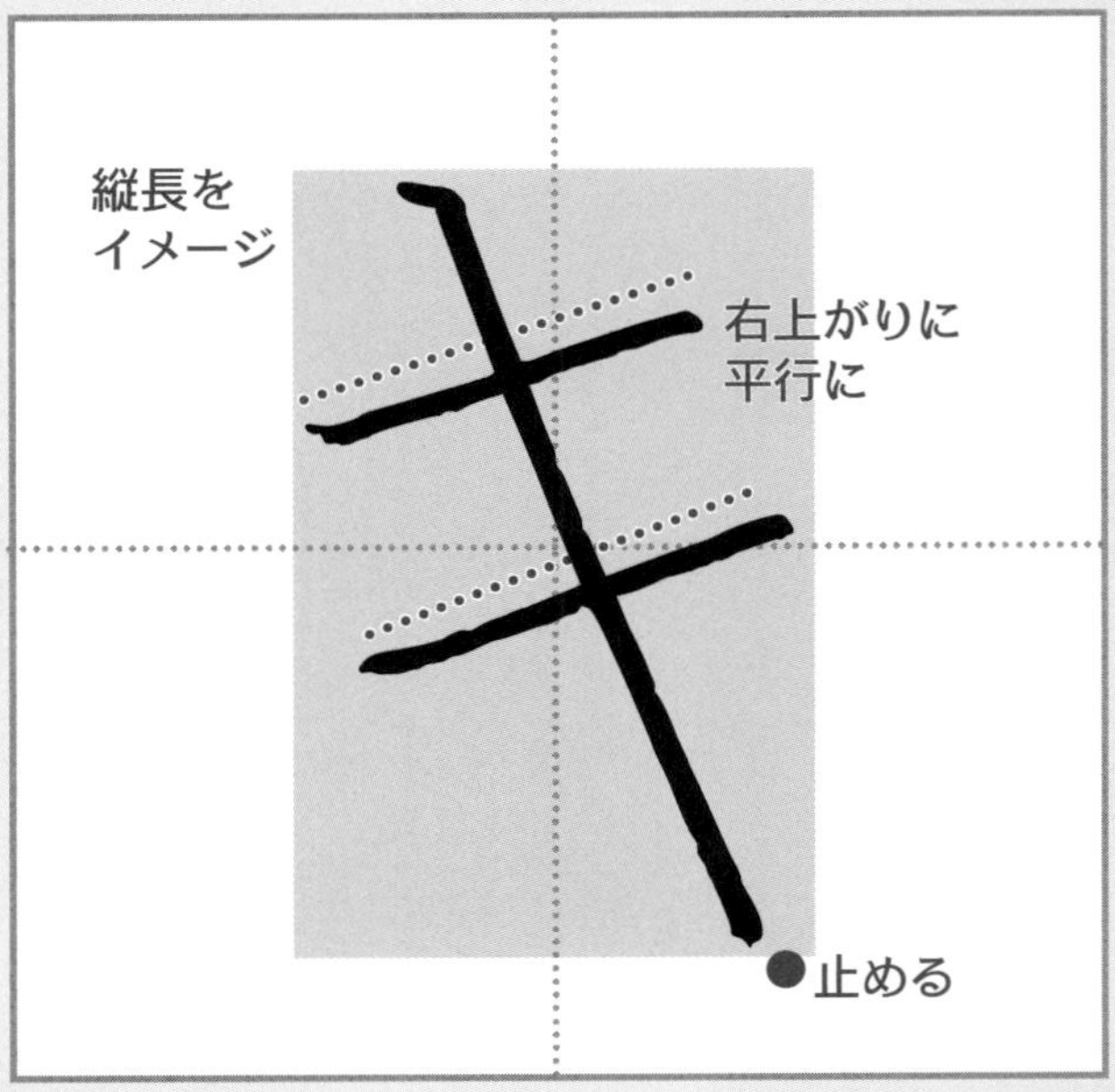

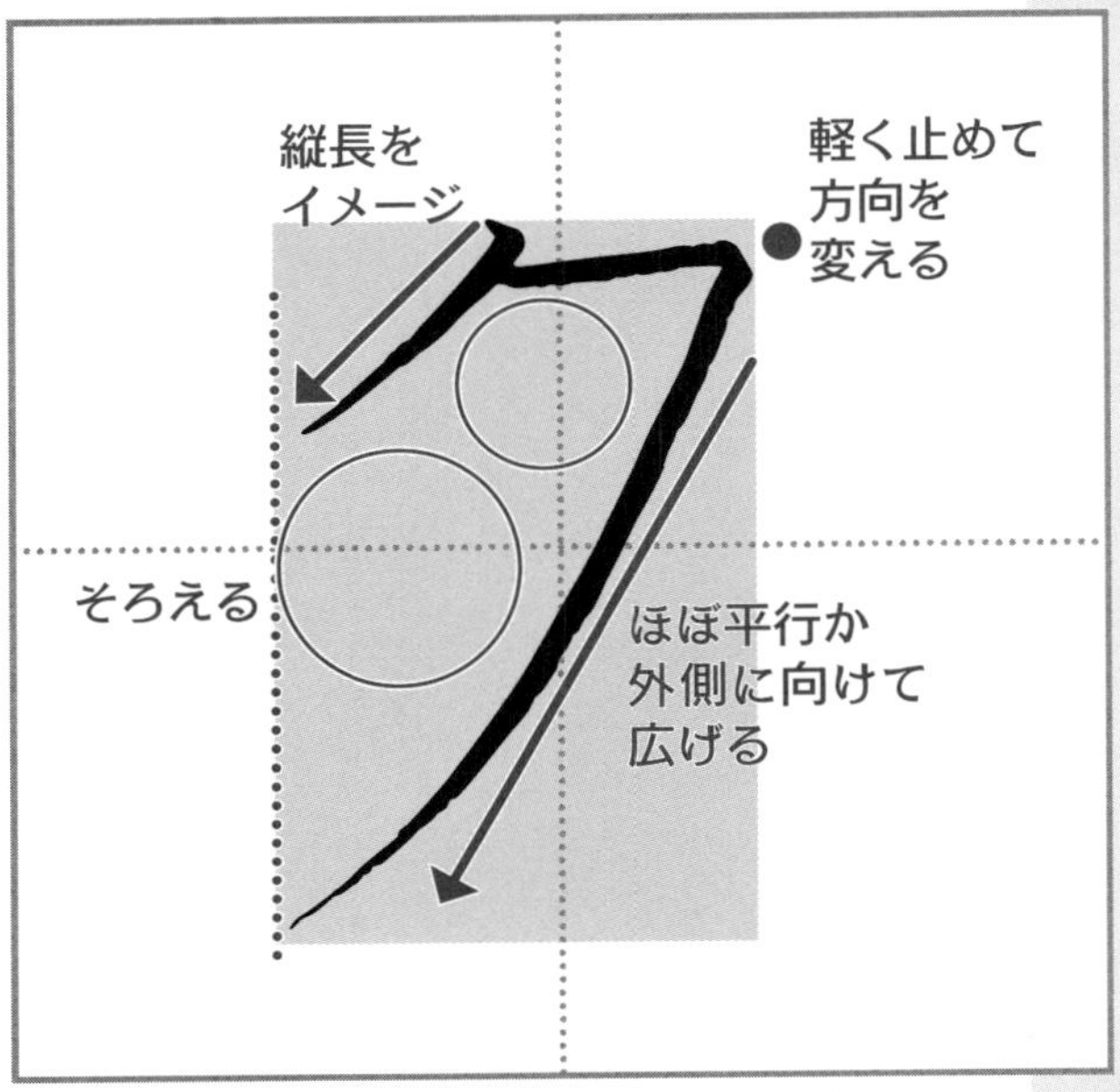

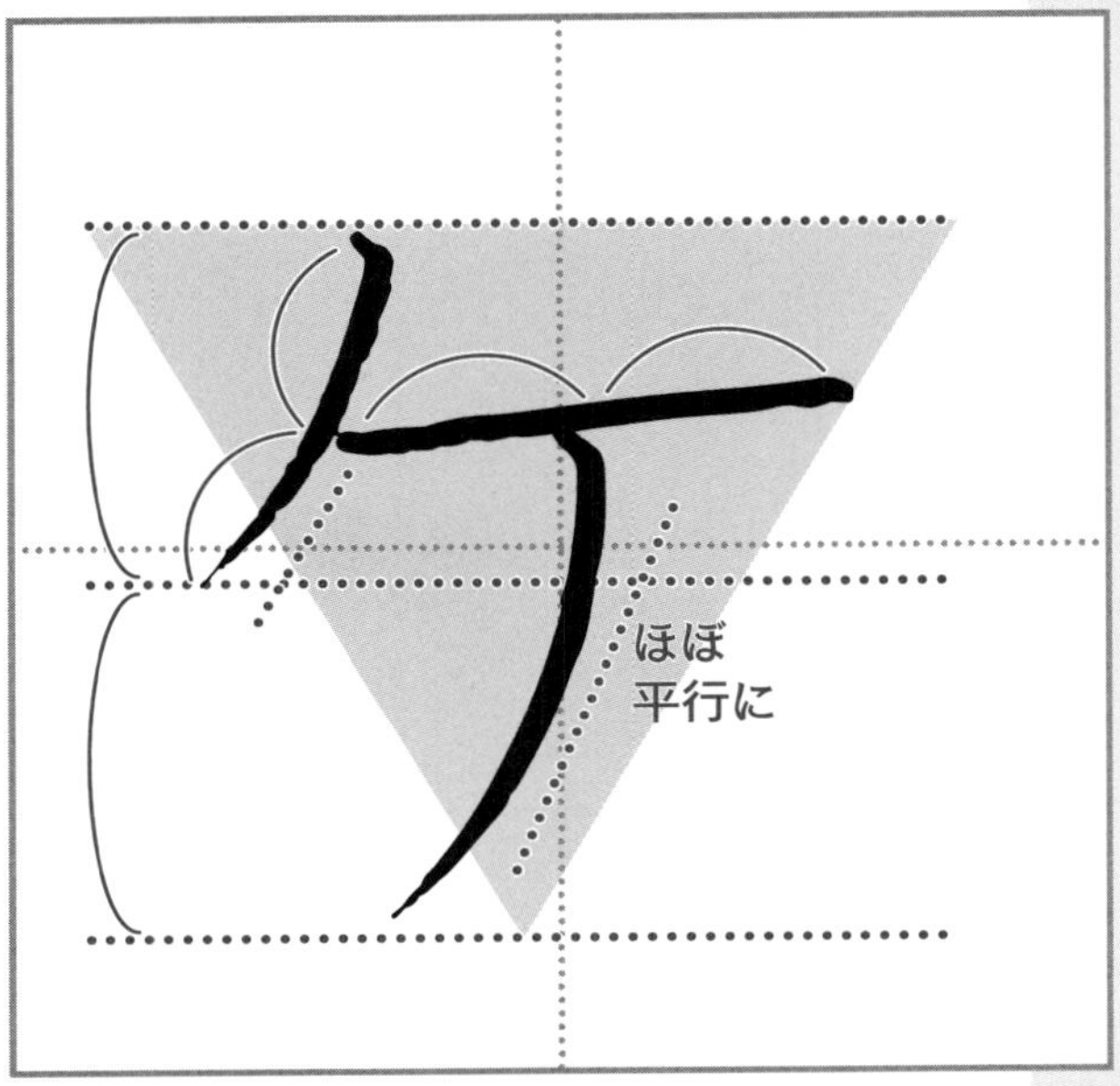

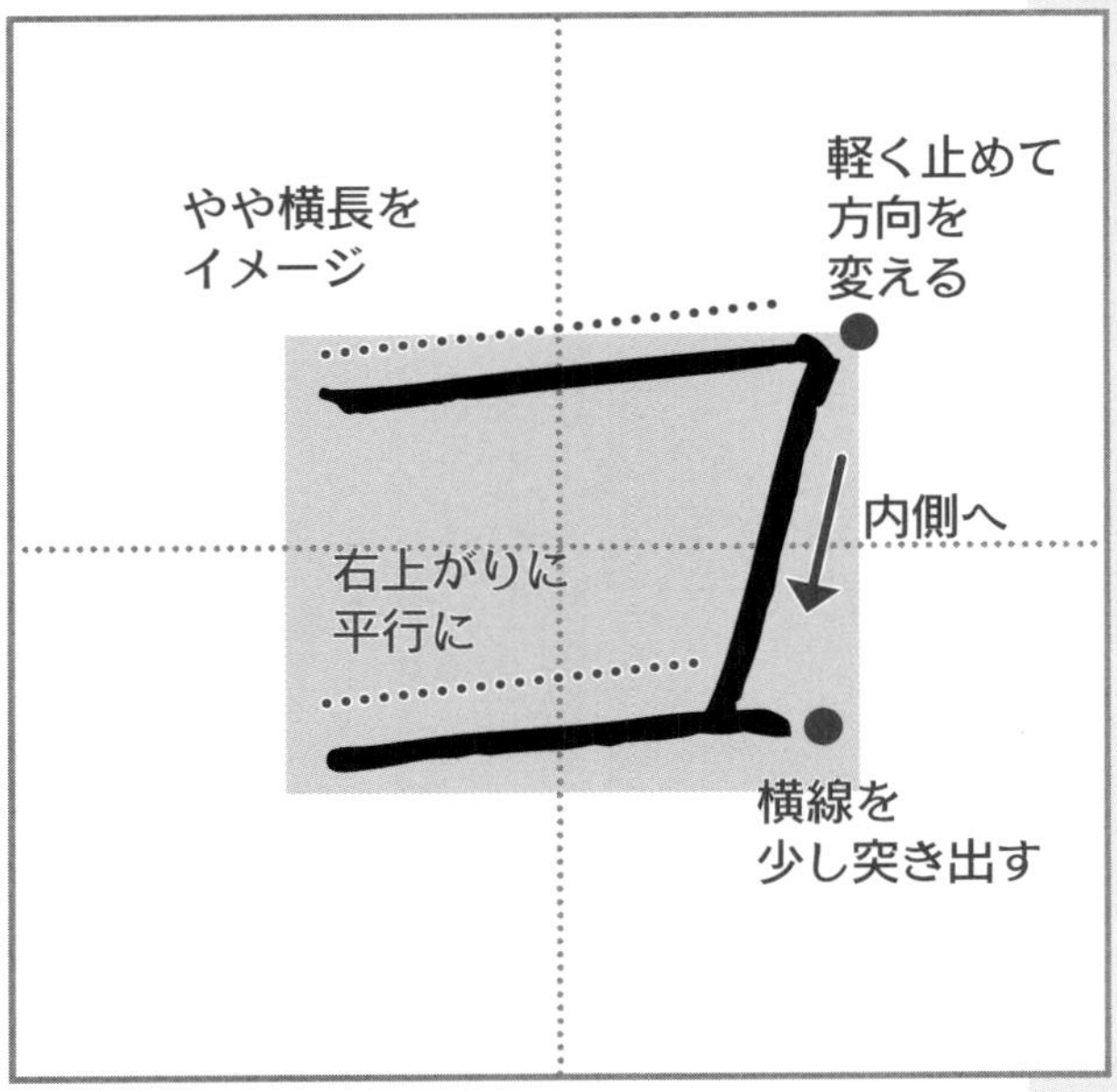

筆圧：●＝強　●＝中　●＝弱

❷筆圧を記憶する

カ

キ

ク

ケ

コ

❸美文字が書ける

カ
カ

キ
キ

ク
ク

ケ
ケ

コ
コ

サシスセソで美文字脳活

カタカナは画数が少なく線の形も単純なぶん、点や線の角度が少し乱れただけで、違う文字に見えてしまうこともあります。

例えば、「シ」や「ソ」の点の角度が乱れると「ツ」や「ン」と区別しにくくなることがあります。この「シ」「ソ」「ツ」「ン」は書き分けできない人が意外と多いようです。**上から下に点や線を書く「ツ」と「ソ」は点を45度より立たせる、左から右に点や線を書く「シ」と「ン」は点を45度より寝かせる**と覚えます。こうした法則を覚えることもよい脳活になります。

❶文字の外形と線を覚える

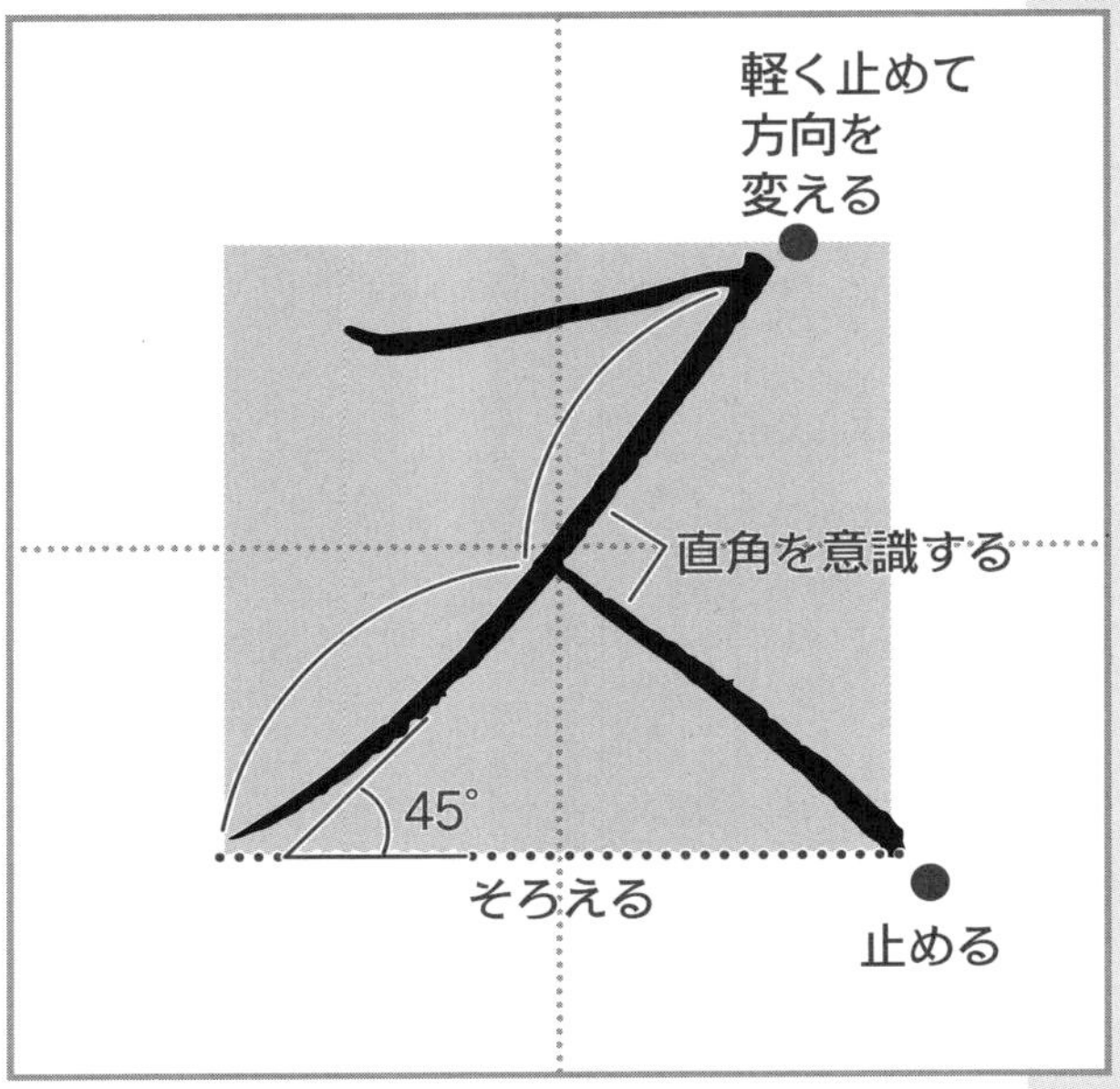

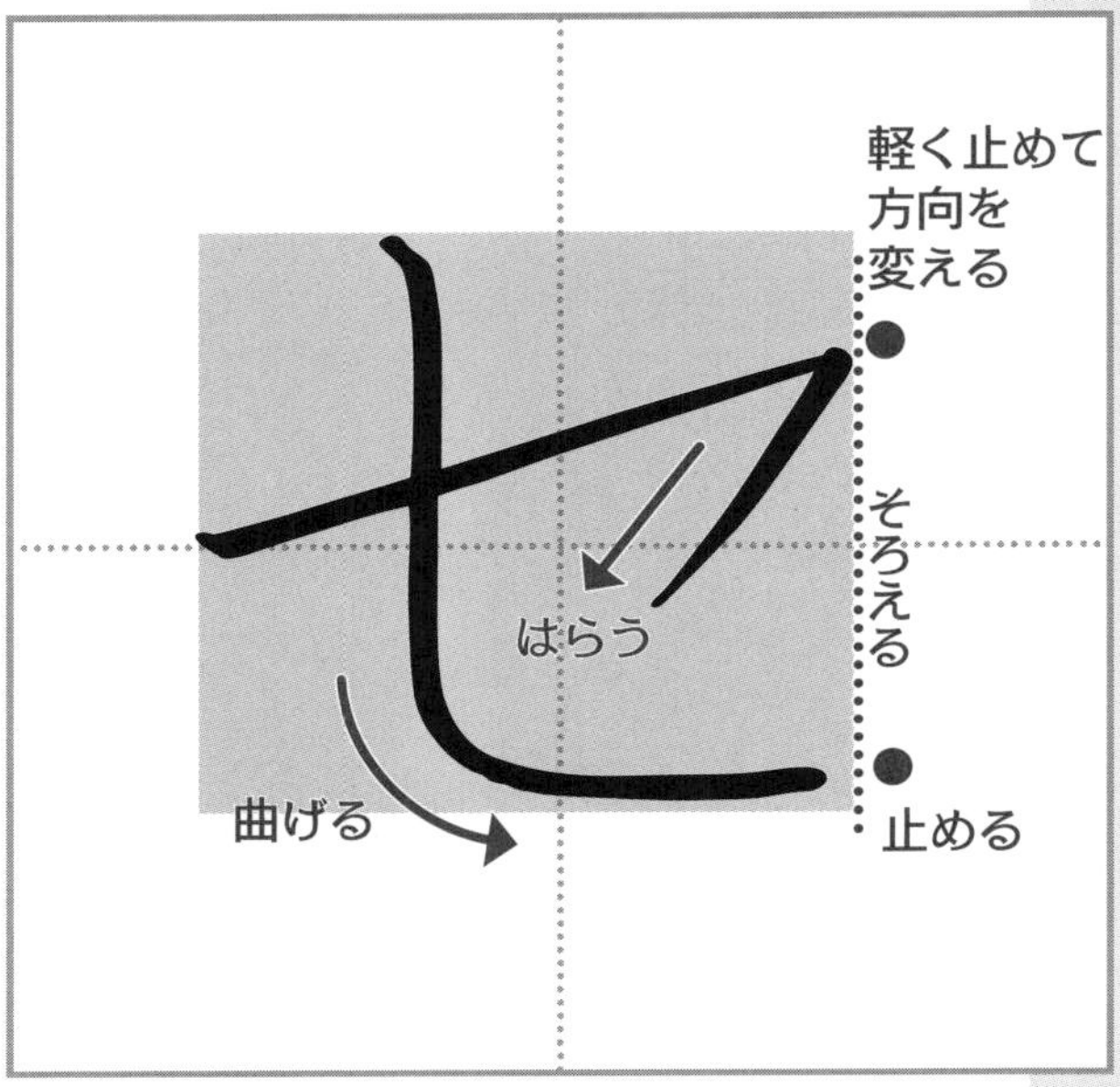

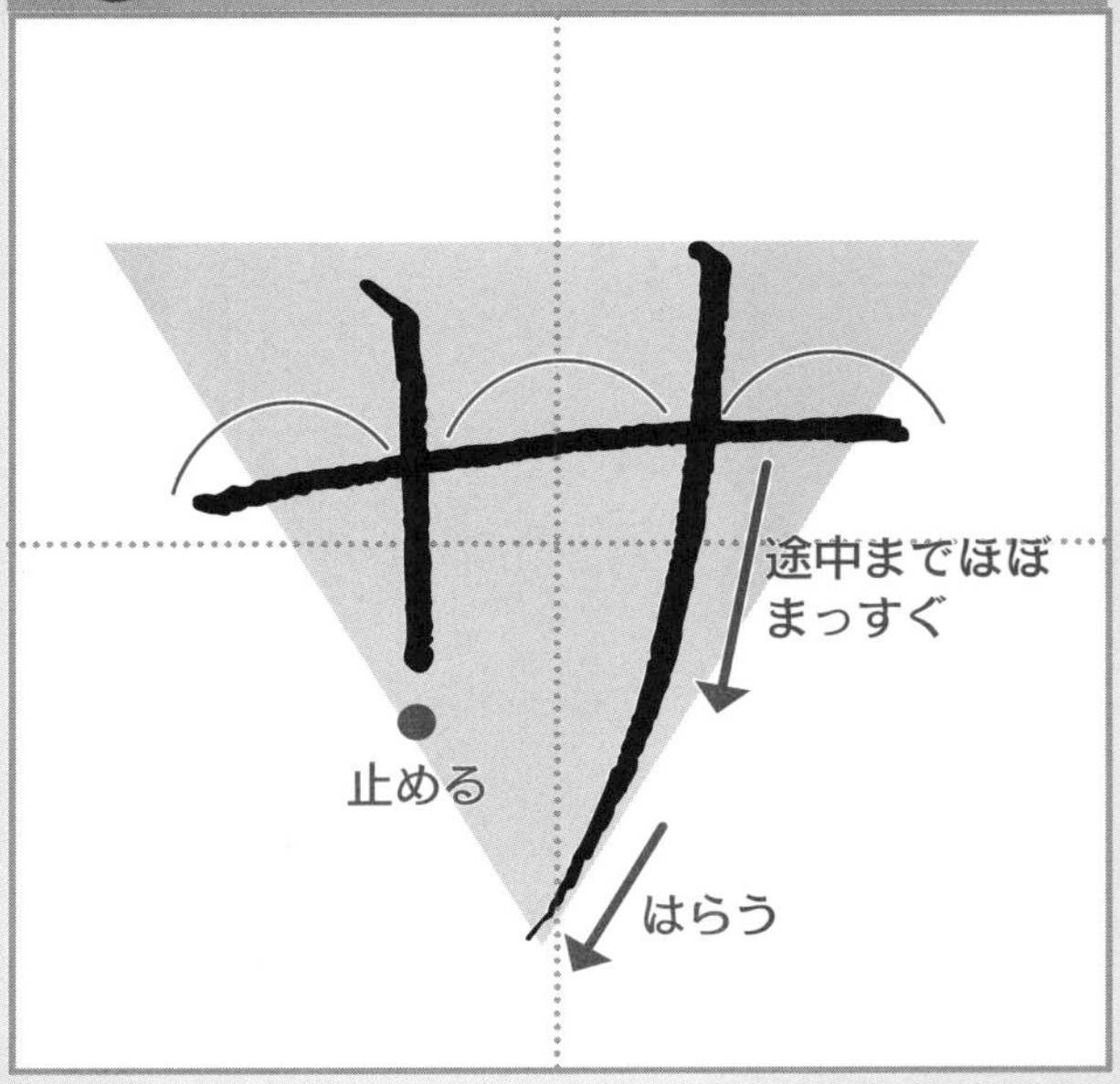

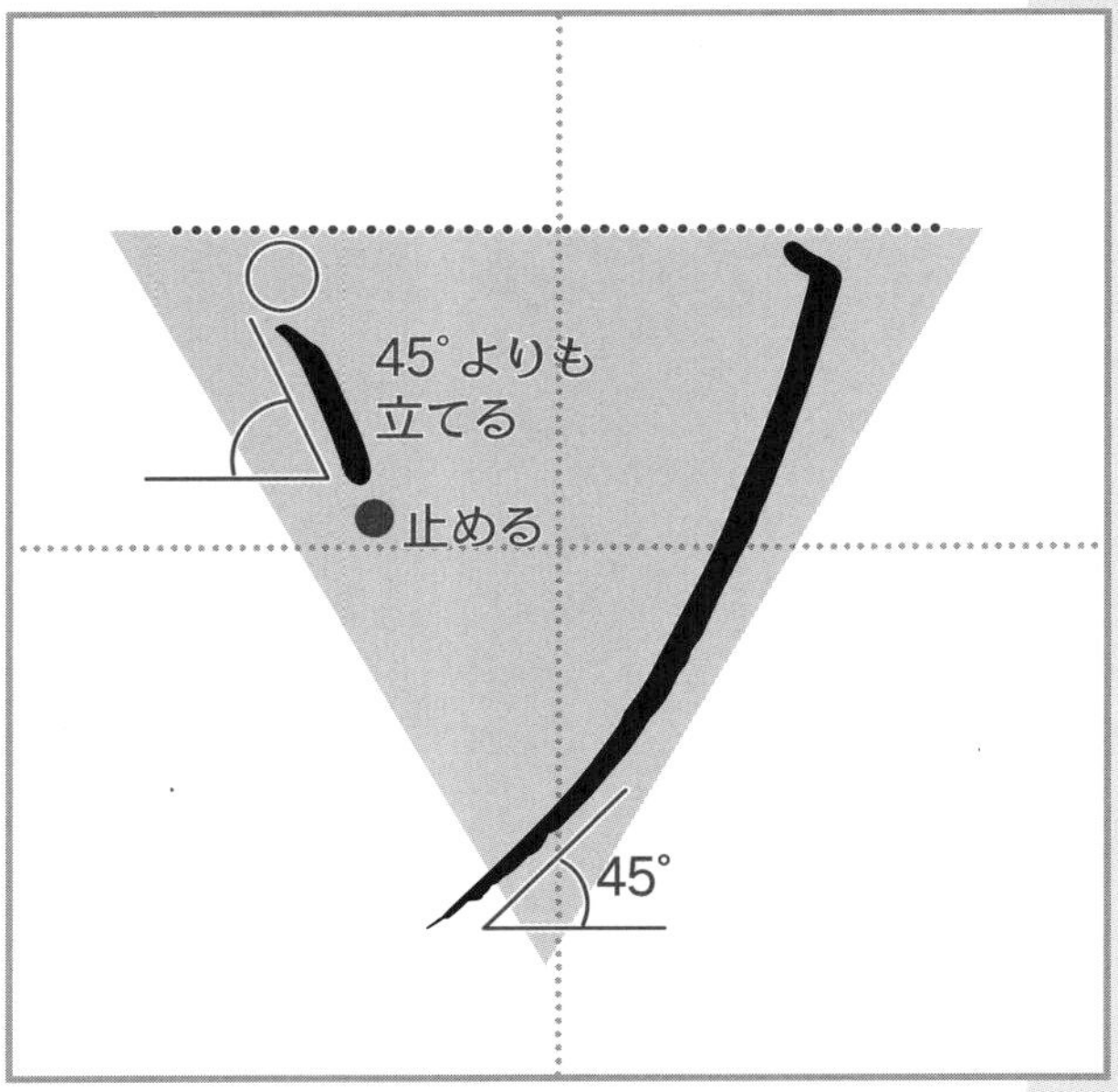

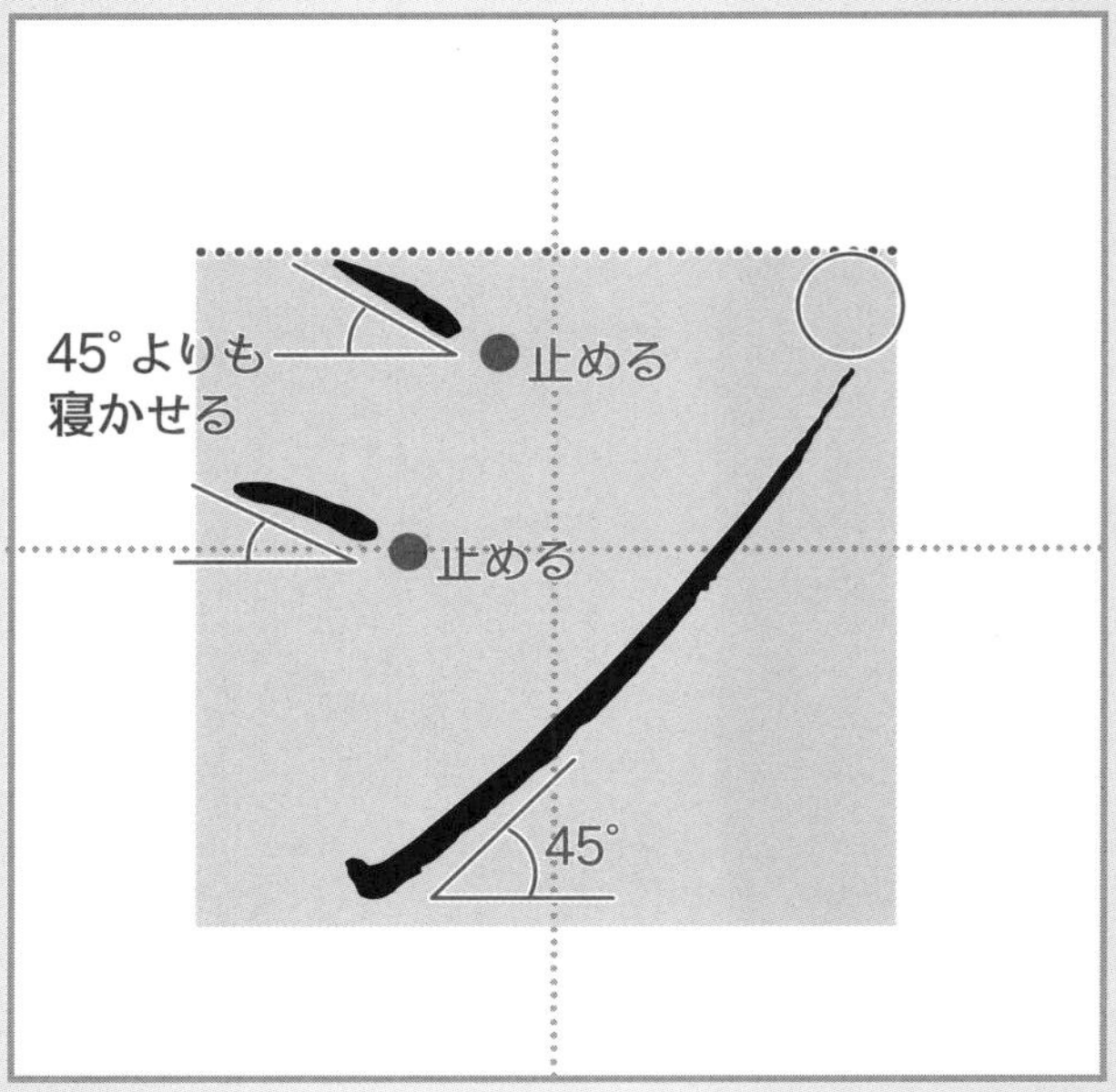

筆圧：●＝強　●＝中　●＝弱

3 美文字が書ける

サ		
サ		
シ		
シ		
ス		
ス		
セ		
セ		
ソ		
ソ		

2 筆圧を記憶する

サ		
シ		
ス		
セ		
ソ		

タチツテトで美文字脳活

カタカナも、文字の外形を意識して書くことが重要です。「タチツテト」の**「タ」「ト」は縦長の長方形、「チ」「ツ」「テ」は逆三角形**を意識します。

「チ」と「テ」は、文字の構成要素が似ているので、適当に書くと、どちらの文字か判別しにくくなります。しっかり書き分けましょう。**長い横線と最後の縦線が交わったり接したりするところが、中心にくるように書く**と、きれいな逆三角形になります。「ト」は、文字のバランスが整いにくいので、書き始めと書き終わりの位置をよく確認してください。

❶文字の外形と線を覚える

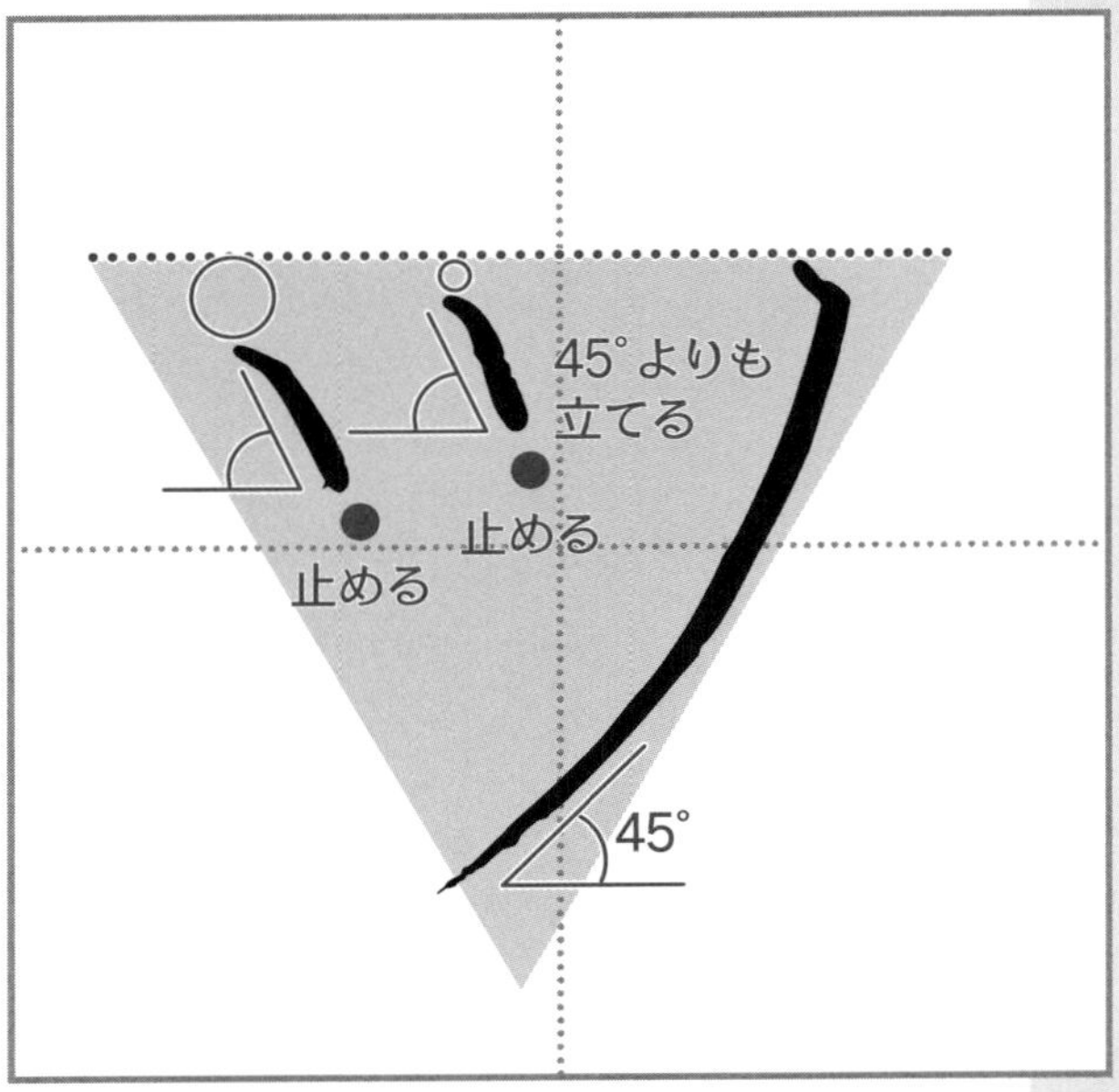

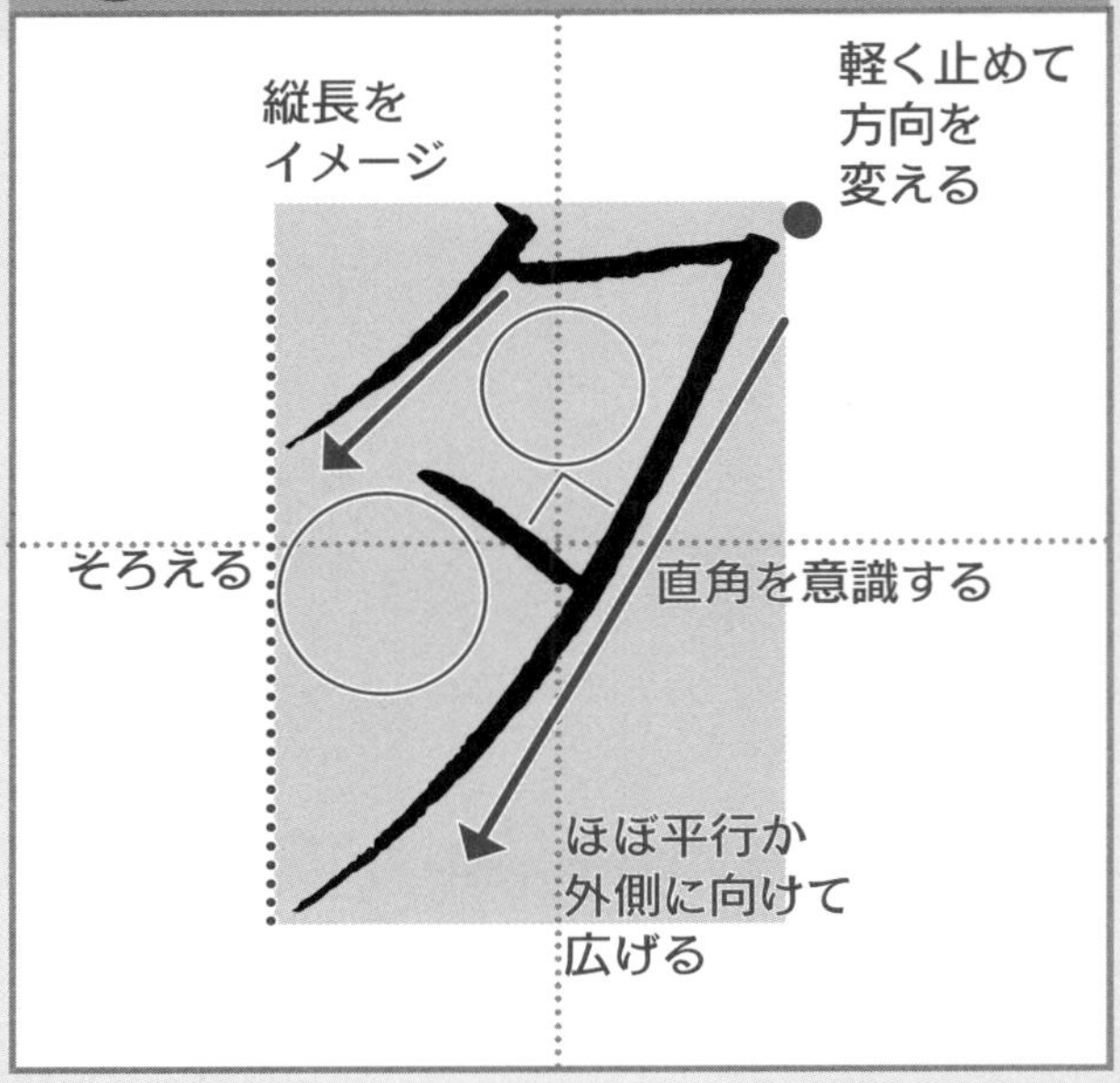

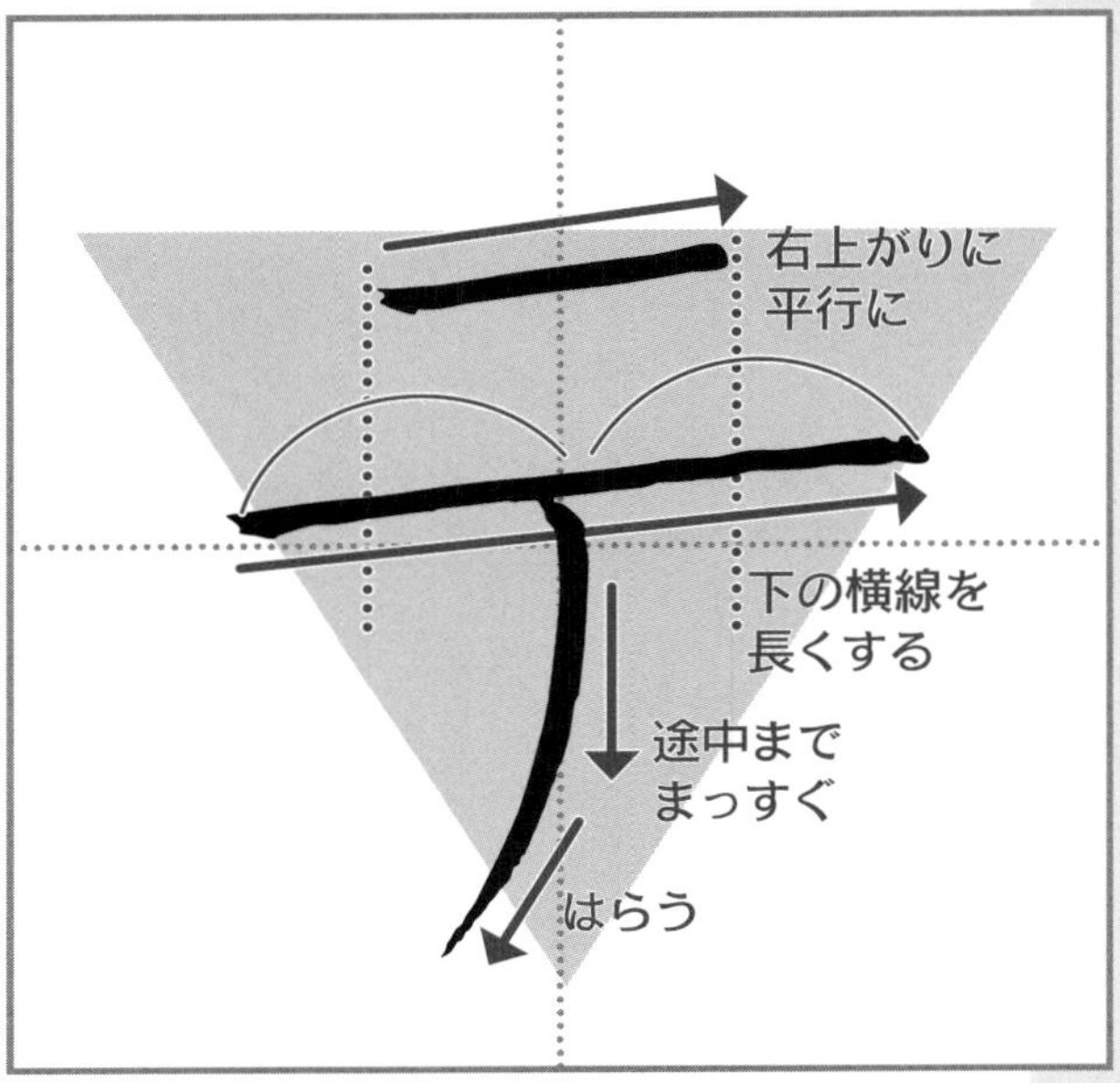

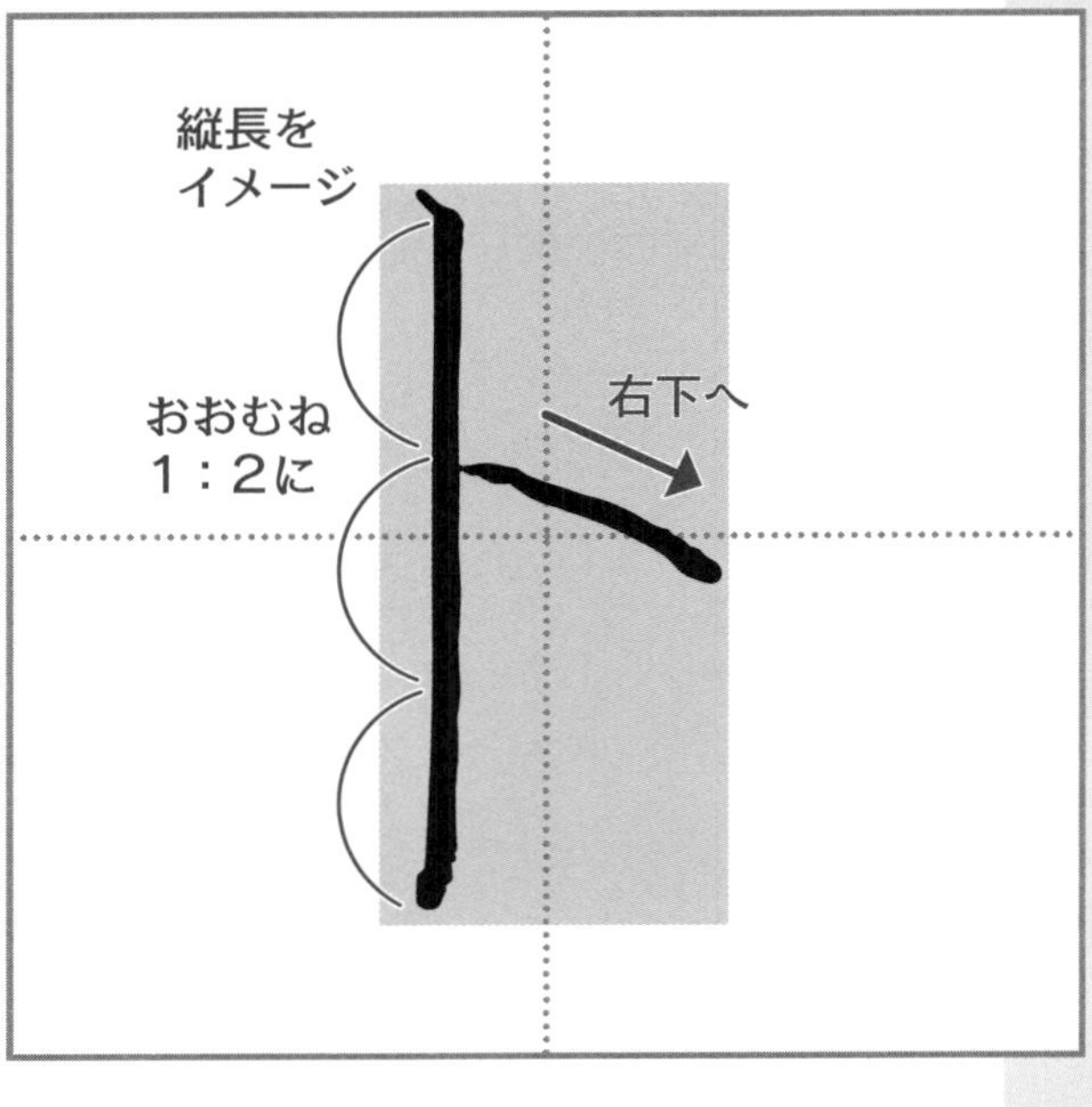

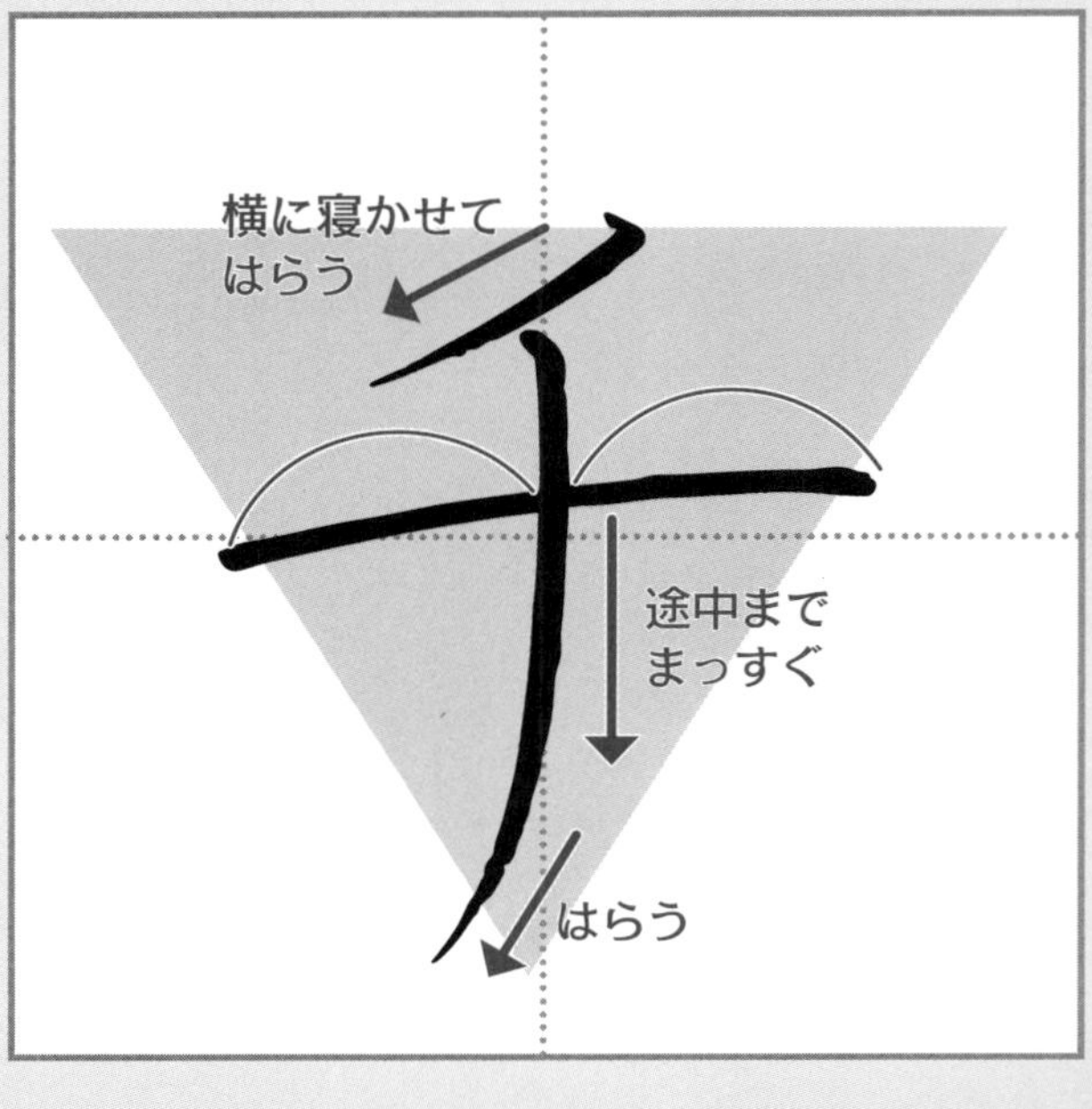

筆圧：●＝強　●＝中　●＝弱

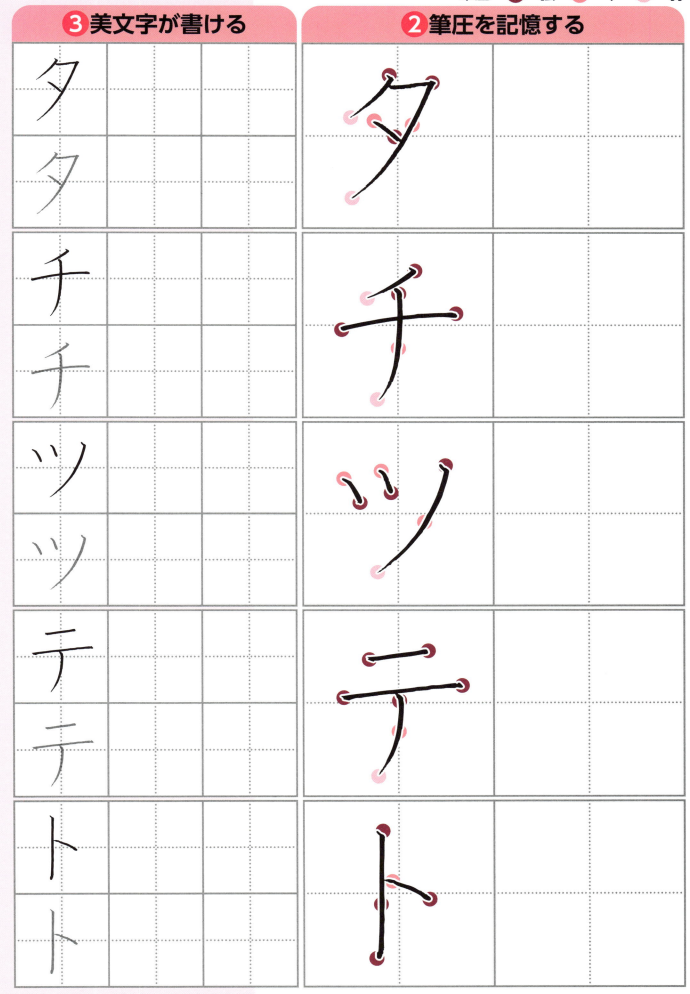

❷筆圧を記憶する

タ

チ

ツ

テ

ト

❸美文字が書ける

タ
タ

チ
チ

ツ
ツ

テ
テ

ト
ト

ナニヌネノで美文字脳活

記号のようにも見えるカタカナを美文字にするには、横線は水平にせずやや右上がりに書くと、手書きの味わいが出て美しく見えます。

縦線も、止めやはらいを意識すると、手書きのよさが引き立ちます。**「ネ」の縦線はまっすぐ下に下ろしてピタと止める。「ナ」は途中までまっすぐ下ろしてからやや角度をつけてはらう。**「ヌ」の1画めや「ノ」は**線を斜めに下ろして最後は45度の角度をつけてはらう**など、それぞれの文字の美文字ポイントを意識しましょう。

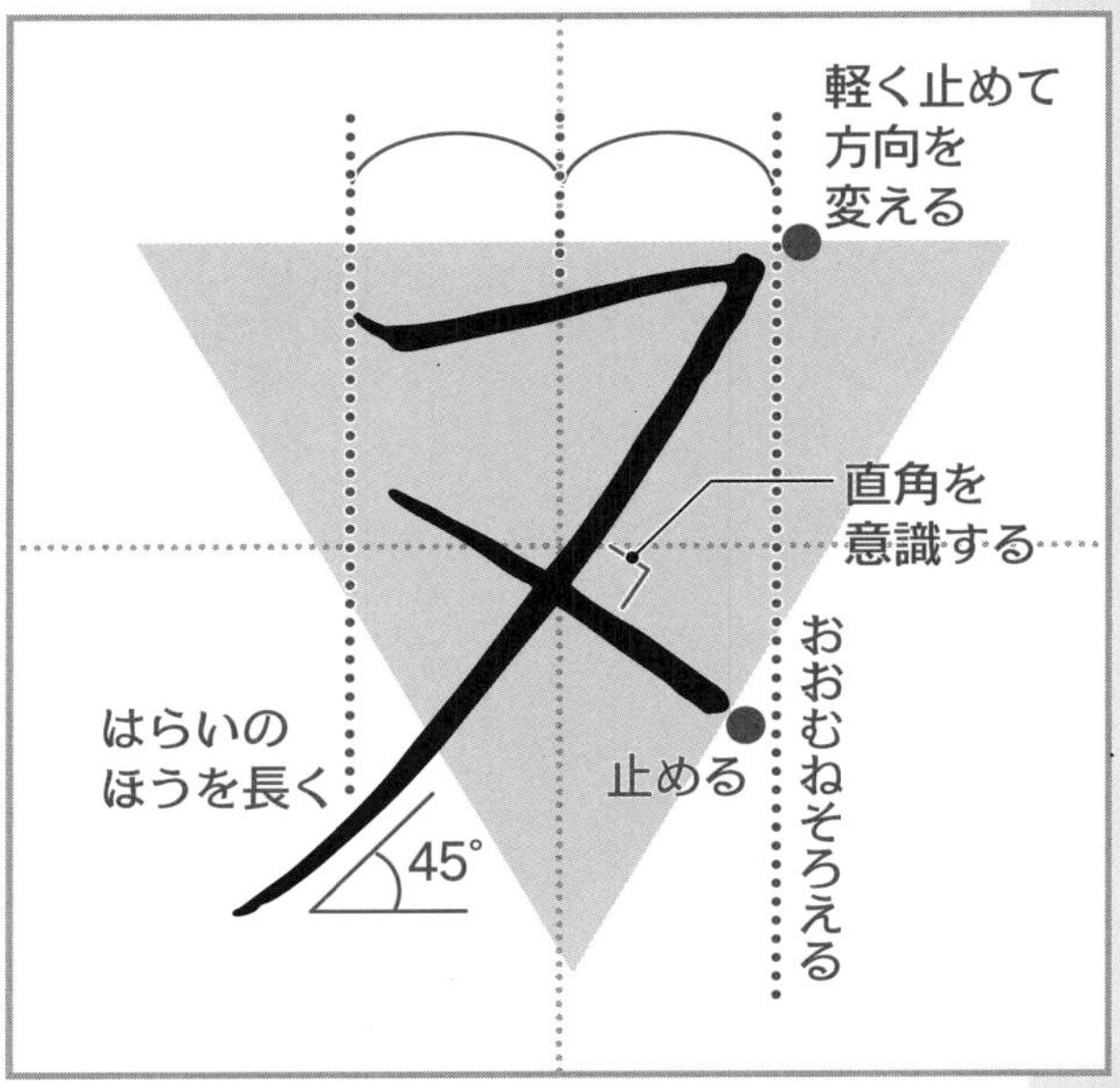

❶文字の外形と線を覚える

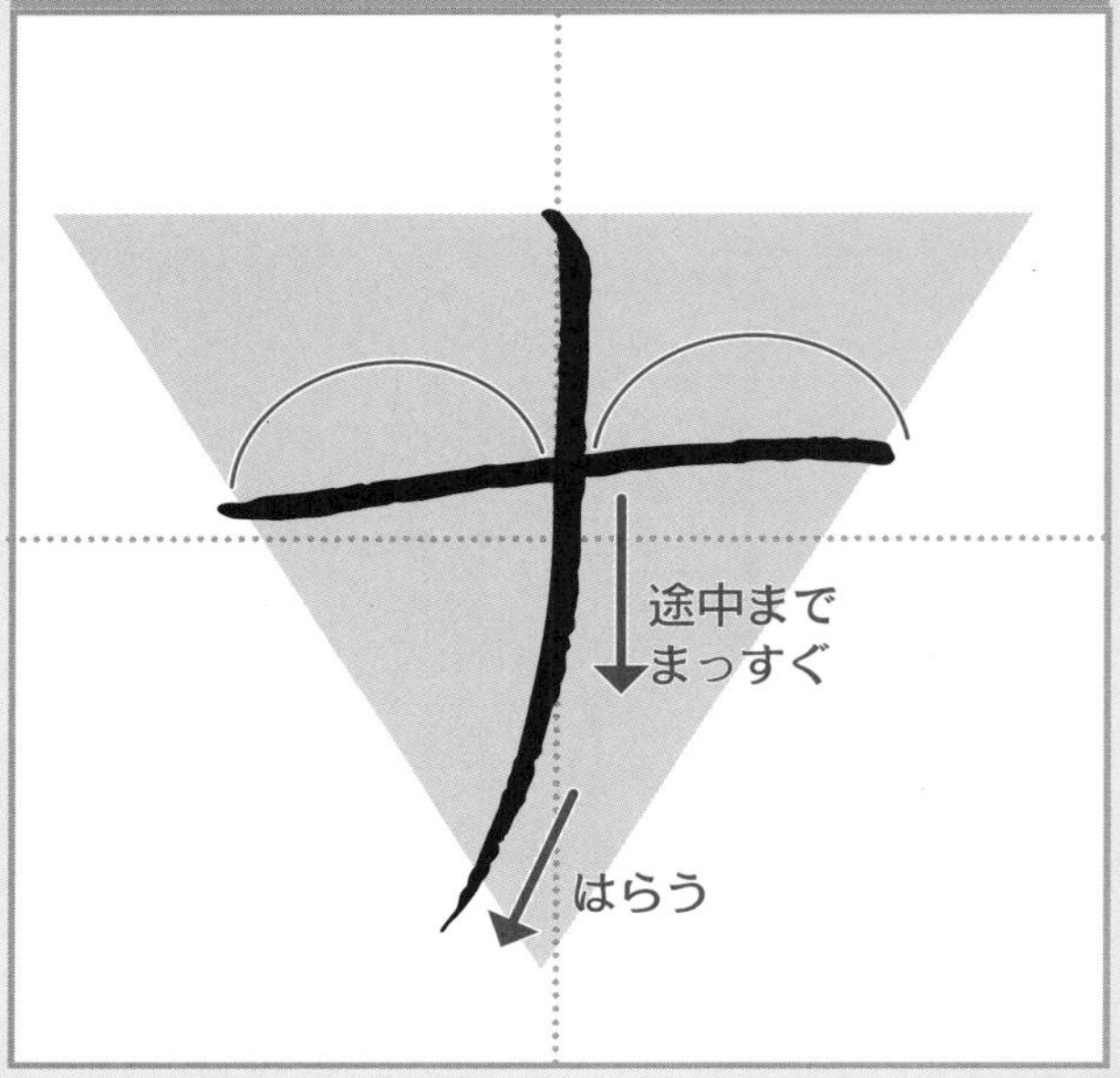

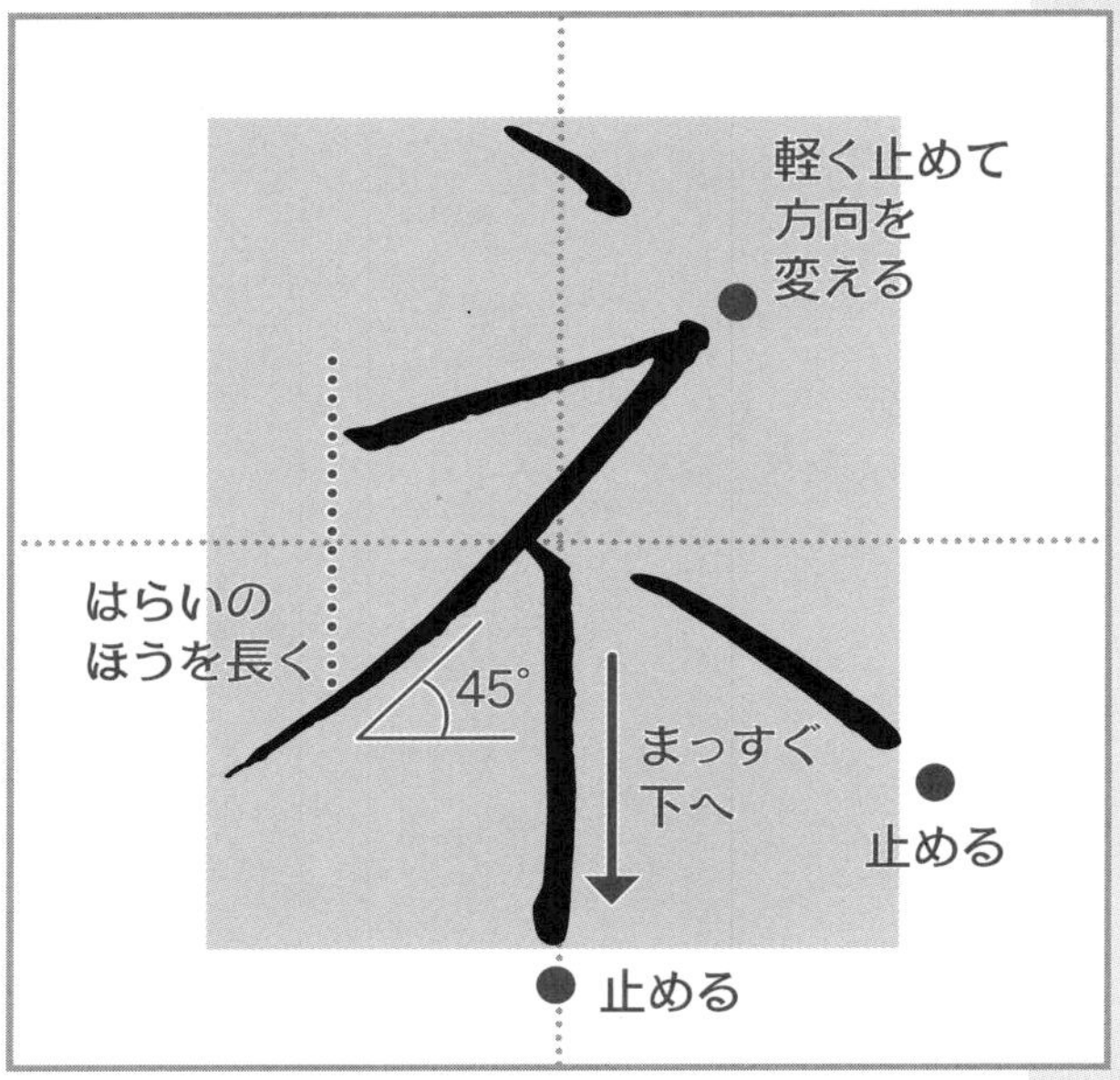

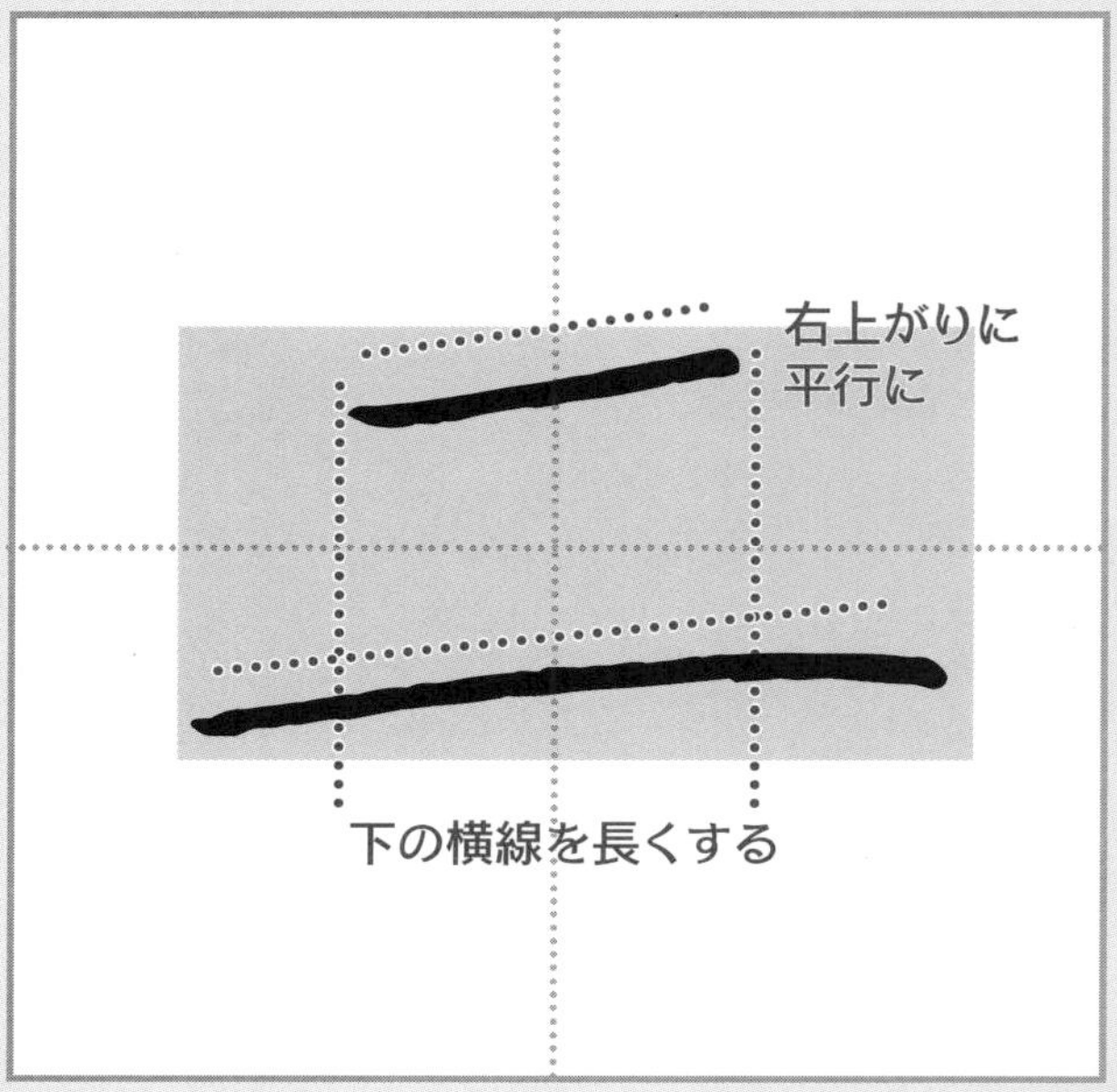

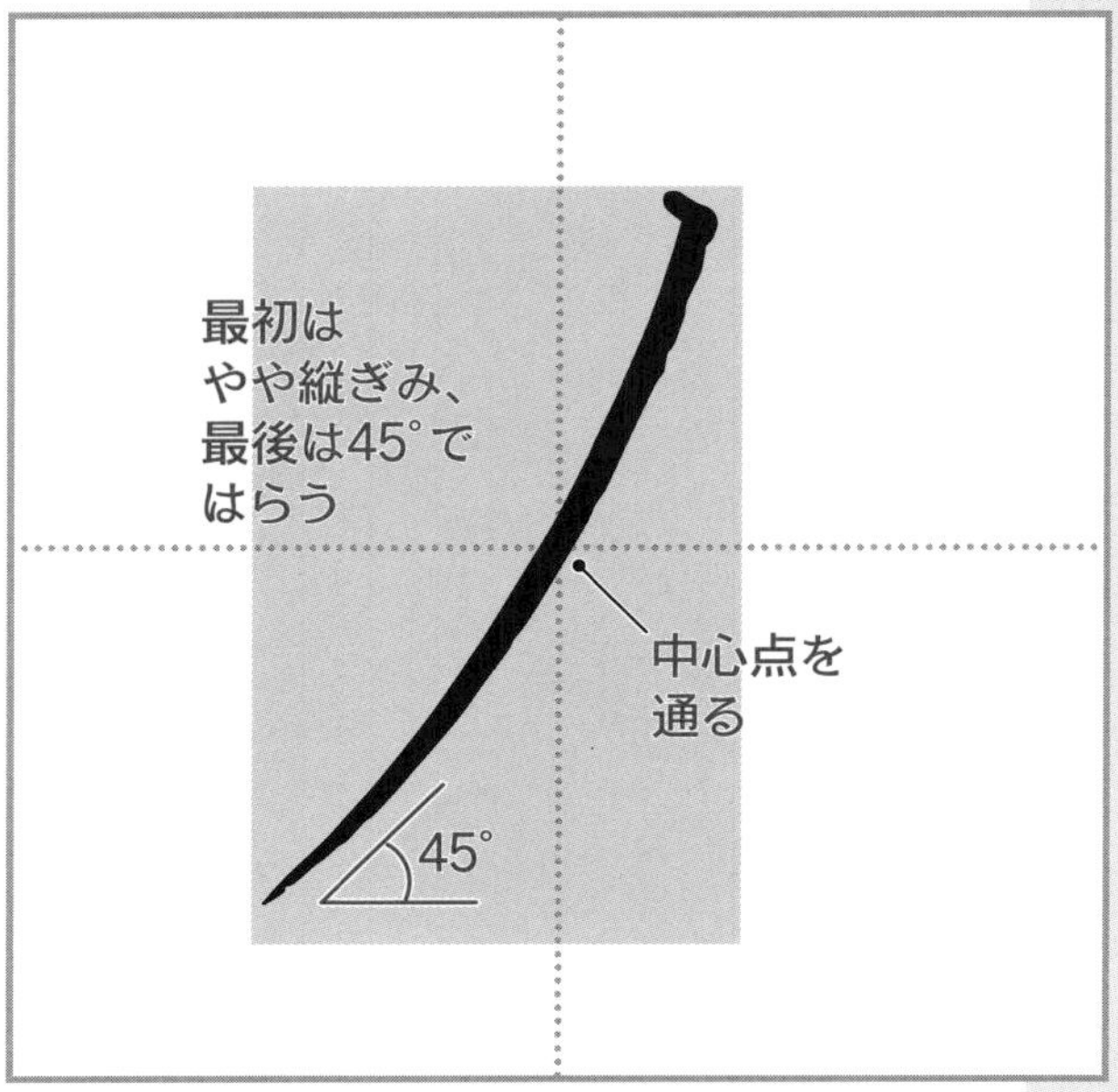

筆圧：●＝強　●＝中　●＝弱

③美文字が書ける

ナ ナ

ニ ニ

ヌ ヌ

ネ ネ

ノ ノ

②筆圧を記憶する

ナ

ニ

ヌ

ネ

ノ

ハヒフヘホで美文字脳活

「ハヒフヘホ」では、「ハ」の1画めは左下にはらい、2画めの最後は止めて、**2本の下部のラインがそろう**と、形が整います。

同じく、**「ヒ」も、右端の2本のラインをそろえる**と、安定した形に見えます。「ホ」も、**3画めと4画めの下部のラインをそろえる**のが、美文字ポイントです。

こうした細かな点に気を配りながら書くことで、脳の集中力や注意力がおのずと養われ、手と脳の連携もスムーズになり、いい脳活になるでしょう。

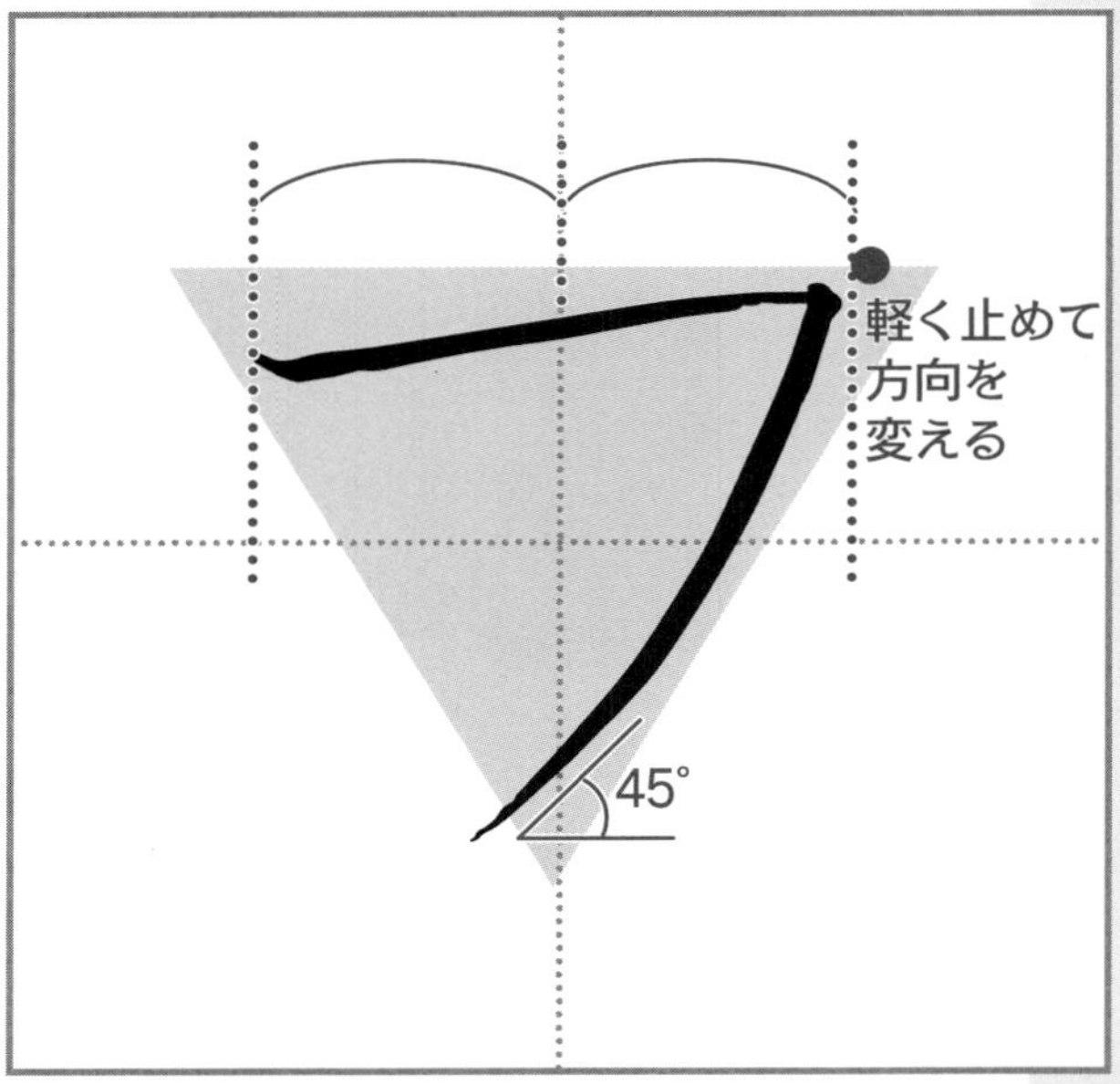

1 文字の外形と線を覚える

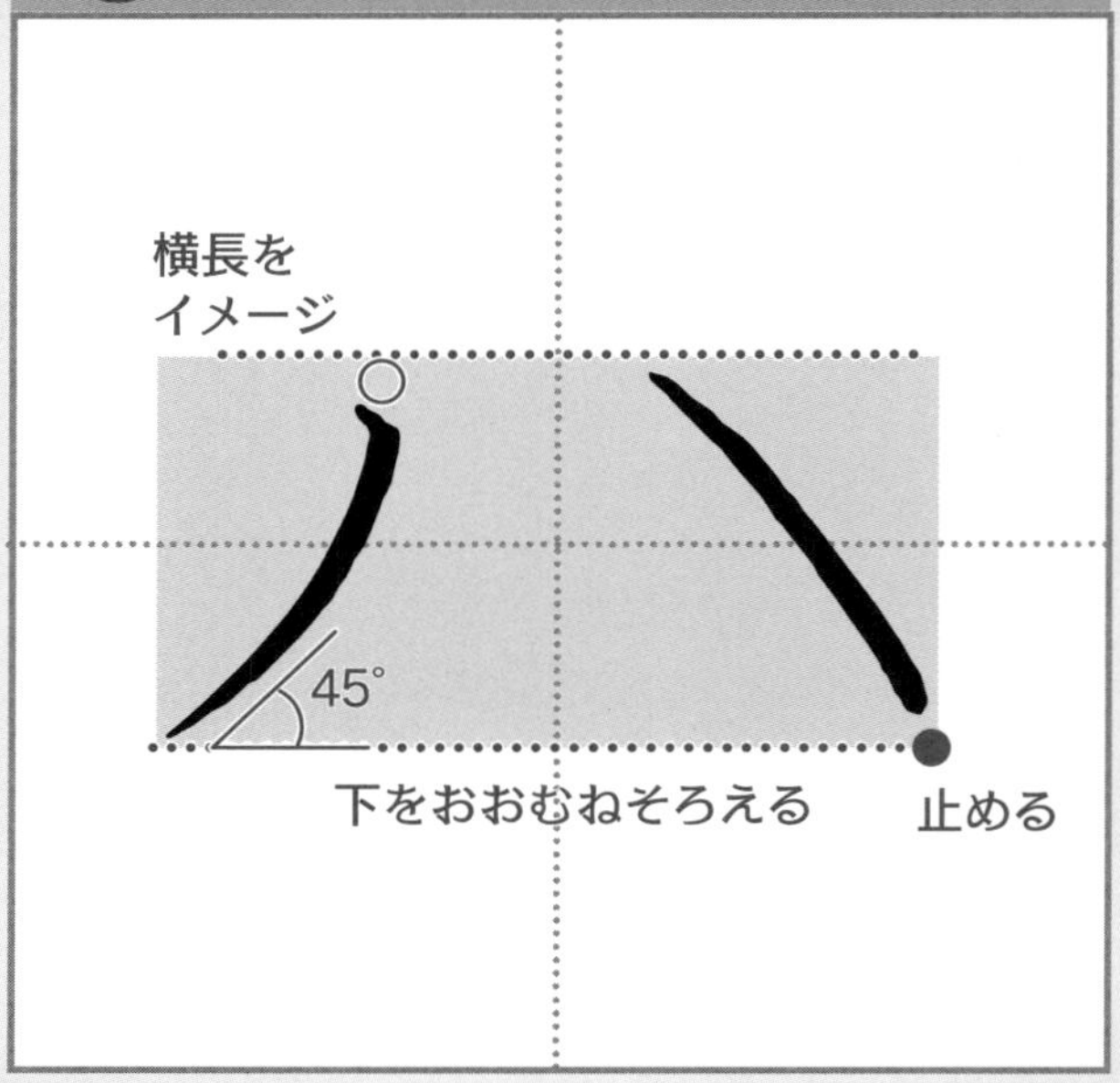

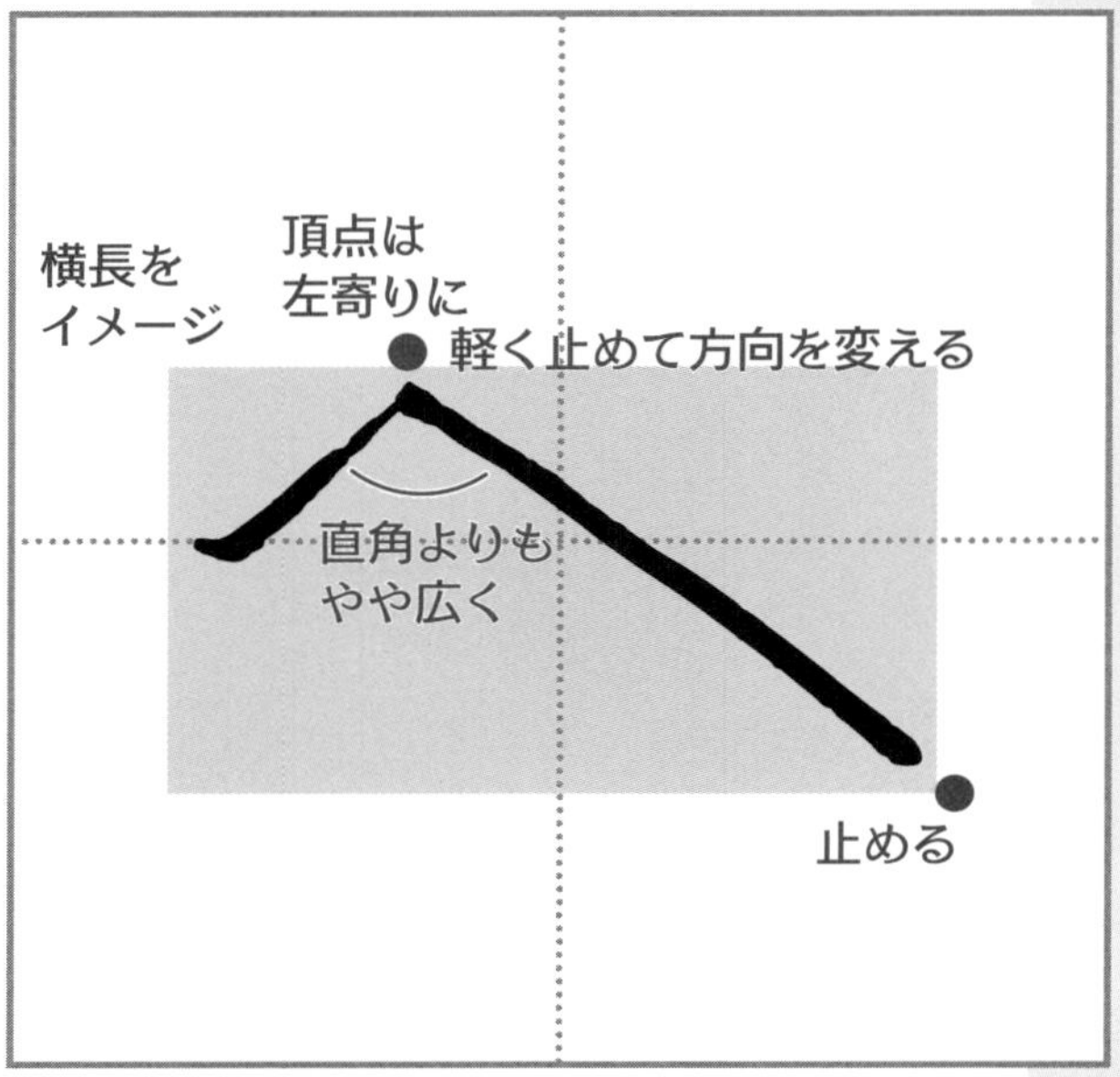

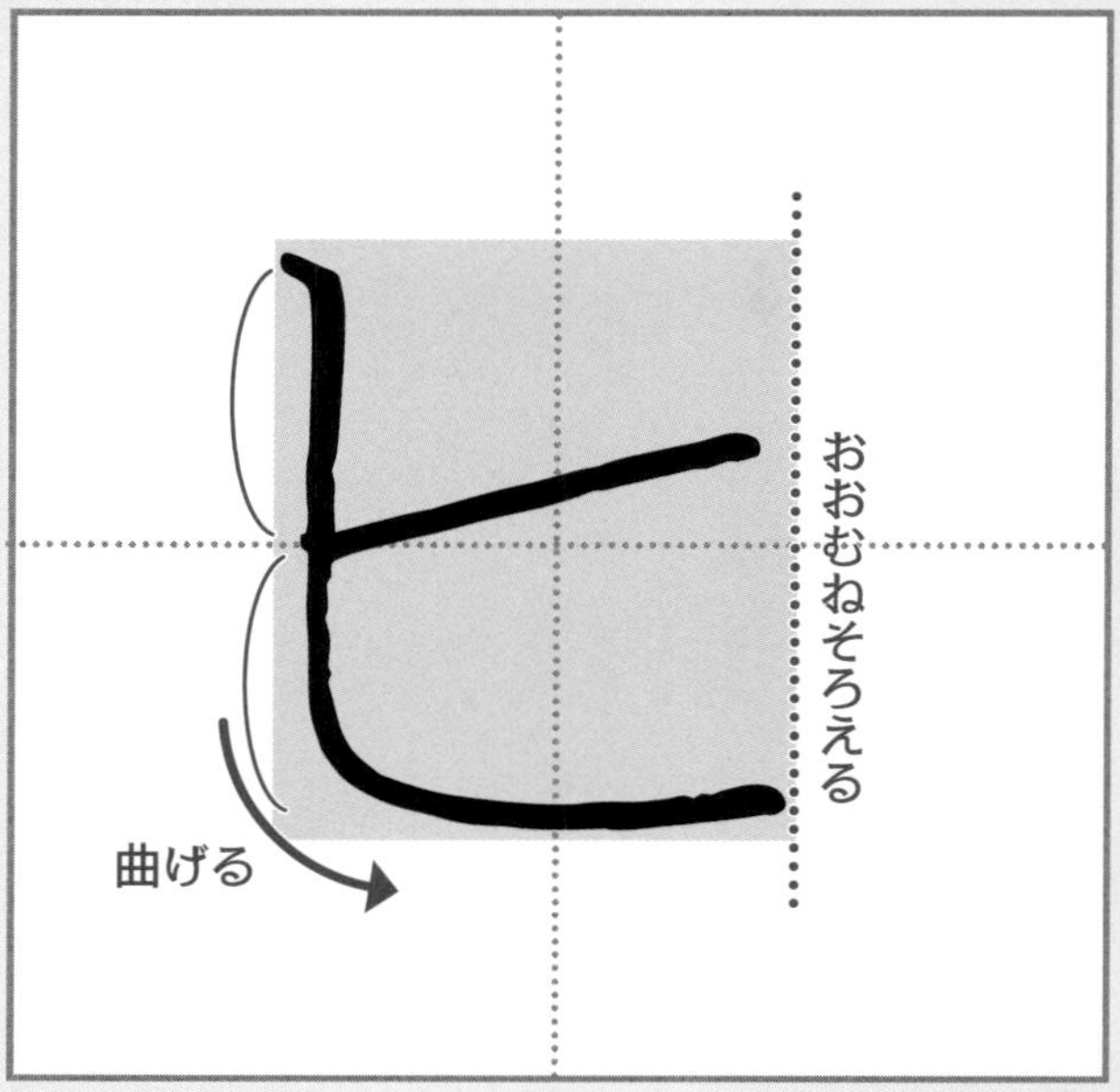

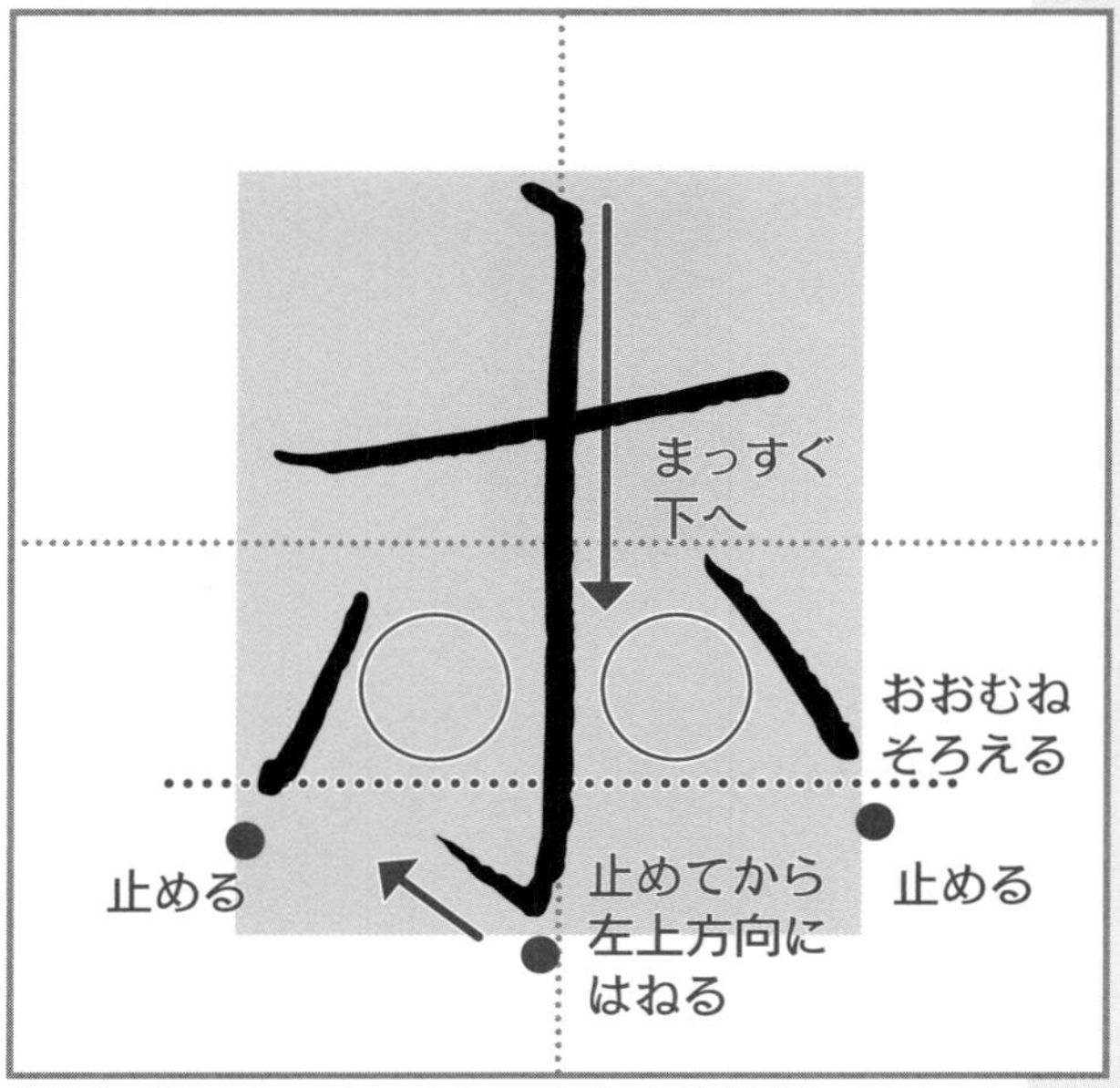

筆圧：●＝強　●＝中　●＝弱

❷筆圧を記憶する

ハ

ヒ

フ

ヘ

ホ

❸美文字が書ける

ハ
ハ

ヒ
ヒ

フ
フ

ヘ
ヘ

ホ
ホ

マミムメモで美文字脳活

「マミムメモ」でも、やはり線の角度を意識することが重要です。**「マ」の1画めは45度に折り、2画めも右下45度の方向に書きます**。このとき文字枠の中心で1画めの終わりと2画めの中心が合わさると、文字の形が整います。

一方、「メ」では、**文字枠の中心で2本の線が直角に交わり、右端でのラインがそろう**と、きれいになります。

「ミ」と「モ」では、**斜め線と横線を平行にそろえる**ようにします。**「モ」の横線は、下の横線を長くする**のがポイントです。

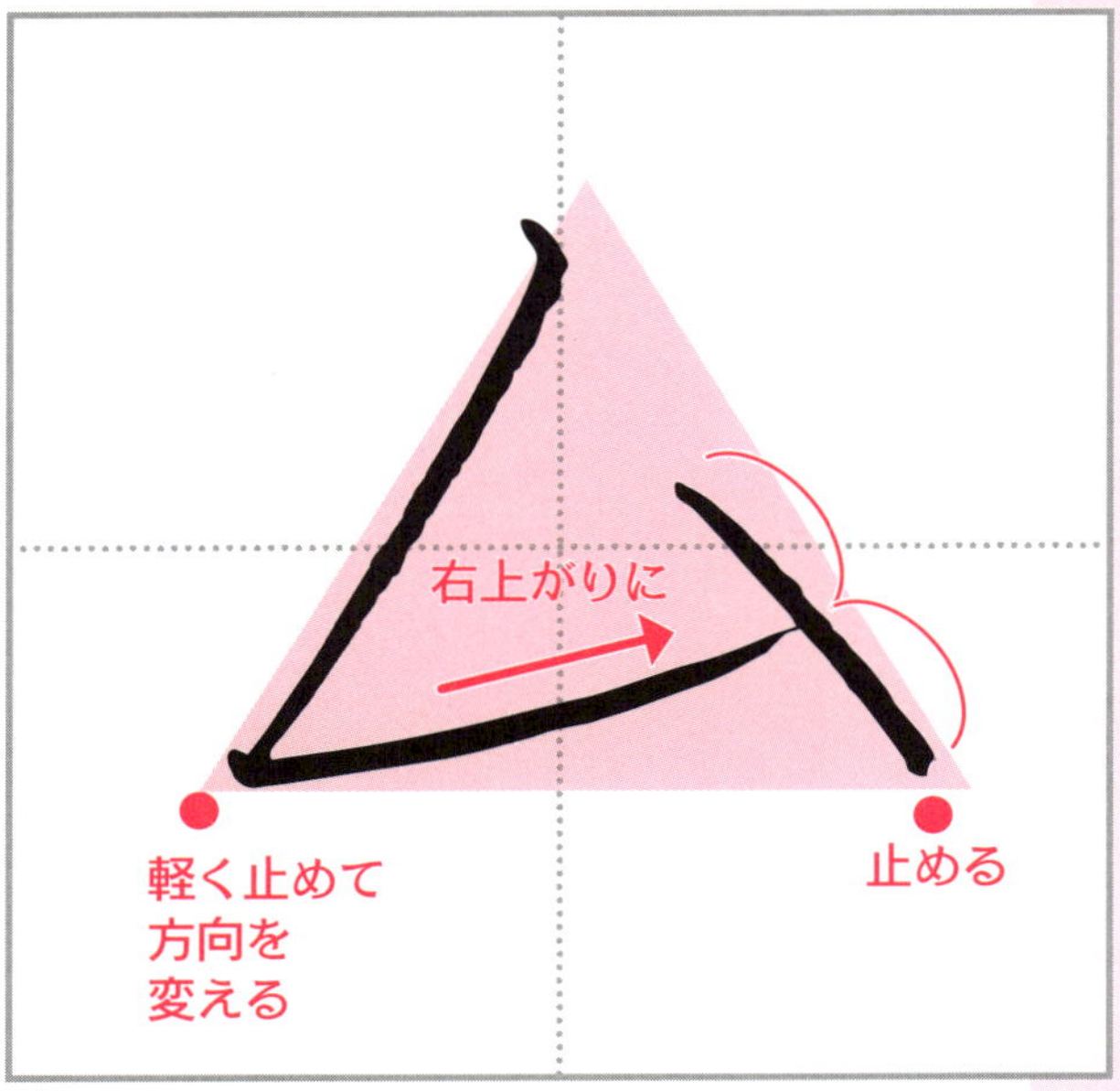

1 文字の外形と線を覚える

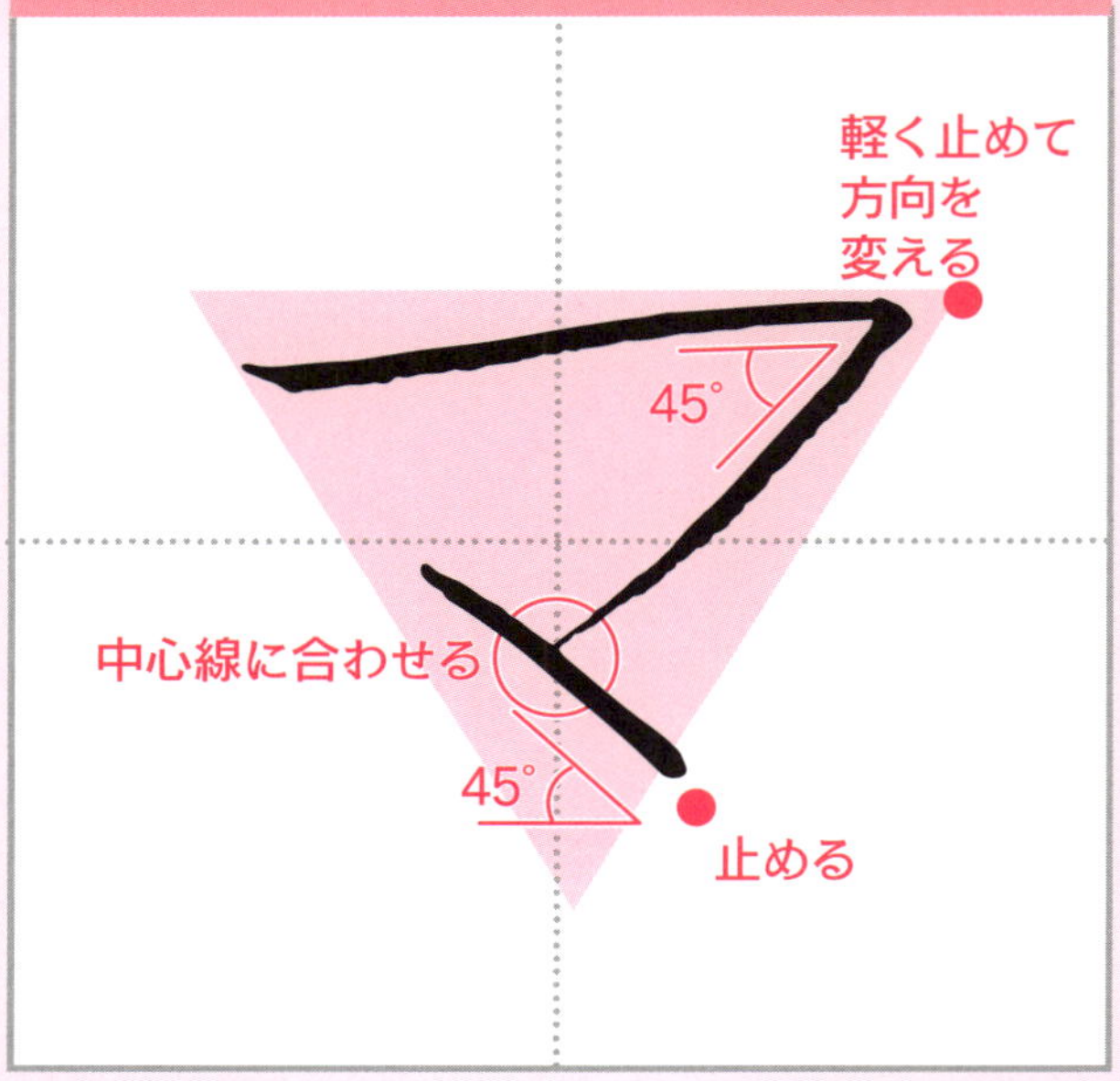

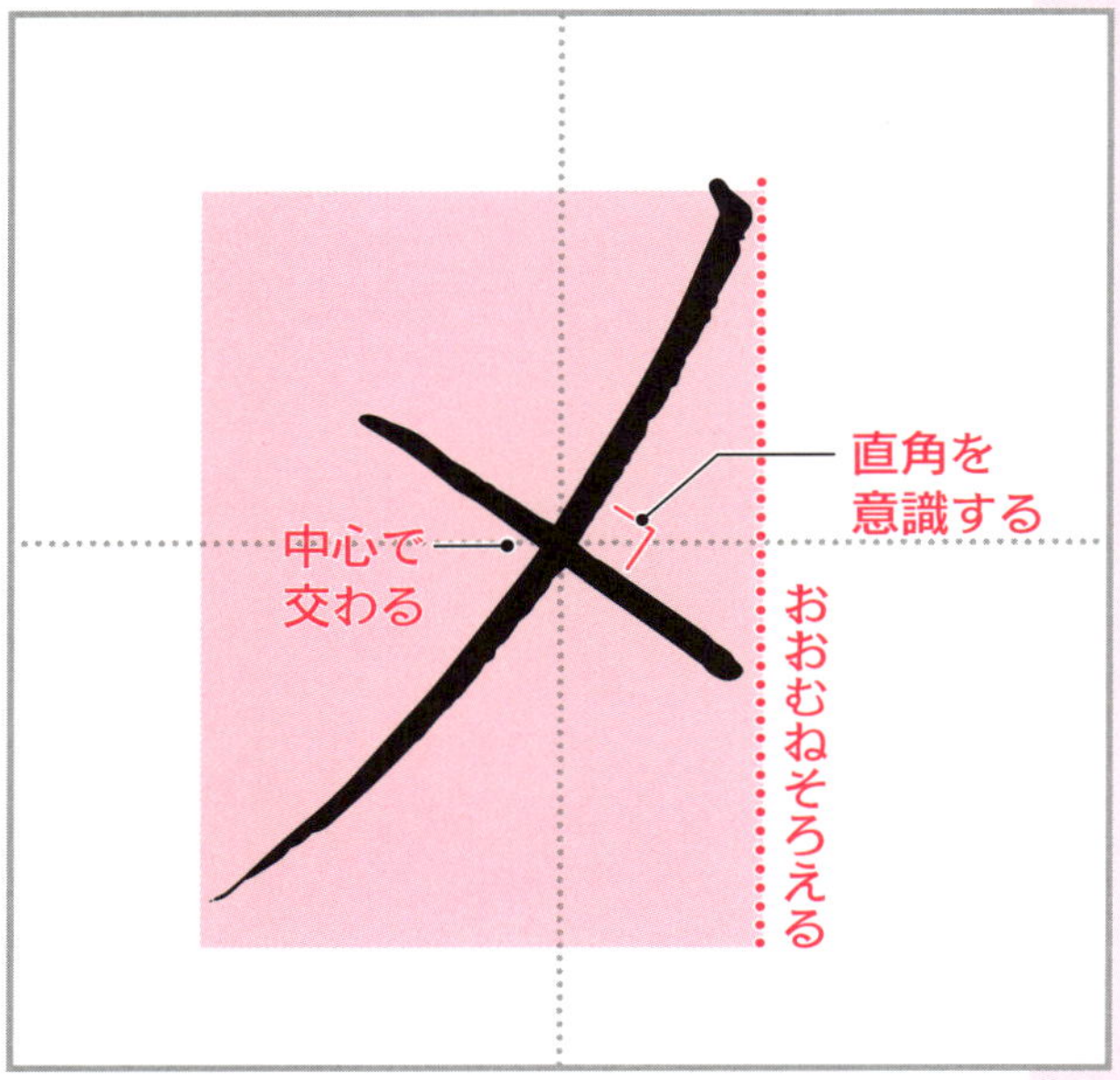

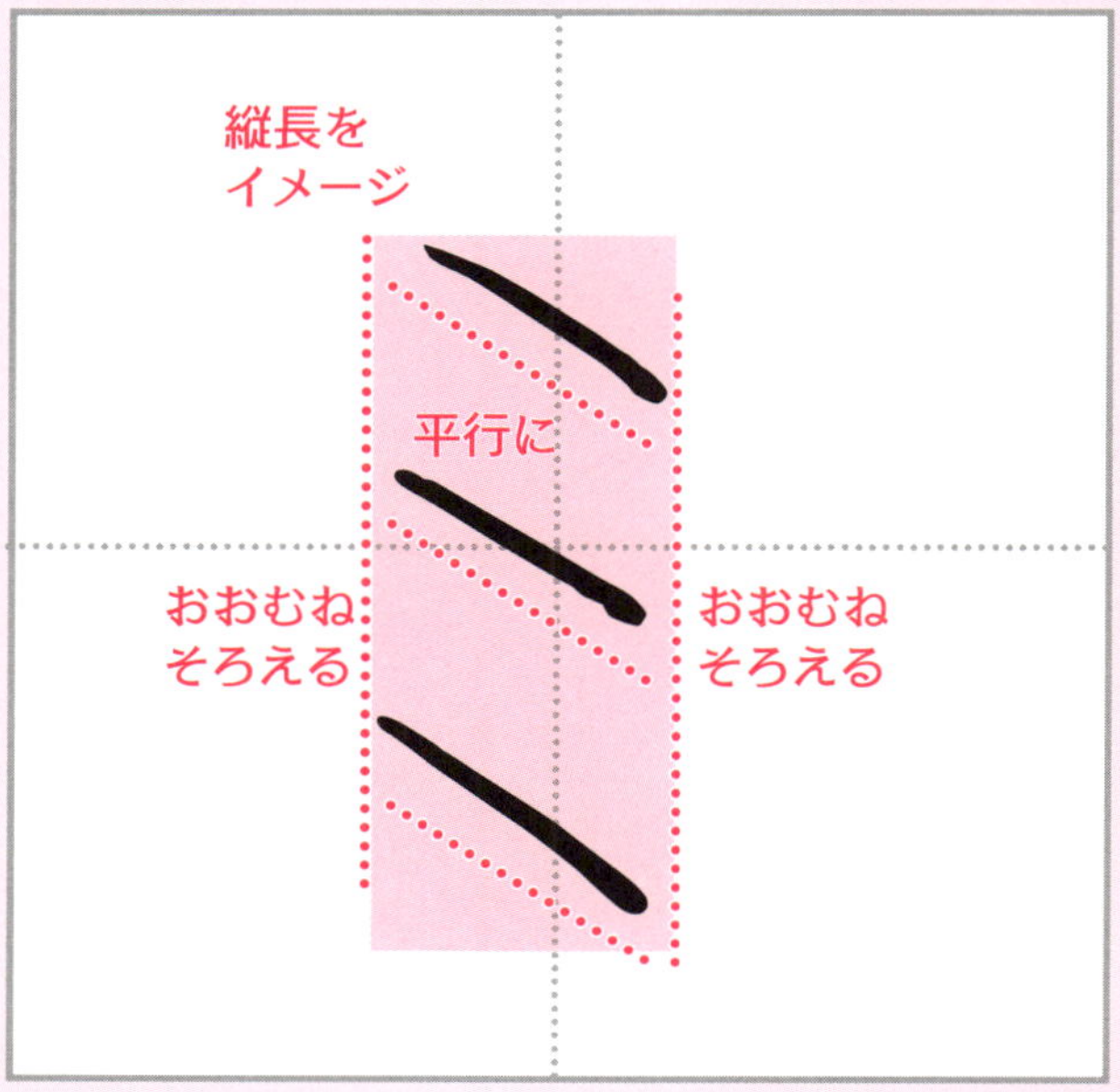

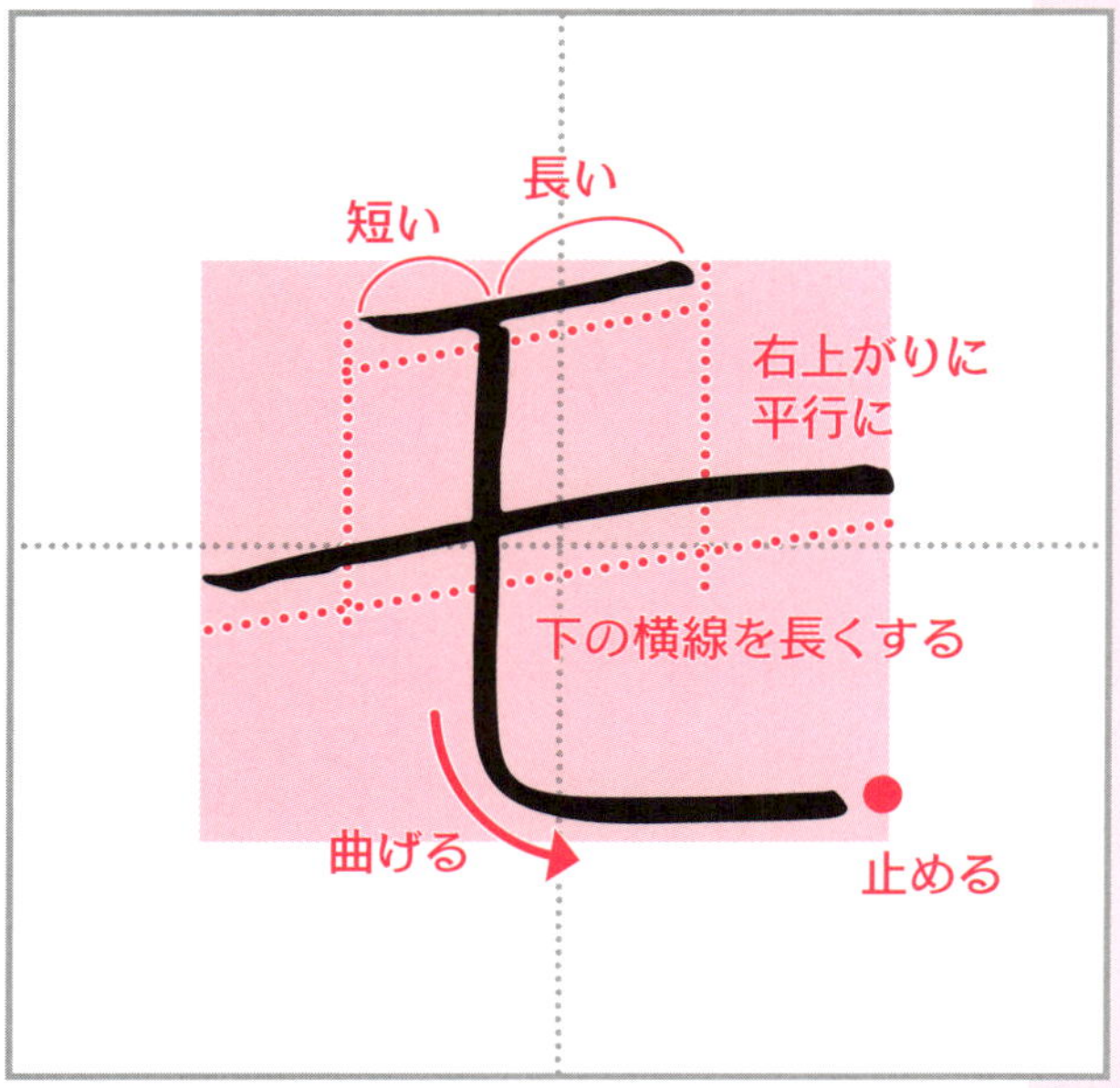

筆圧：●=強　●=中　●=弱

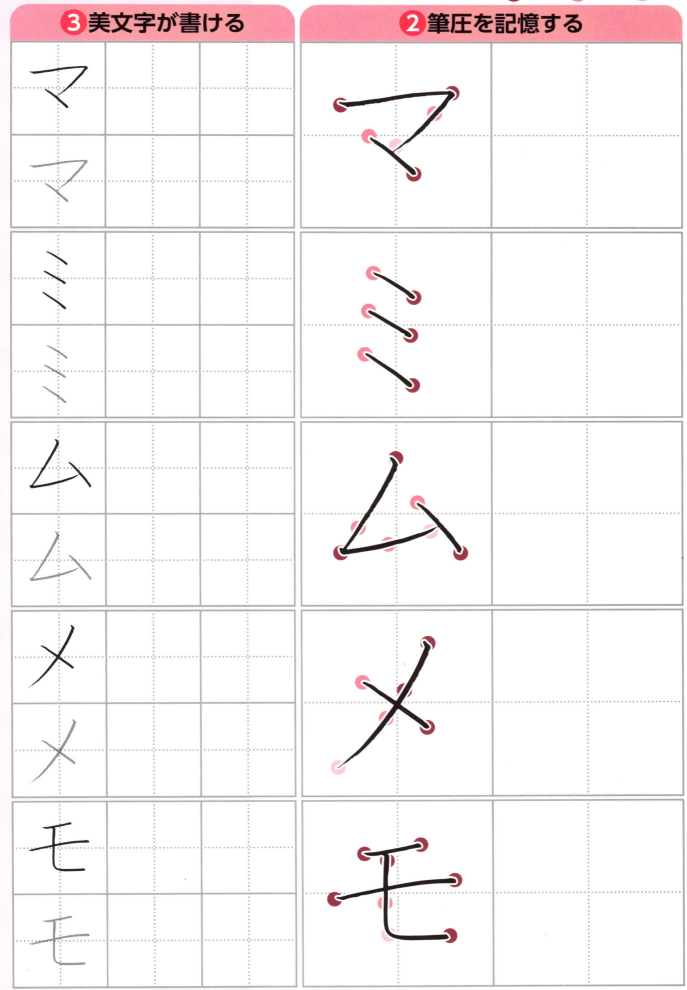

❷筆圧を記憶する

マ

ミ

ム

メ

モ

❸美文字が書ける

マ マ

ミ ミ

ム ム

メ メ

モ モ

ヤユヨワヲンで美文字脳活

❶ 文字の外形と線を覚える

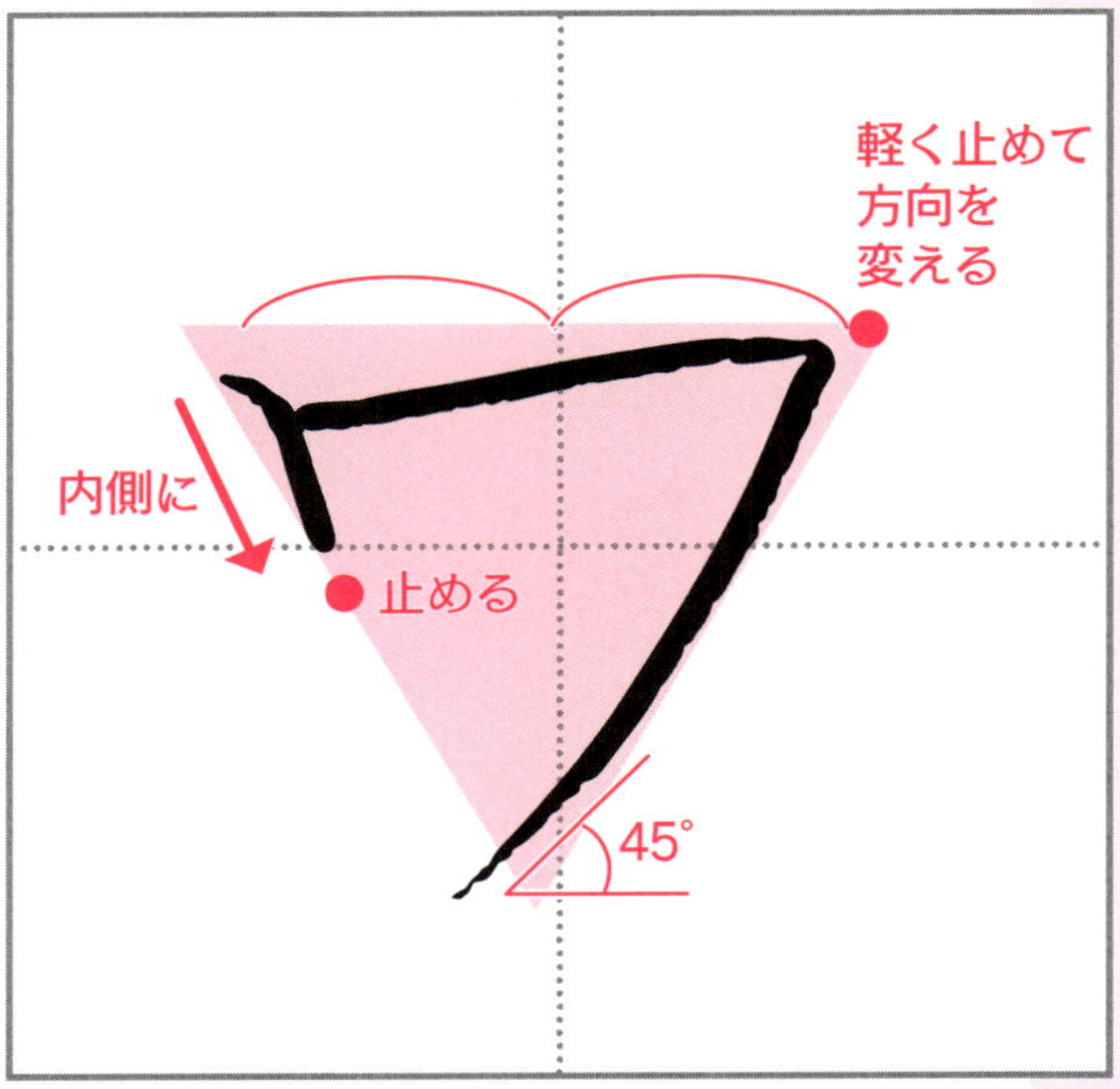

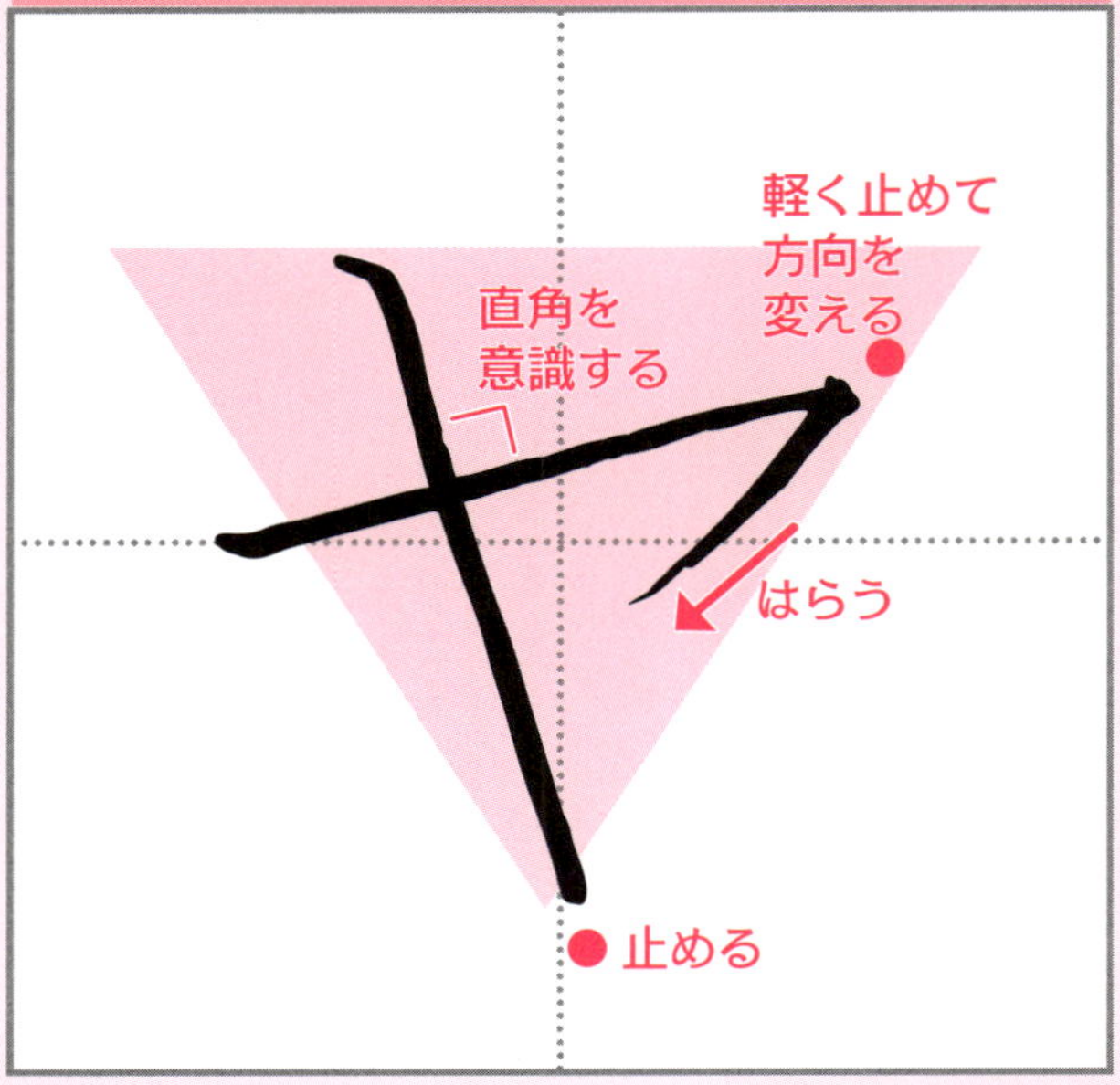

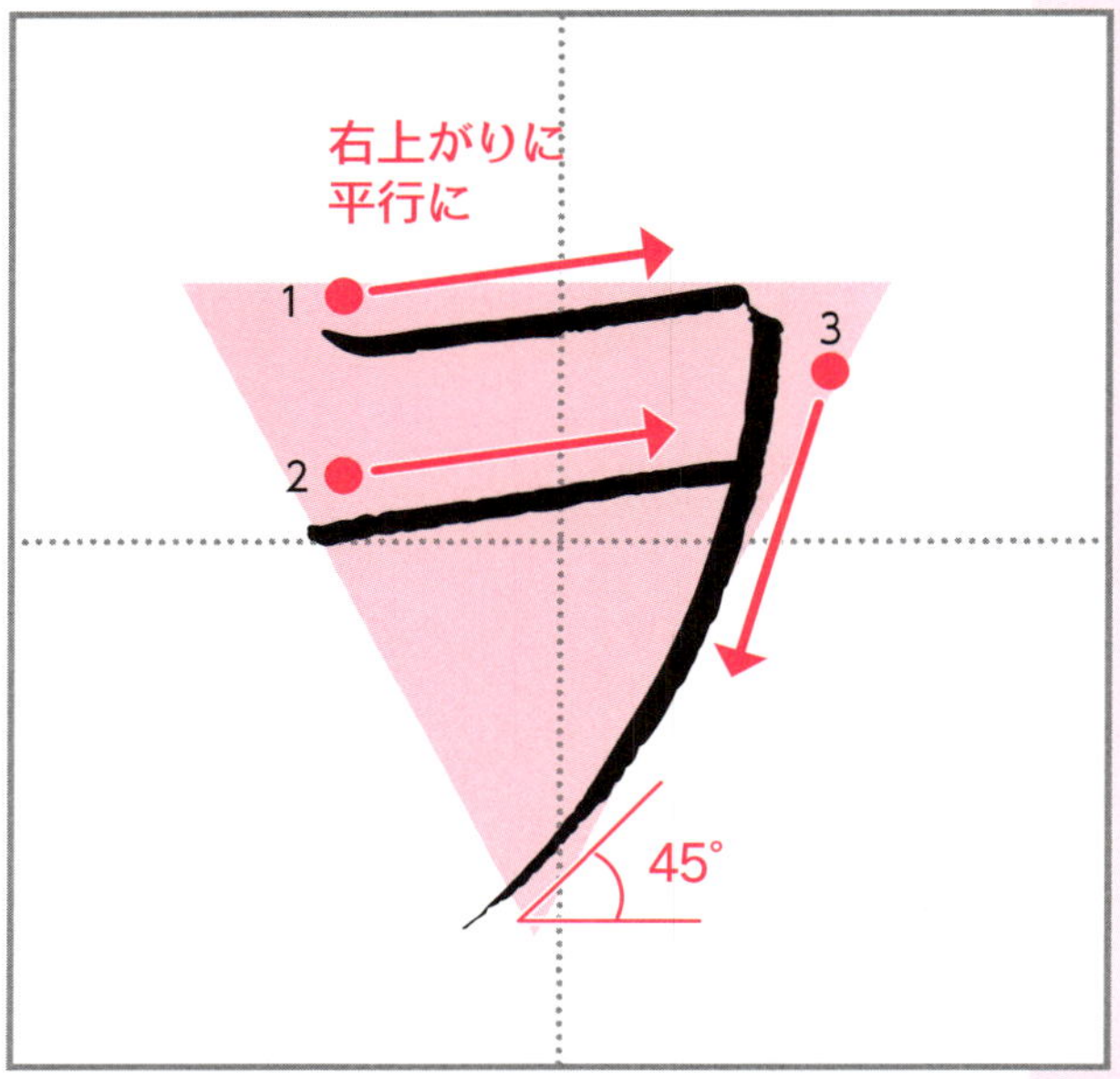

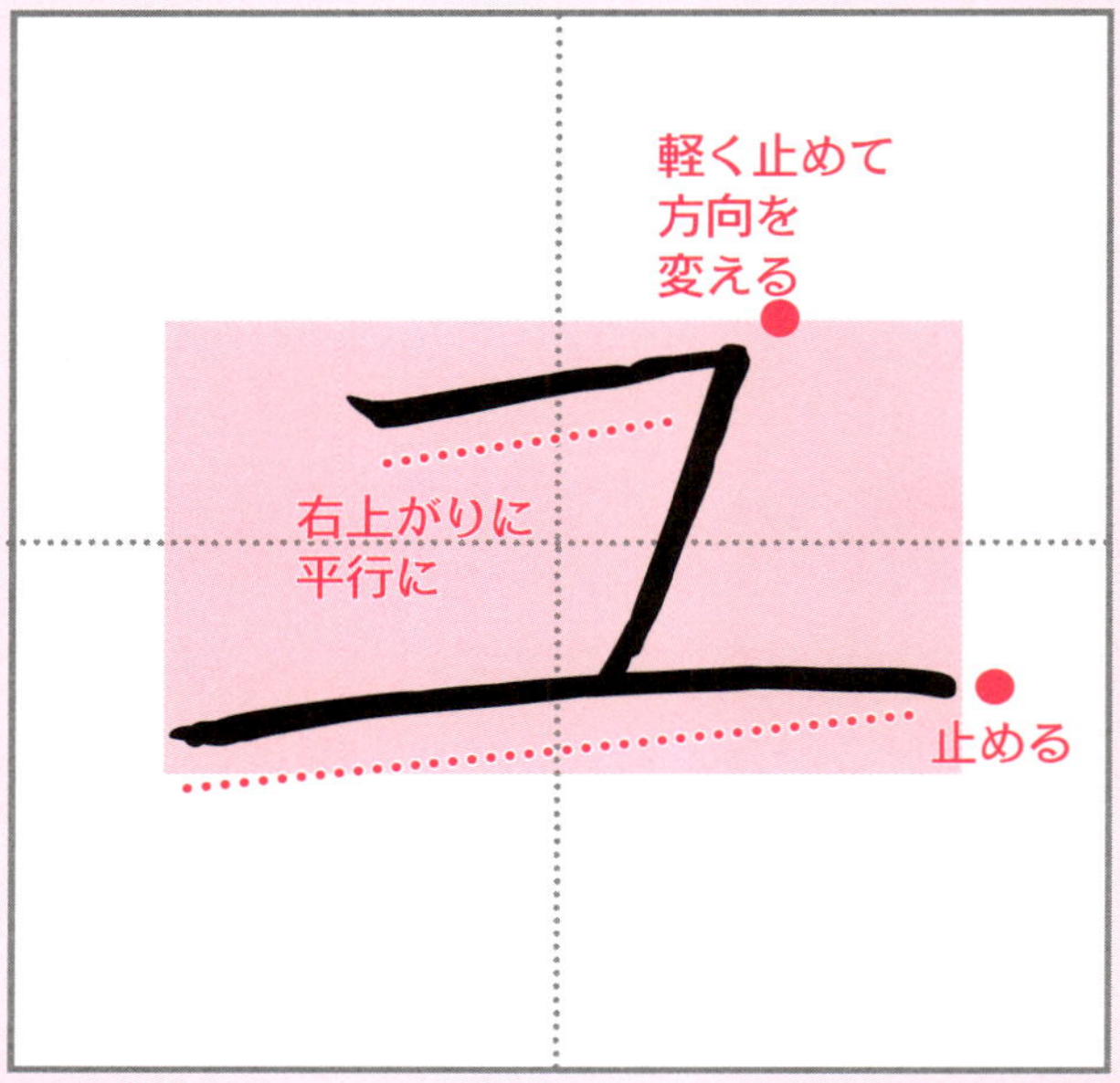

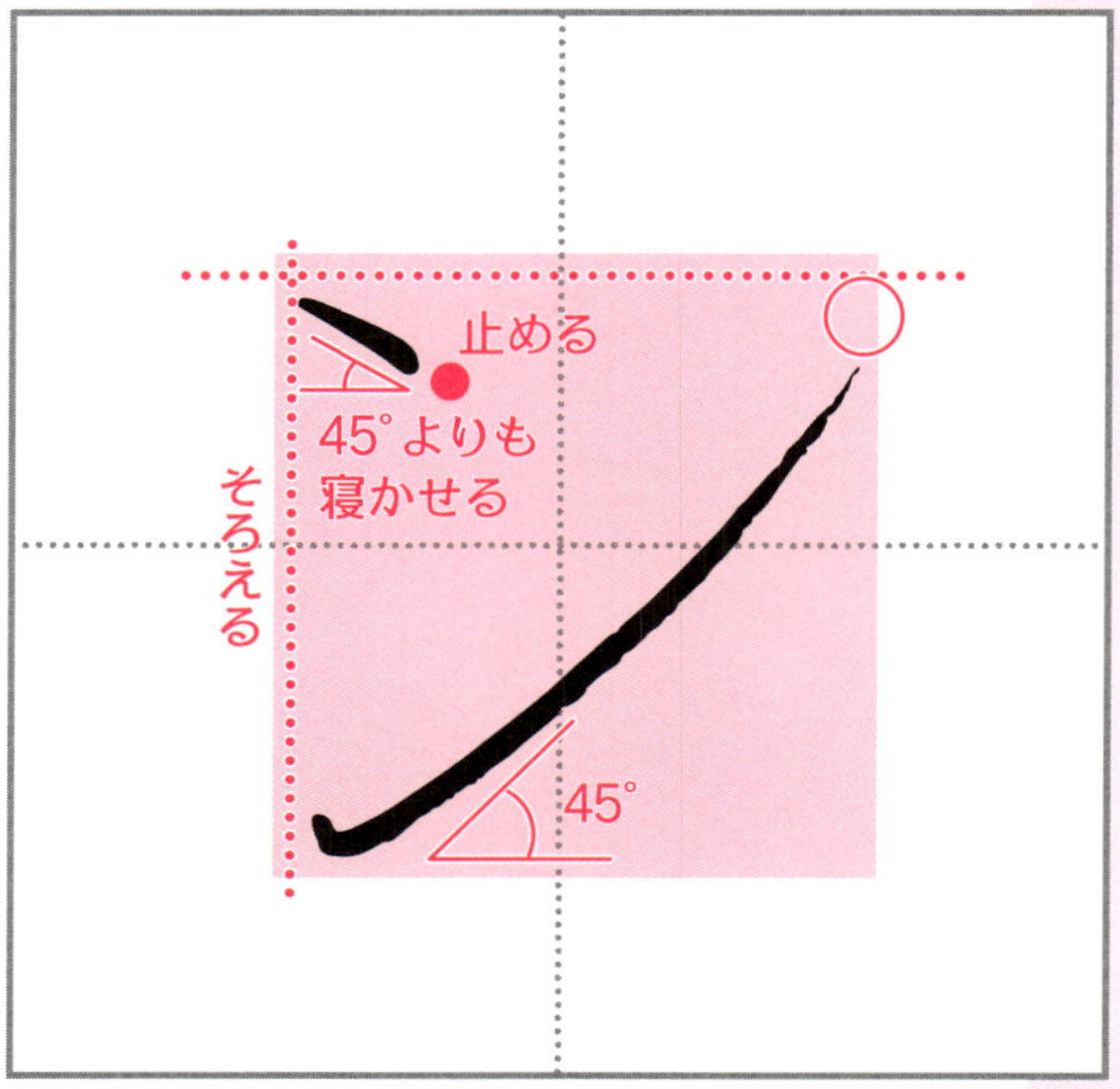

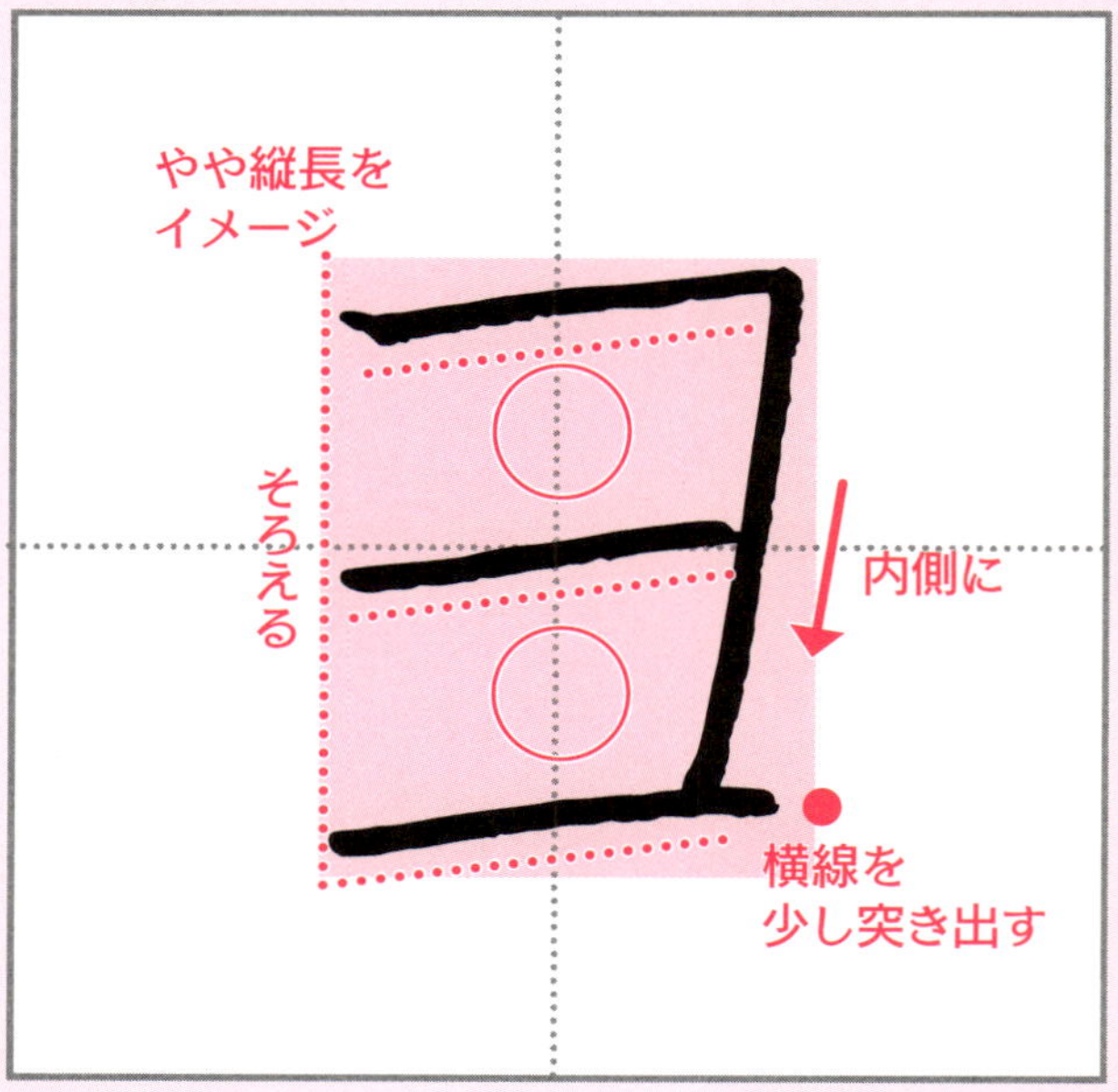

ヨ

ワ

ヲ

ン

「ヤユヨ」では、「ユ」も「ヨ」も、1画めで折ったあとの縦線を垂直に下ろしがちですが、内側に下ろすことを心がけるだけで、美文字に近づきます。「ユ」は横長の外形、「ヨ」は縦長の外形になります。

「ワヲン」では、最後のはらいの角度が45度になるように意識しましょう。

「ヨ」も「ン」も、左端のラインをそろえるようにすれば、文字が整って見えます。

筆圧：●＝強　●＝中　●＝弱

❷筆圧を記憶する

ヤ

ユ

❸美文字が書ける

ヲ　ヲ

ヨ　ヨ

ヤ　ヤ

ン　ン

ワ　ワ

ユ　ユ

ラリルレロで美文字脳活

「ラリルレロ」では、「ラ」でも「ル」でも「レ」でも、**最後のはらいは45度の角度になるようにします。**

「ル」と「リ」では、左の縦の線と右の縦の線の位置に注目。「リ」は上端のラインをおおむねそろえる気持ちで、「ル」は左の線を右の線より下げぎみにして短く書きます。「ロ」は2本の縦線を垂直に書きがちですが、**下に向かってややすぼめるような形で書く**のがポイントです。

以上、単純そうなカタカナにも、大事なポイントがあります。何度か練習してぜひご自身のものにしてください。

1 文字の外形と線を覚える

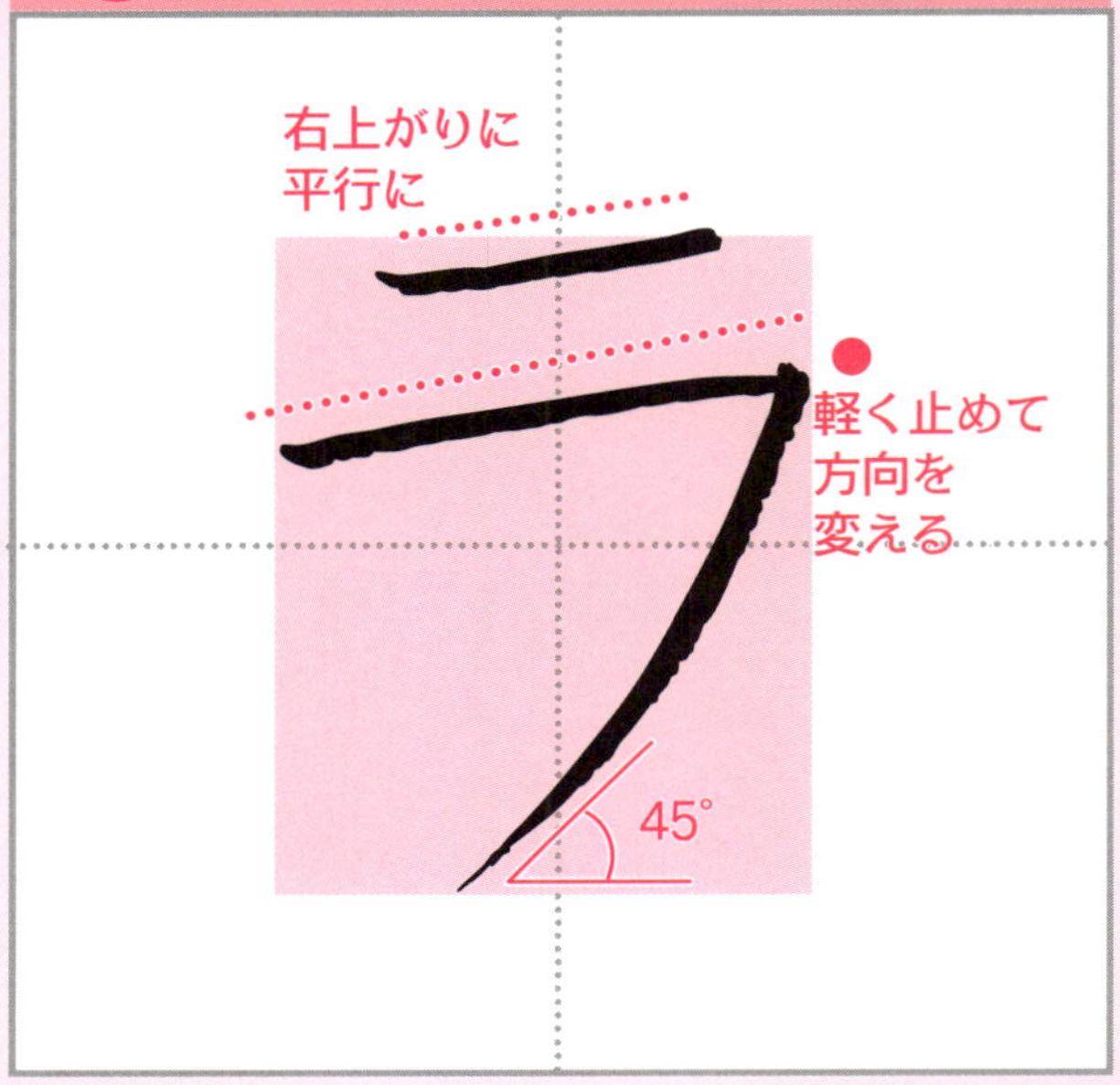

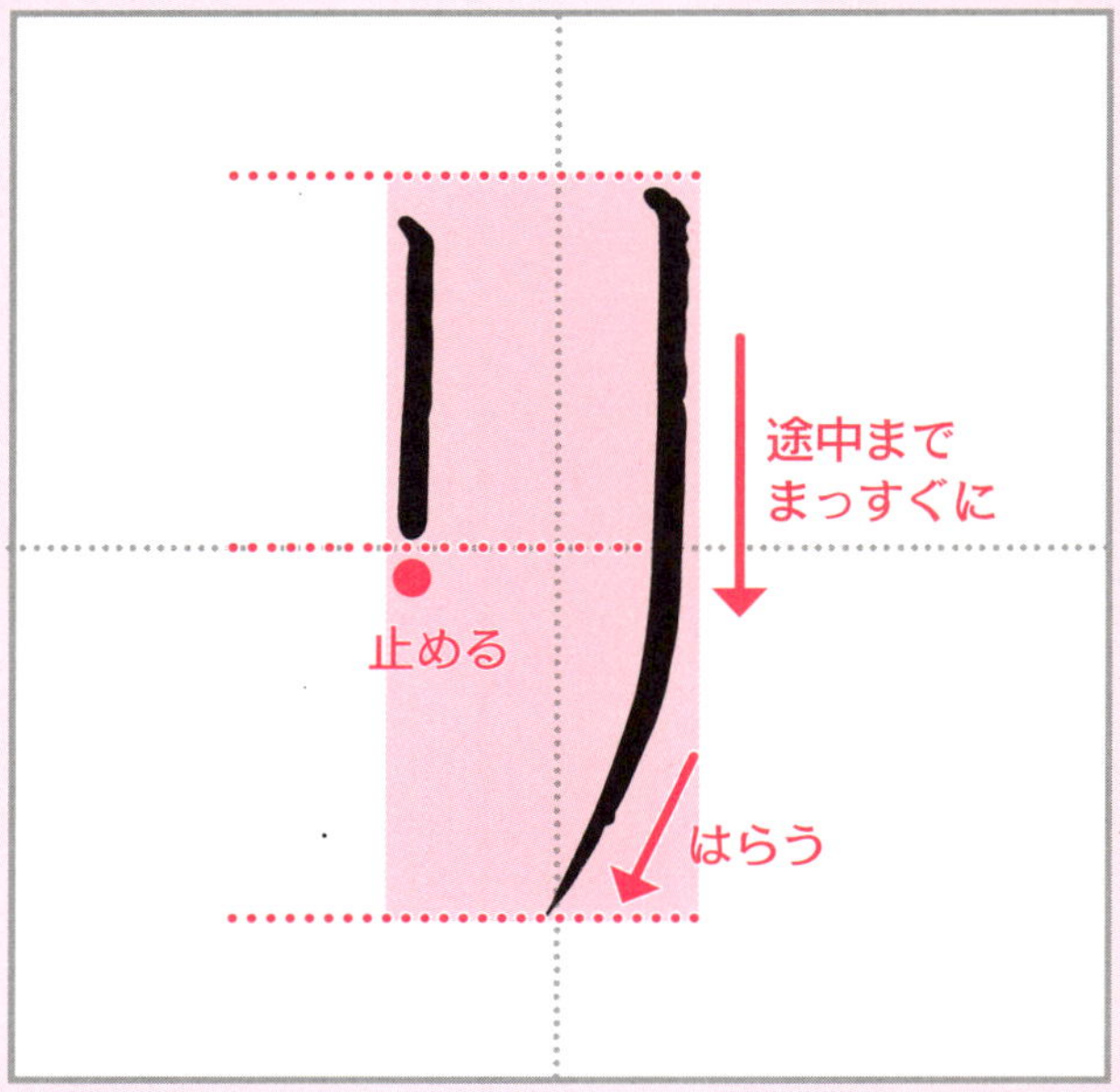

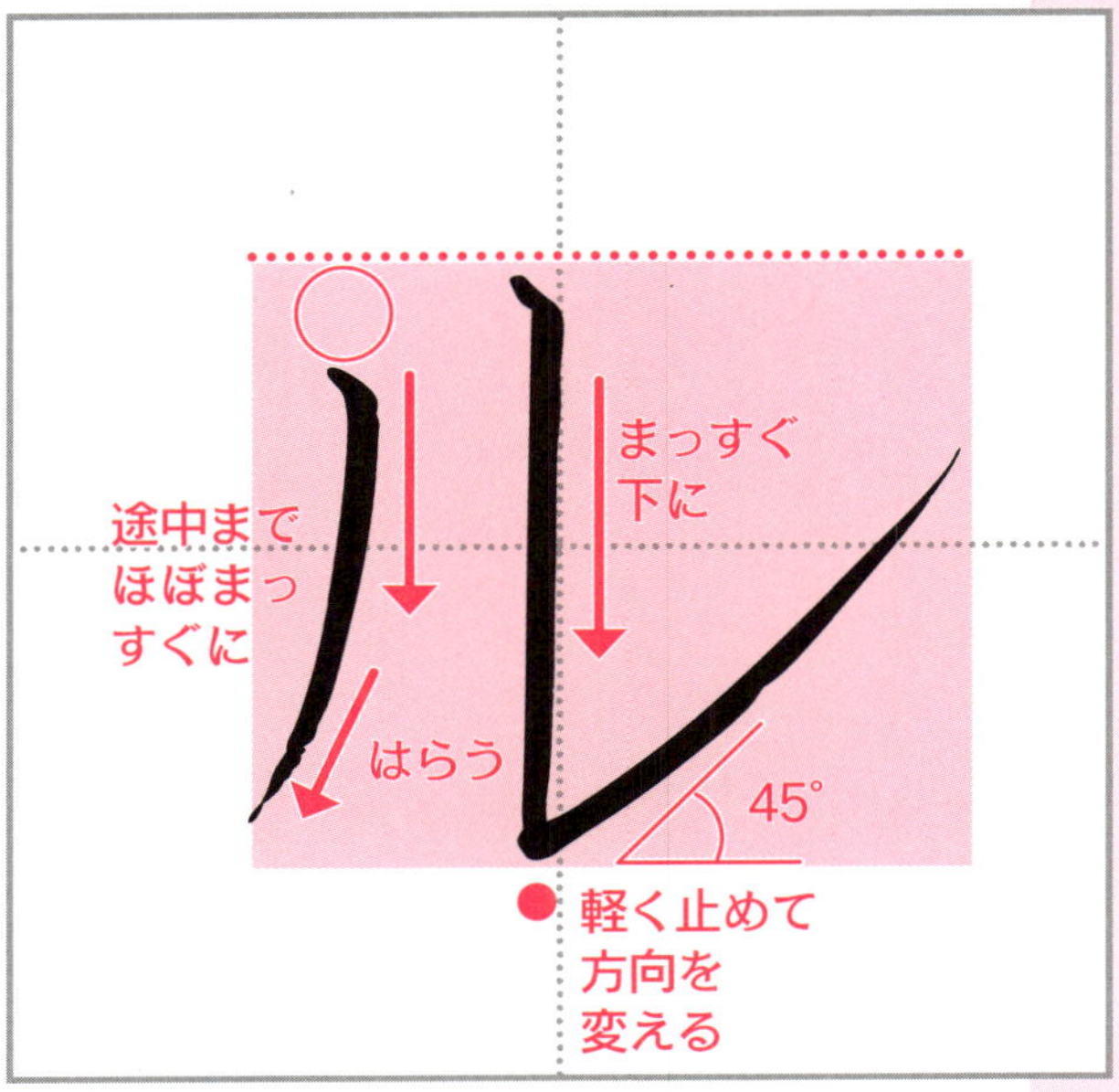

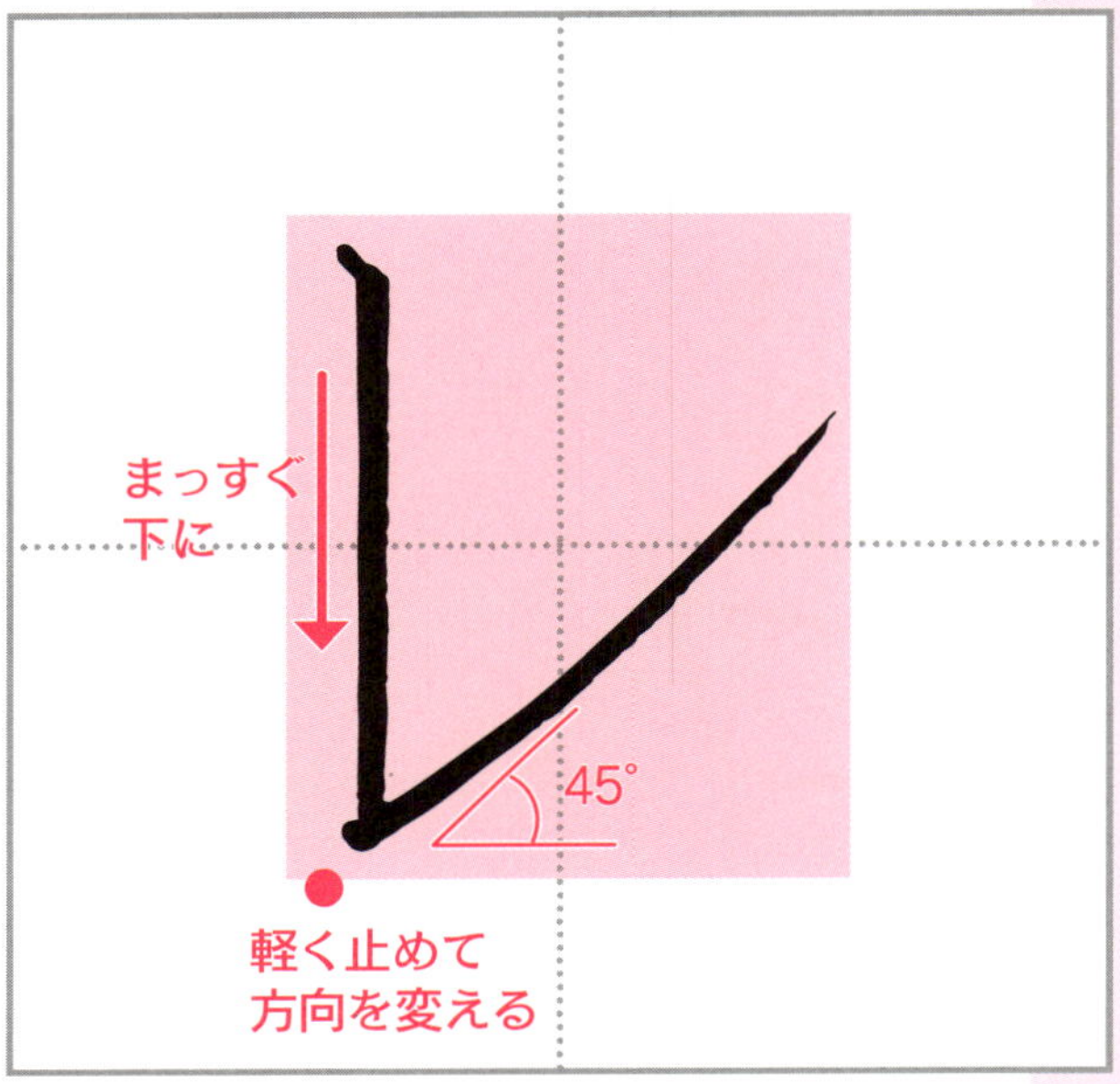

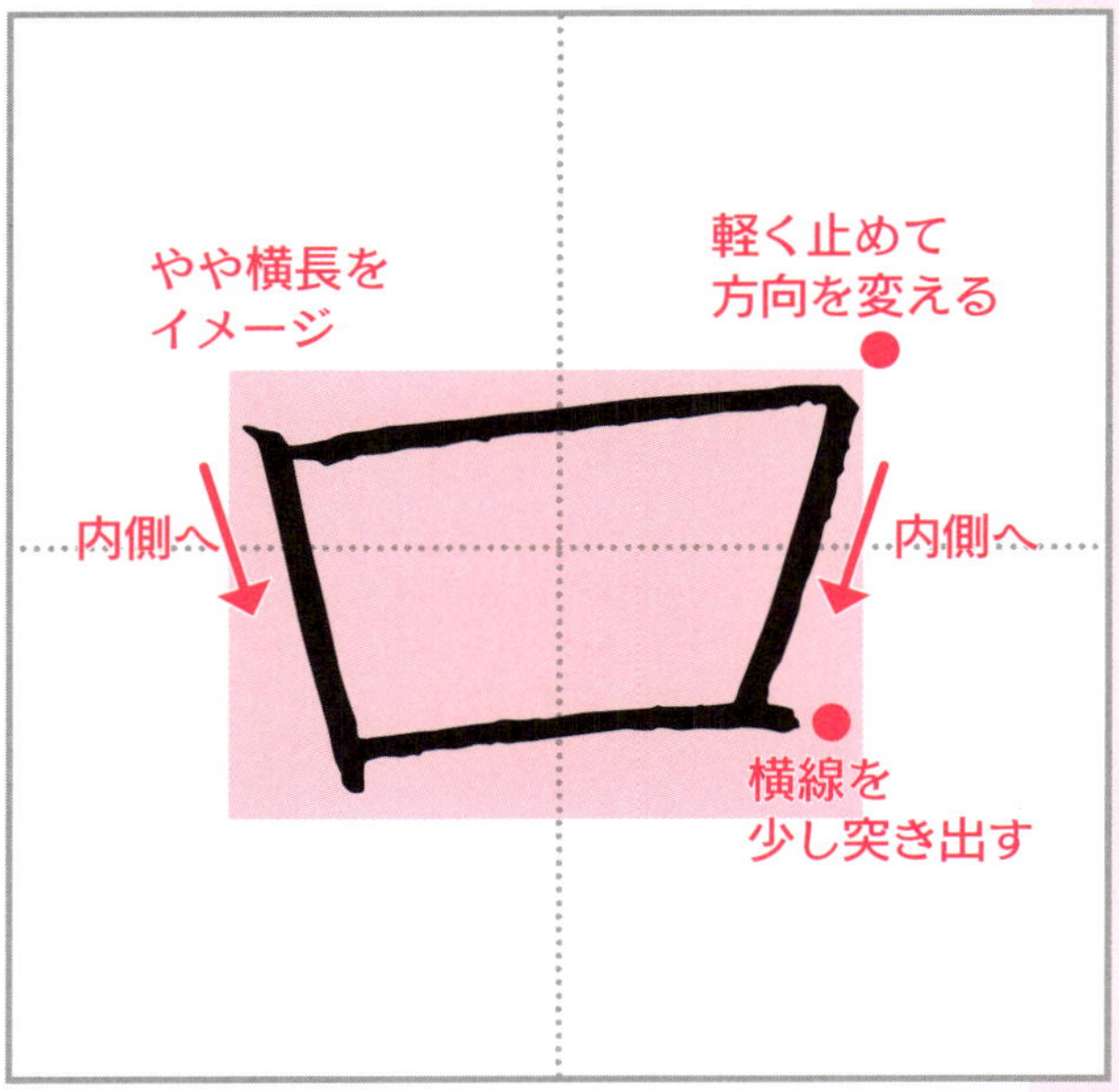

筆圧：●＝強　●＝中　●＝弱

②筆圧を記憶する

ラ

リ

ル

レ

ロ

③美文字が書ける

ラ ラ

リ リ

ル ル

レ レ

ロ ロ

漢字を美文字にしましょう

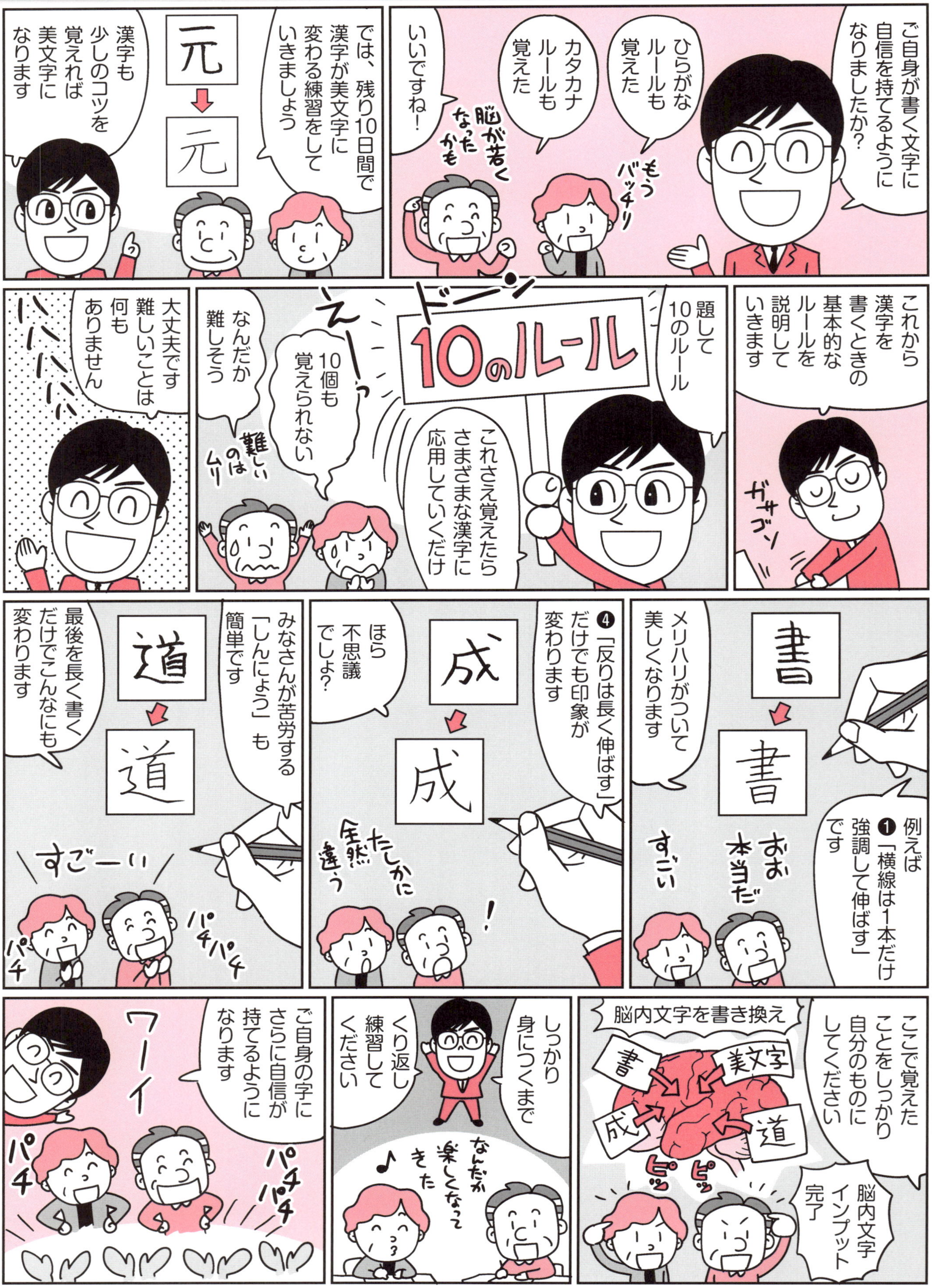

ご自身が書く文字に自信を持てるようになりましたか?
ひらがなルールも覚えた
カタカナルールも覚えた
もうバッチリ
いいですね!
脳が若くなったかも
では、残り10日間で漢字が美文字に変わる練習をしていきましょう
元
元
漢字も少しのコツを覚えれば美文字になります
これから漢字を書くときの基本的なルールを説明していきます
ガサゴソ
題して10のルール
ドーン
10のルール
これさえ覚えたらさまざまな漢字に応用していくだけ
えーっ
10個も覚えられない
なんだか難しそう
難しいのはムリ
大丈夫です難しいことは何もありません
ハハハハハ
例えば❶「横線は1本だけ強調して伸ばす」です
書
書
メリハリがついて美しくなります
おお本当だ
すごい
❹「反りは長く伸ばす」だけでも印象が変わります
成
成
ほら不思議でしょ?
たしかに全然違う
!
みなさんが苦労する「しんにょう」も簡単です
道
道
最後を長く書くだけでこんなにも変わります
すごーい
パチパチ
パチ
ここで覚えたことをしっかり自分のものにしてください
脳内文字を書き換え
書
美文字
成
道
ピッ
ピッ
脳内文字インプット完了
しっかり身につくまでくり返し練習してください
なんだか楽しくなってきた
♪
ご自身の字にさらに自信が持てるようになります
ワーイ
パチ
パチパチ

漢字を書くときの10のルール

ひらがなやカタカナと同様に、漢字にも、**美文字になる法則「10のルール」**があります。美文字脳活の20日めとなる今日は、その10のルールを一気に覚えましょう。21日め以降は、ふだんよく使うと思われる漢字をピックアップしたので、10のルールを意識しながら、それぞれの漢字の書き方を練習しましょう。美文字脳活を始める前とは見違えるような美文字になっているはずです。

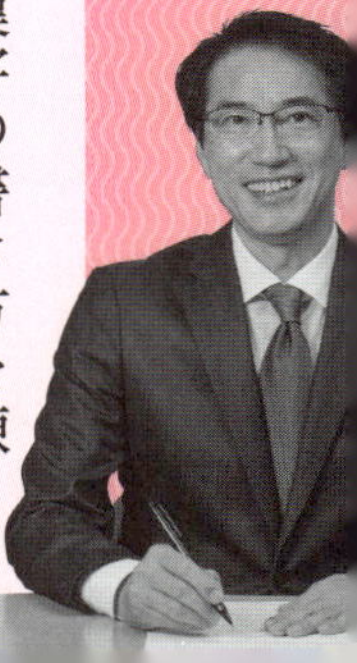

1 横線は1本だけ強調して伸ばす

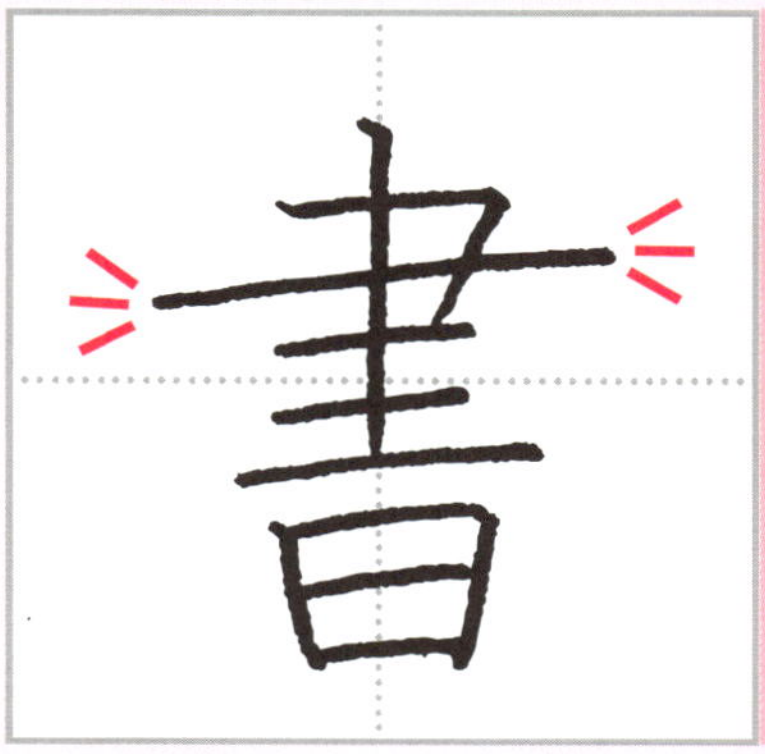

2 左右のはらいは横線より外まではらう

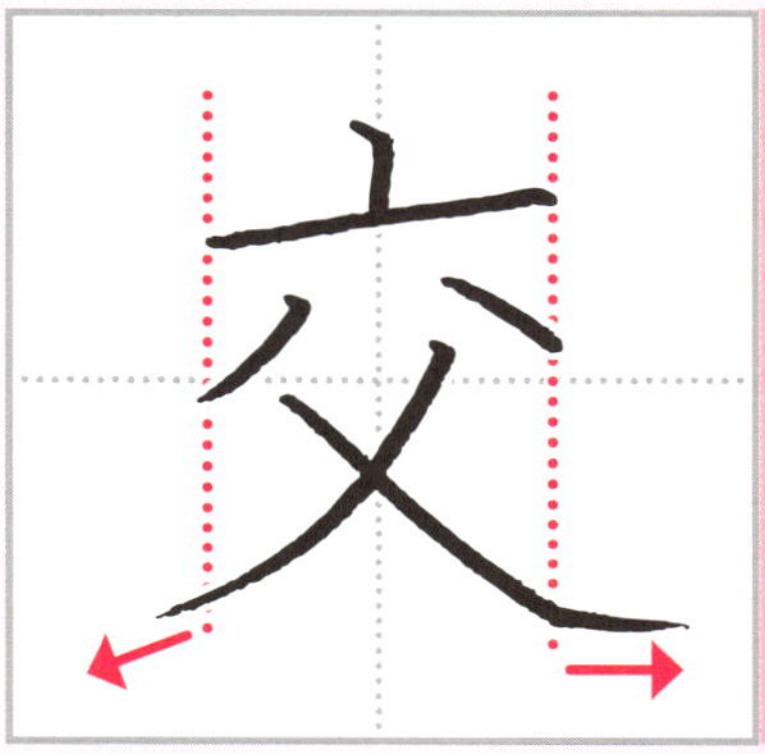

3 曲がりは横線より外まで伸ばす

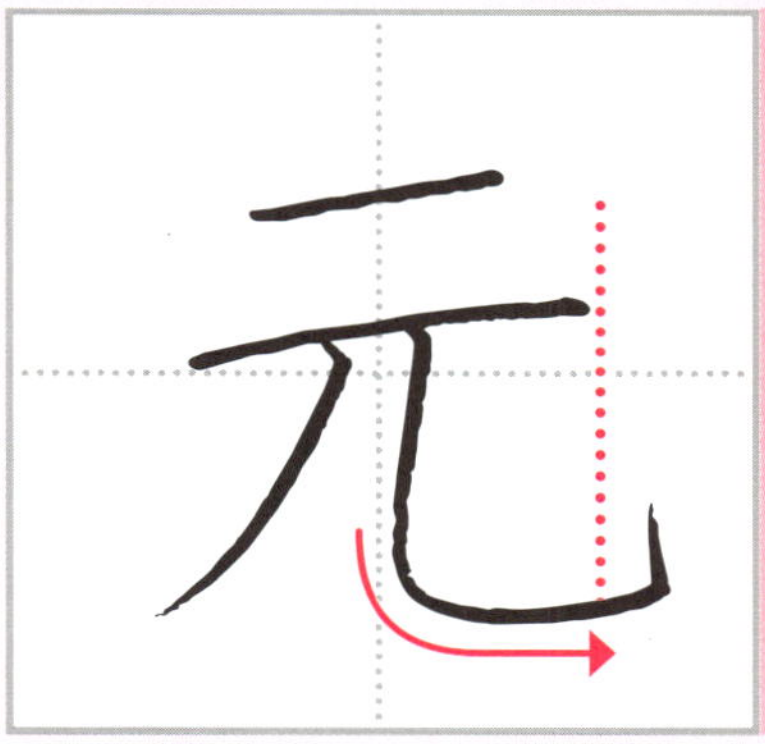

4 反りは長く伸ばす

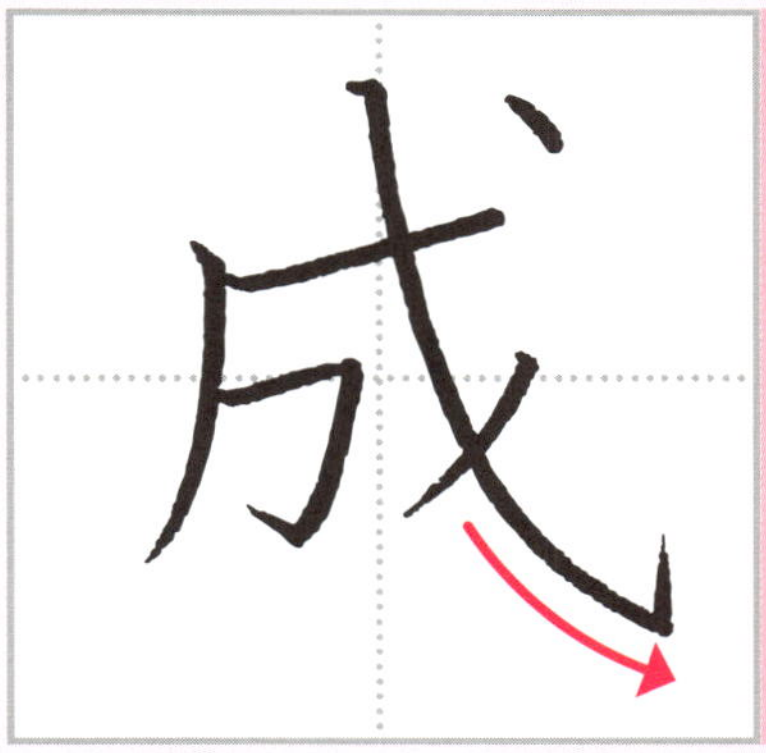

5 縦長囲みの縦線は平行にまっすぐ下ろす

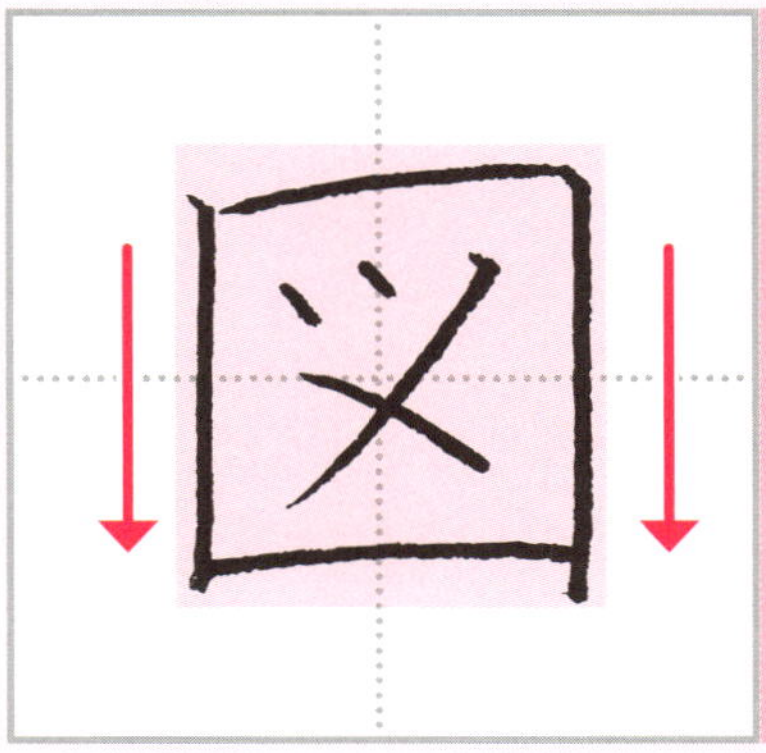

6 横長囲みの縦線は内側にすぼませる

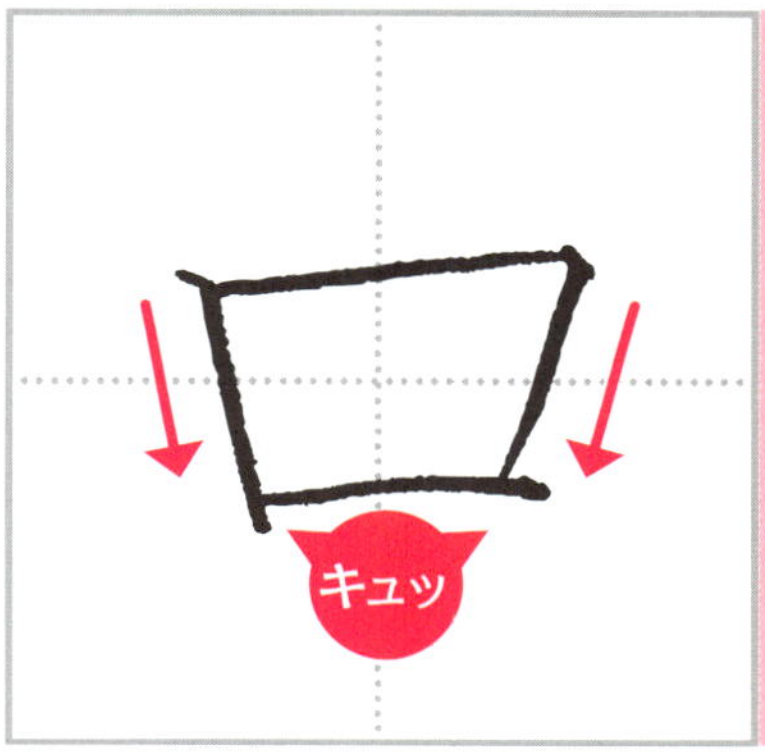

7 仕上げがきれいになる突き出し方を覚える

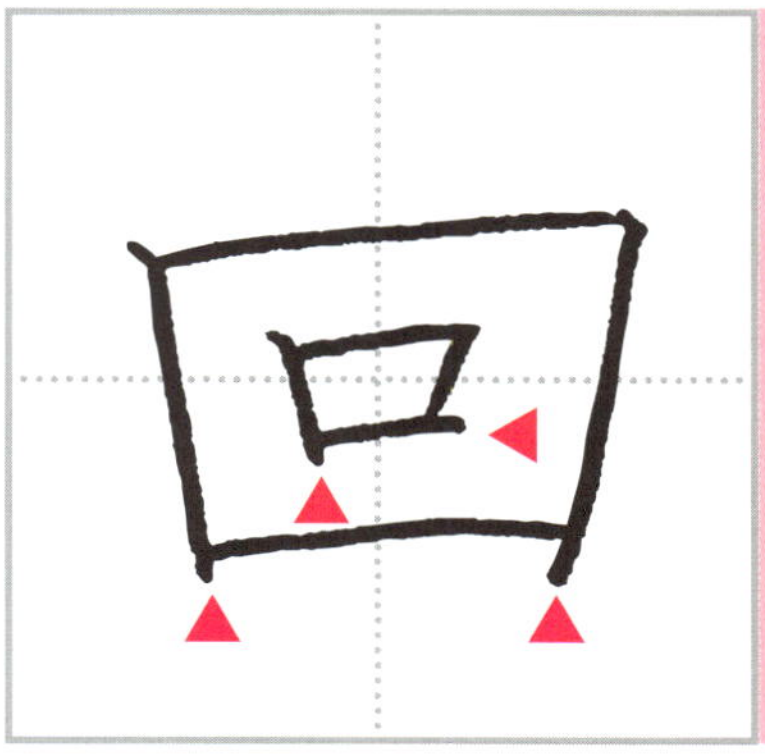

8 「へん」と「つくり」の比率4種

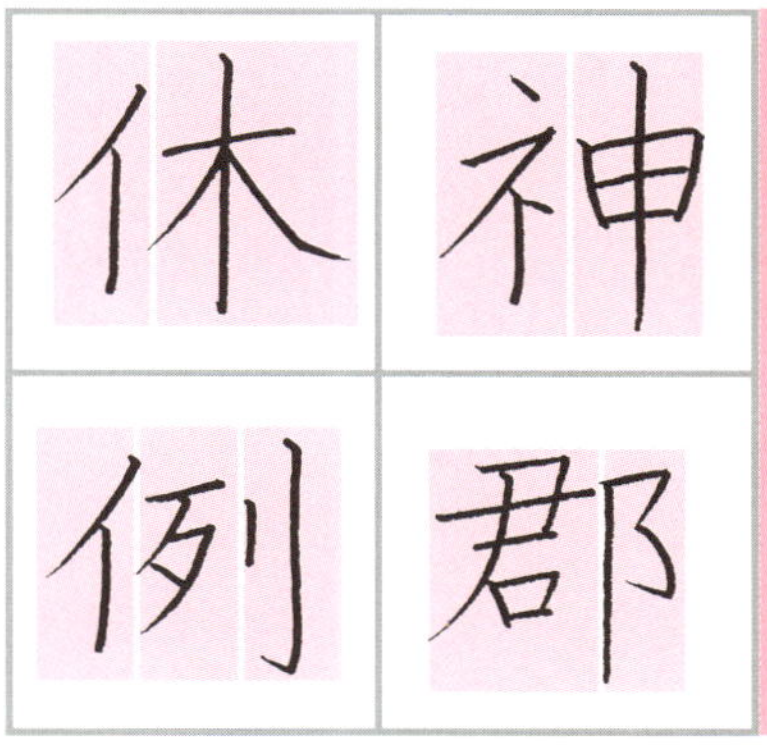

9 「にょう」は上に載る部分より長くはらう

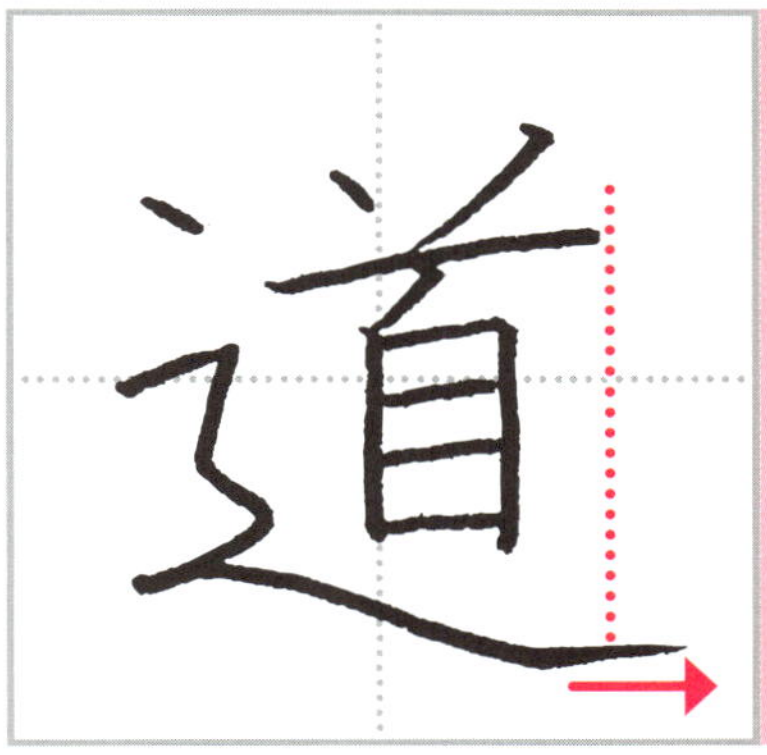

10 「たれ」の中は右寄りに書く

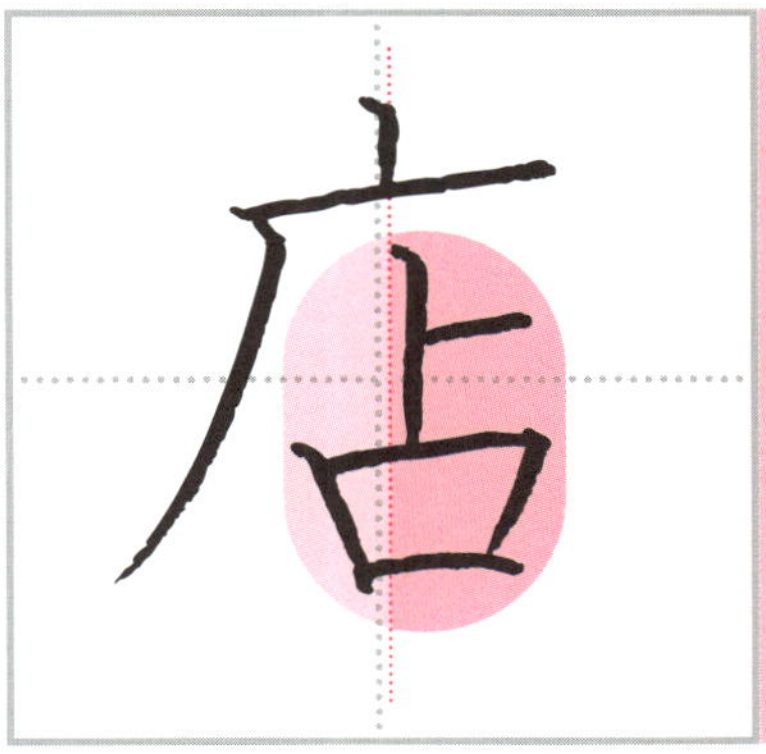

これさえ覚えれば
美文字になれる！

漢字ルール 1

横線は1本だけ強調して伸ばす

横線が多い漢字では、メインの横線を1本だけ強調して長く伸ばすと、メリハリがつき美文字に近づけることができます。反対に、線の長さに変化がないと、幼稚な字に見えてしまいます。長くする1本を強調するために、ほかの横線を短めに書くことを意識すると、美しさがさらに増します。

どの横線を長くすべきかは文字によって異なります。例えば、**「書」「章」「幸」は上から2本めの横線を、「立」「車」「美」はいちばん下の横線を長くする**と、文字の形が美しく整います。

お手本の文字をいくつか練習していくうちに、どの横線を長くすべきかはおのずとわかってくると思います。

×悪い例

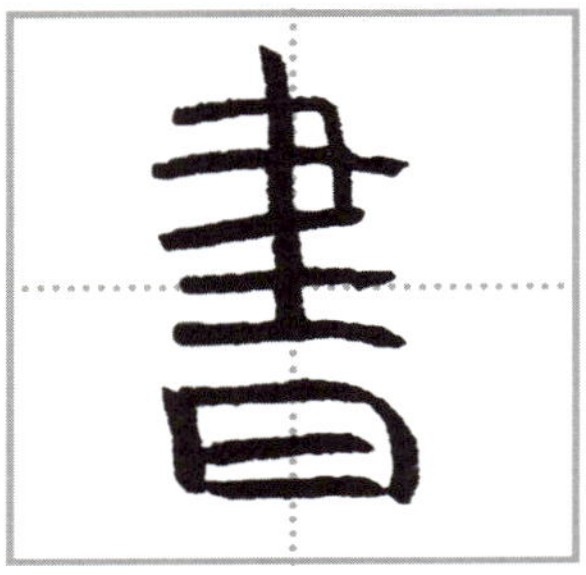

横線の長さがどれも同じになると、幼い感じの文字に見える

メインの横線を強調して伸ばす

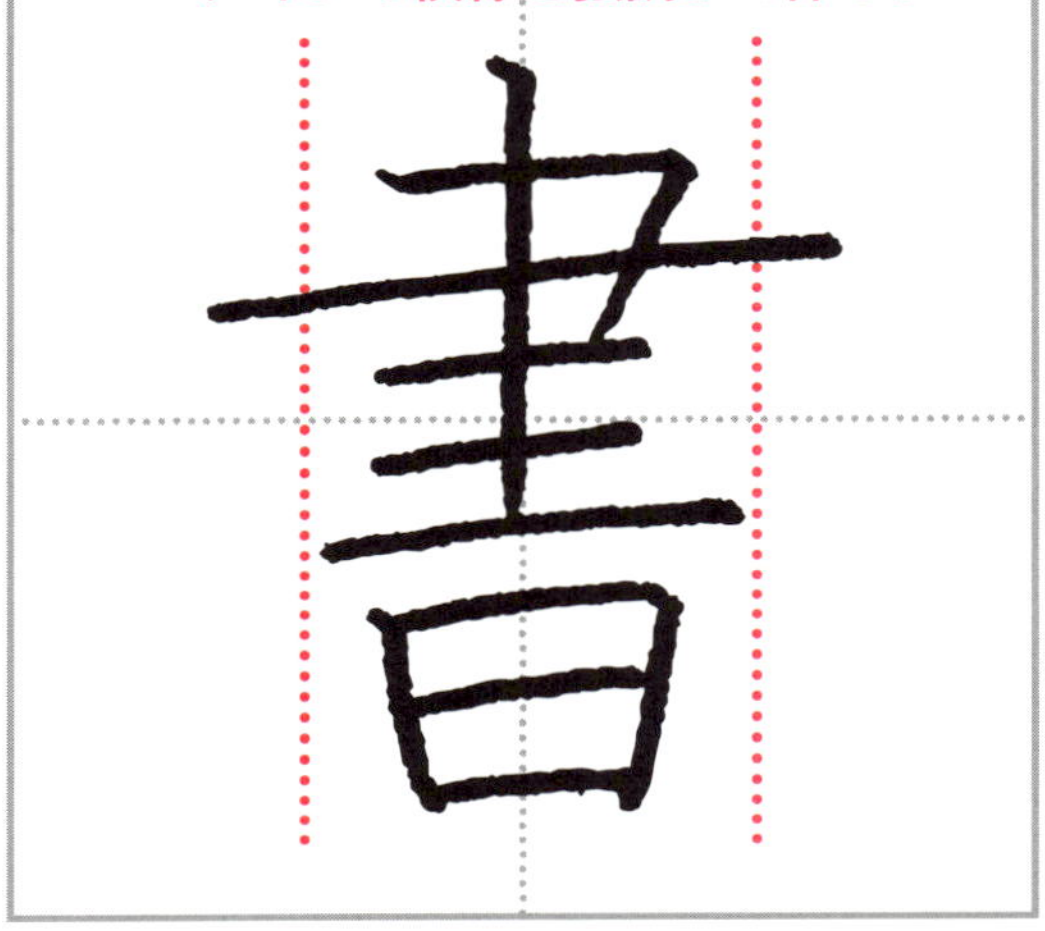

練習

立	立	
車	車	
青	青	

横線を1本だけ強調して伸ばすと美文字になる漢字の例

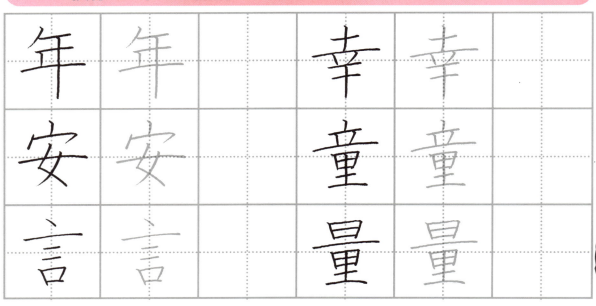

年	年		幸	幸	
安	安		童	童	
言	言		量	量	

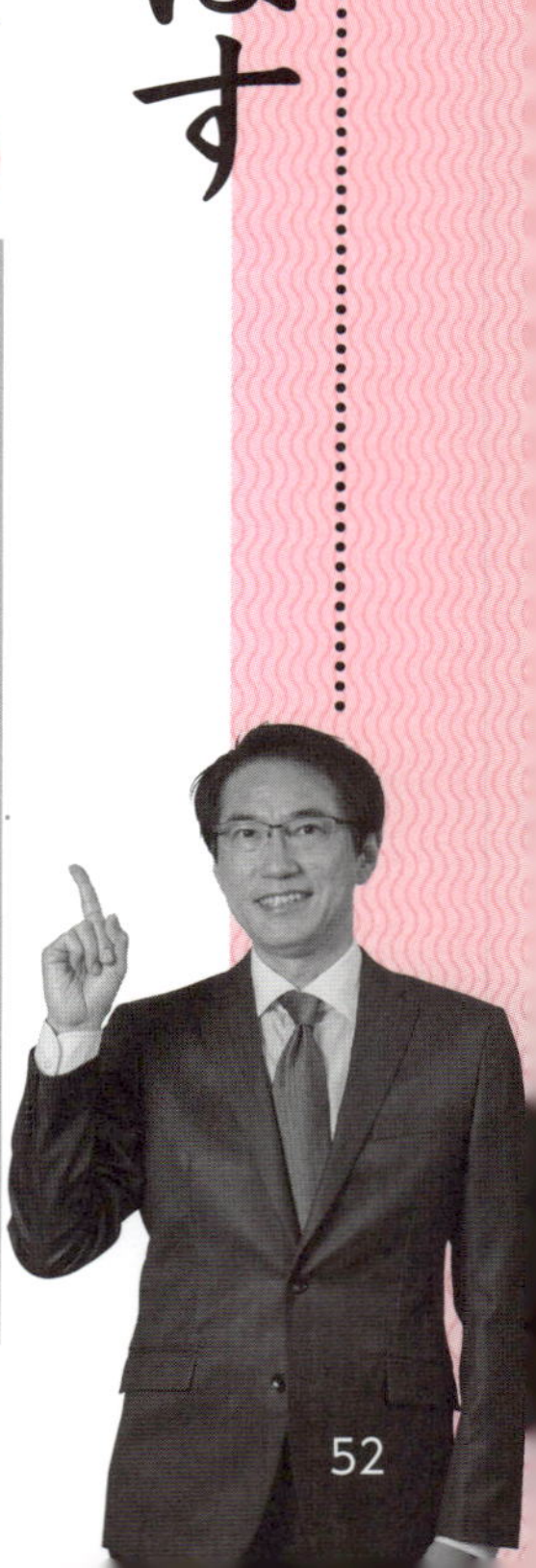

これさえ覚えれば
美文字になれる！

漢字ルール 2

左右のはらいは横線より外まではらう

「はらい」は漢字の美しさを決める重要な要素です。自然に伸びやかに書けると、気品が漂う優美な文字に見えてきます。

右にはらうさいは、筆記具をいったん止めてから「シュー」とはらいます。そのとき「シュー」と声に出すと、手の動きがスムーズになり、はらいの感覚も脳に印象づけられ脳内への美文字の定着が促されます。

左右一対のはらいがあるときは、**はらいをほかの横線より長く書く**ことが重要です。「ピタの法則」でほかの横線を「ピタ」と止めるのは、はらいの伸びやかさを強調するためでもあるのです。

左右のはらいをうまくはらえるようになると、書く心地よさを感じて脳も活性化されます。

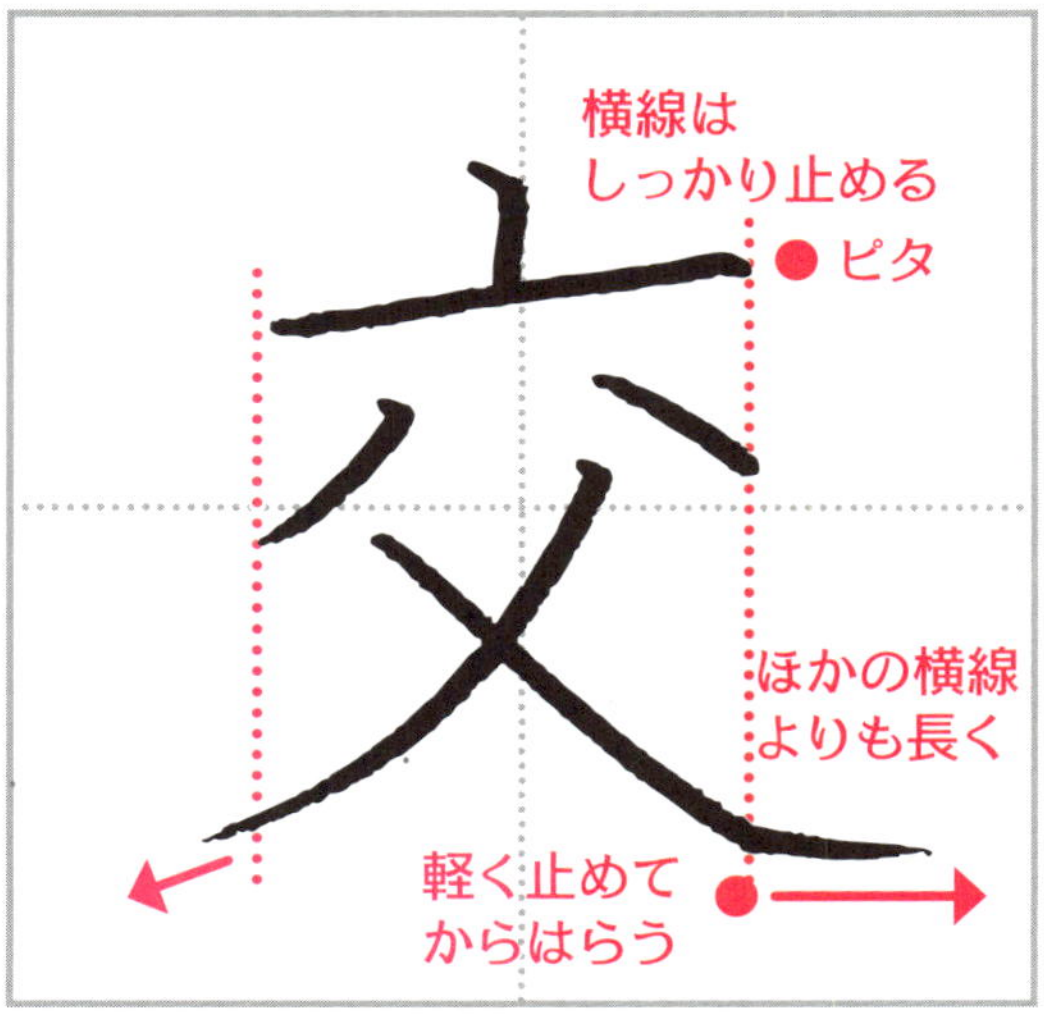

横線は
しっかり止める
ピタ
ほかの横線
よりも長く
軽く止めて
からはらう

×悪い例

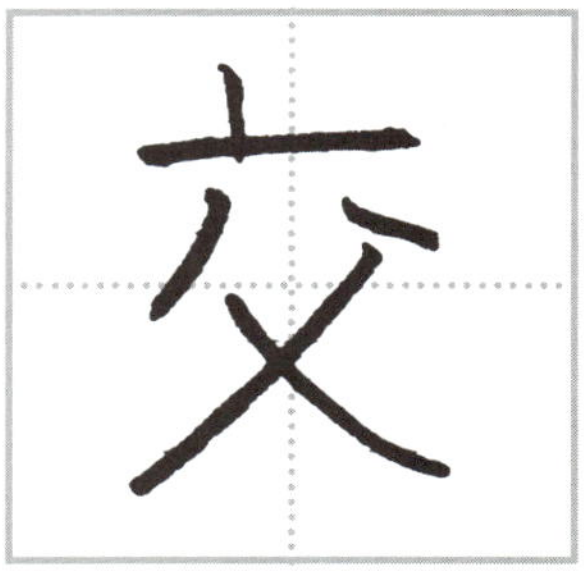

はらいが短いと、中途半端な印象でバランスが悪い文字に見えてしまう

練習

大	大		
天	天		
今	今		

左右のはらいを横線より外まではらうと美文字になる漢字の例

公	公		参	参	
季	季		暮	暮	
矢	矢		春	春	

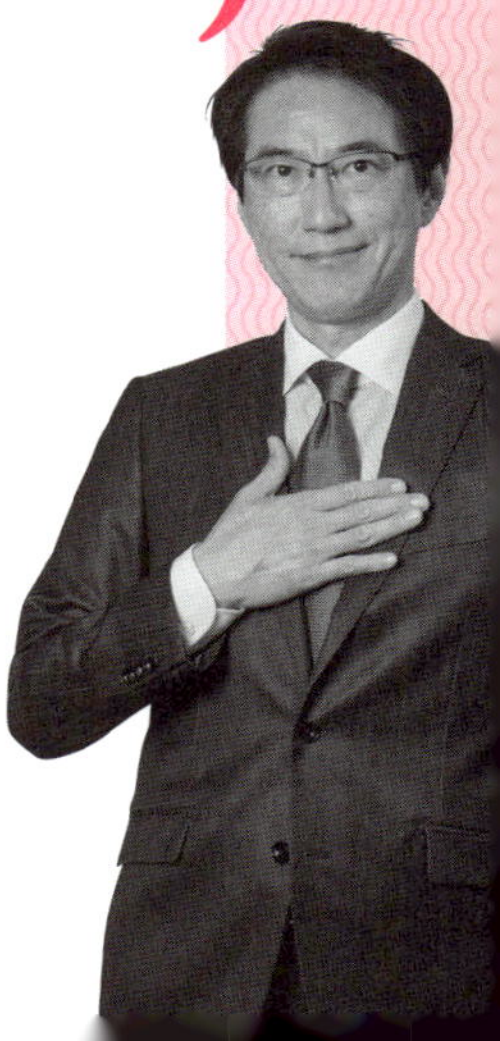

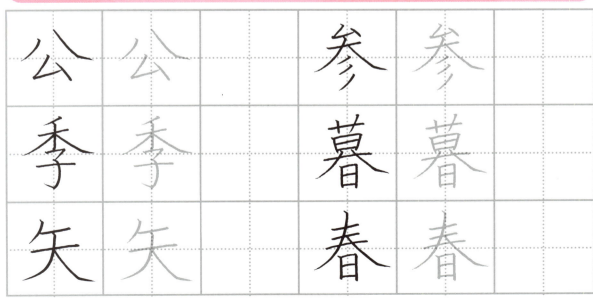

これさえ覚えれば美文字になれる！

漢字ルール3

曲がりは横線より外まで伸ばす

下に向かう線を大きく右に曲げ、長く伸ばしてから上にはねる文字、これを**「曲がりがある文字」**といいます。

曲がりがある文字の美文字ポイントは、**曲がりの部分を角張らせずに滑らかなカーブにすることと、曲げたあとの横線をほかの部分の横線より長く伸ばすこと**です。

曲がりを上の部分より外に大きく伸ばすことで、文字全体が伸びやかで美しく洗練された印象になります。

最後にはねるときは、筆記具の動きをいったん止めてから力まずにはねましょう。「元気」の「元」を書くときは特に、曲がりを伸びやかに書くと文字がぜん元気づいて見えます。ぜひお試しください。

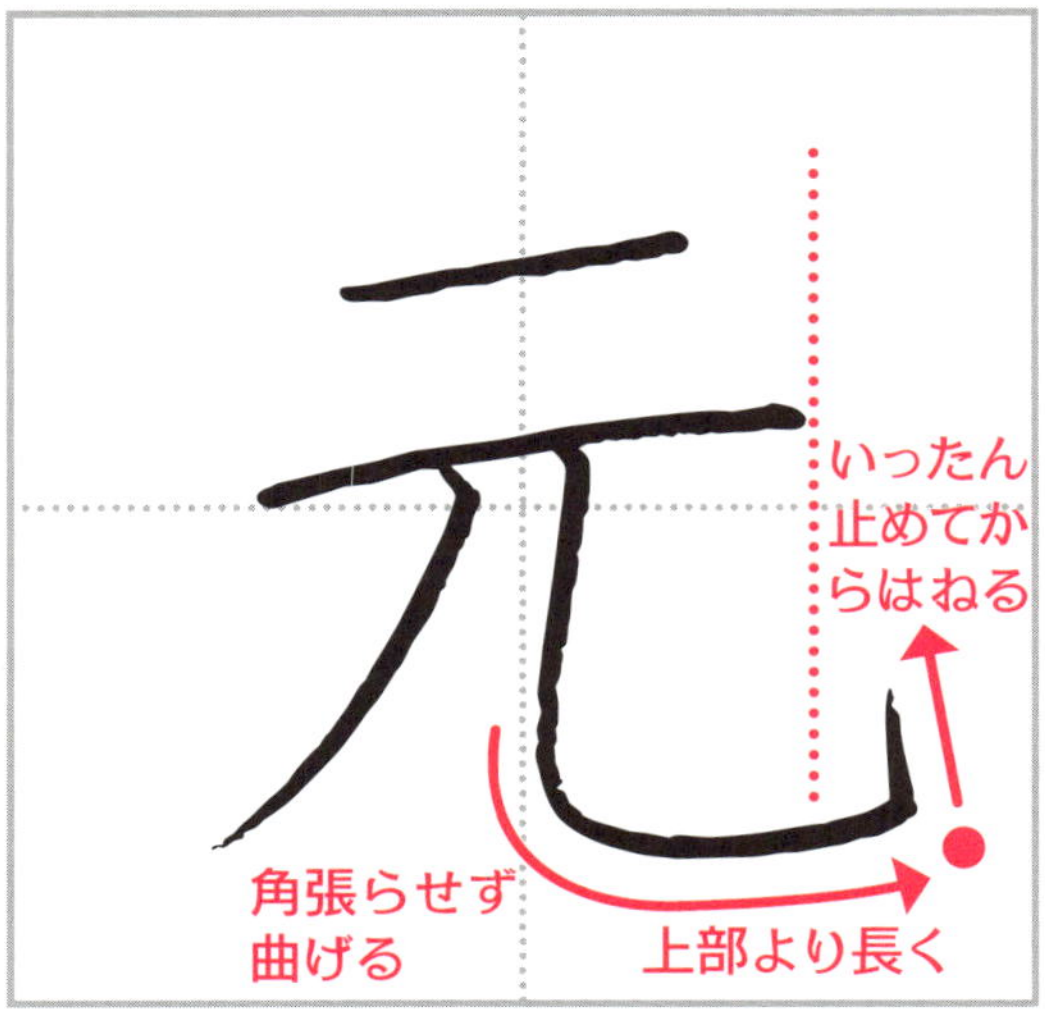

×悪い例

元

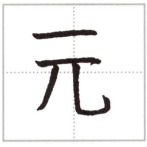

曲がりが短すぎたり、上の部分の横線が長すぎたりすると、伸びやかな文字に見えない

練習

元	元	
光	光	
九	九	

曲がりを横線より外まで伸ばすと美文字になる漢字の例

花	花		毛	毛	
兆	兆		地	地	
売	売		見	見	

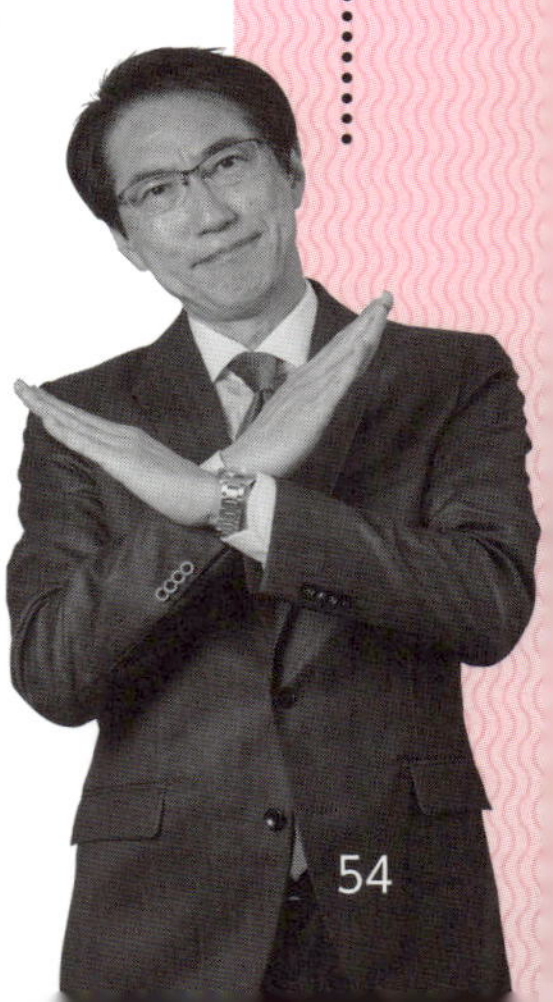

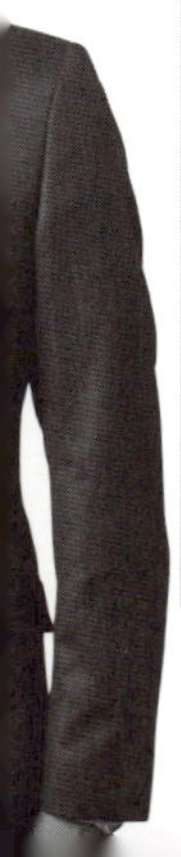

これさえ覚えれば
美文字になれる！

漢字ルール4

反りは長く伸ばす

上から右下に向かって反る曲線を書いてから最後に上にはねる文字を、**「反りのある文字」**といいます。

反りがある文字を書くときは、**反りの線を右下に長く伸ばす**のが重要です。**上の部分にある横線よりも右側に大きくはみ出す**ようなつもりで、伸びやかな反りの線を書きましょう。

「戦」「誠」などの文字の外形はおおむね正方形なので、その中に収めようとすると、反りの線が短くなりがちです。それを避けるには、ほかの部分の点や画を短めにしておくといいでしょう。**相対的に反りの線を長く**すれば、風格が漂う漢字を書けるようになってきます。

×悪い例

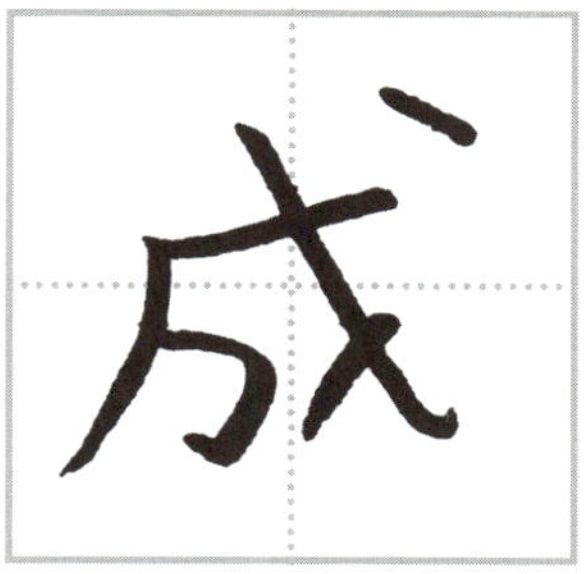

反りが短いと窮屈で元気がない印象の文字になってしまう

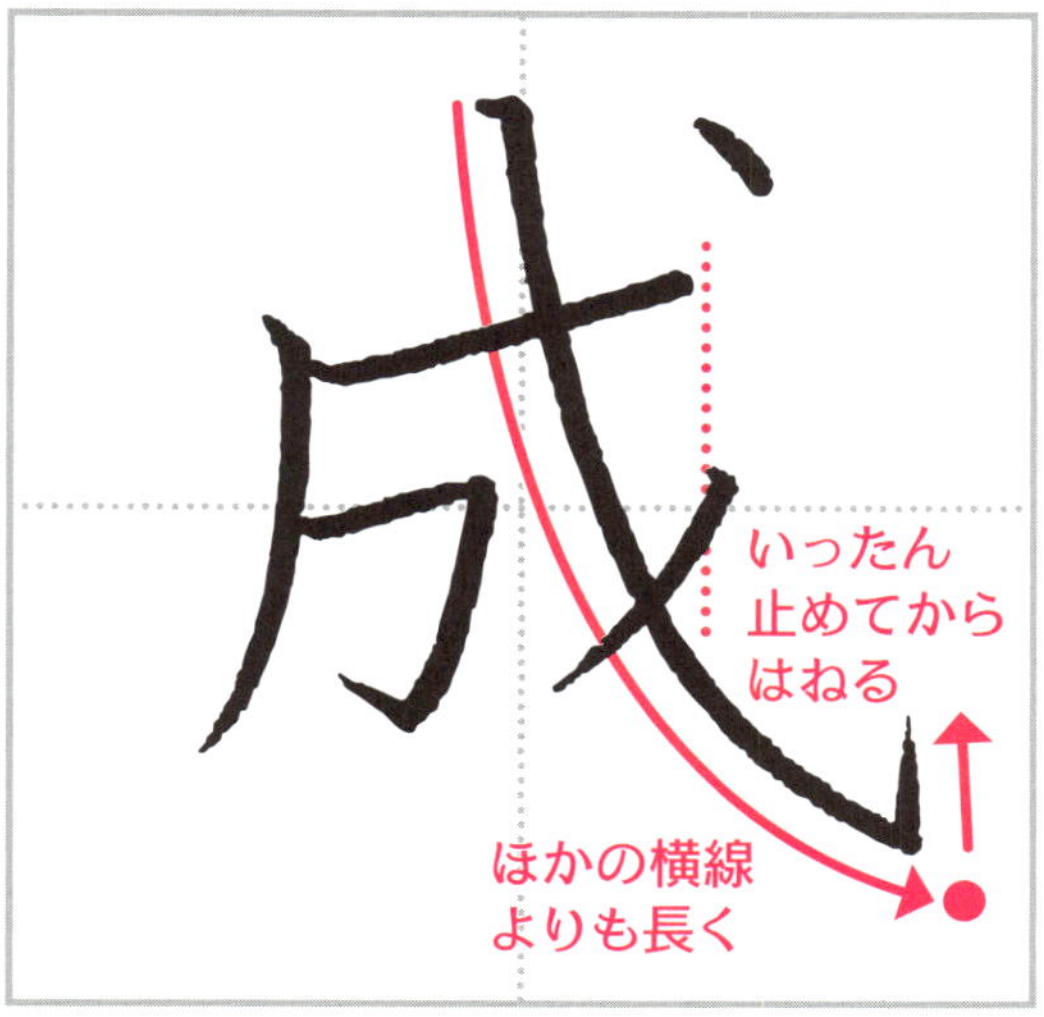

練習

氏 氏
民 民
我 我

反りを長く伸ばすと美文字になる漢字の例

成 成　盛 盛
武 武　戦 戦
城 城　誠 誠

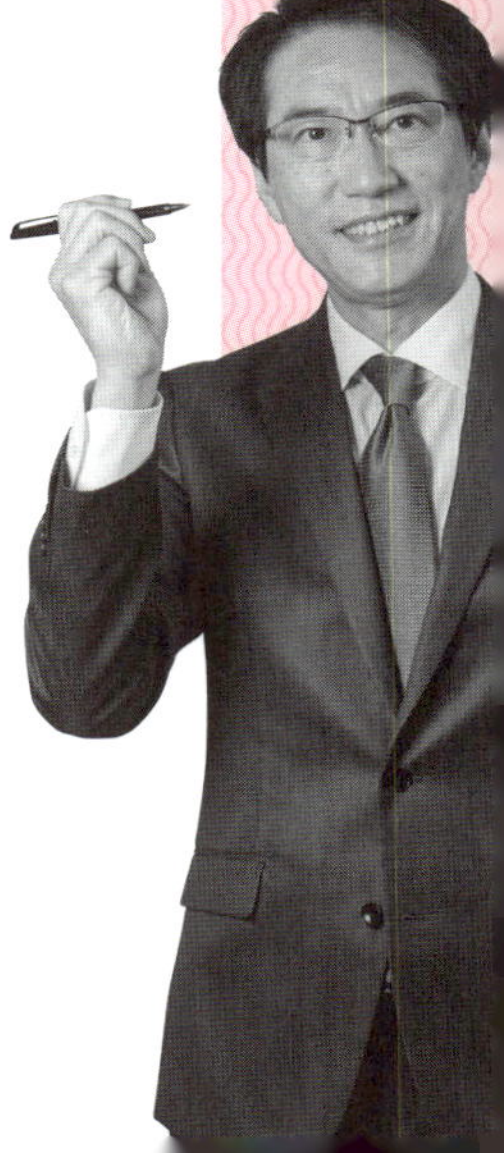

これさえ覚えれば美文字になれる！ 漢字ルール 5

縦長囲みの縦線は平行にまっすぐ下ろす

四角囲みの漢字は、外形（シルエット）によって、「目」のような縦長タイプ、「図」のような正方形タイプ、「口」のような横長タイプに分けられます。この外形の違いによって縦線の書き方が変わってきます。「目」や「図」のように、四角囲みの形が**縦長タイプと正方形タイプの漢字は、左右両側の縦線をまっすぐ下に平行に下ろす**のが、美文字の秘訣です。下に行くにつれてすぼまったり広がったりすると、不安定な文字に見えてしまいます。

また、「目」「国」など**縦長囲みの中に複数の横線が入る場合は、横線をやや右上がりに書く**と、まっすぐな縦線との対比から、よりいっそう美しく見えます。

×悪い例

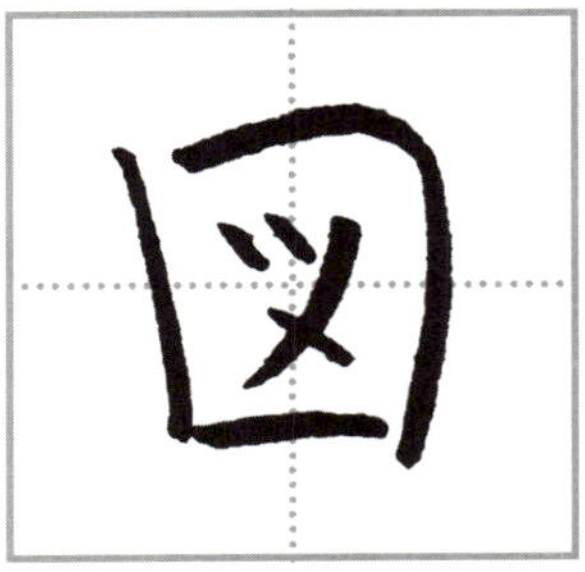

縦囲みの縦線がすぼまると、文字が不安定に見える

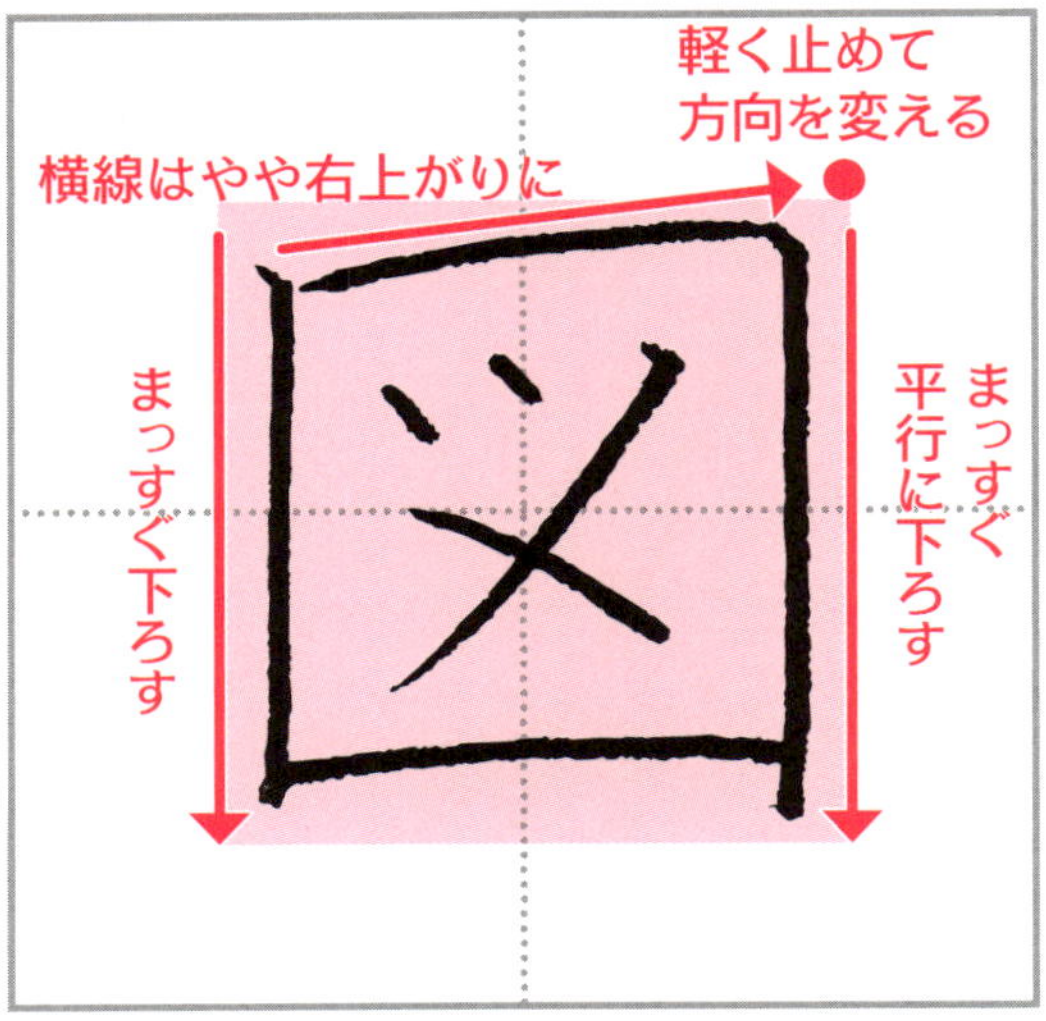

練習

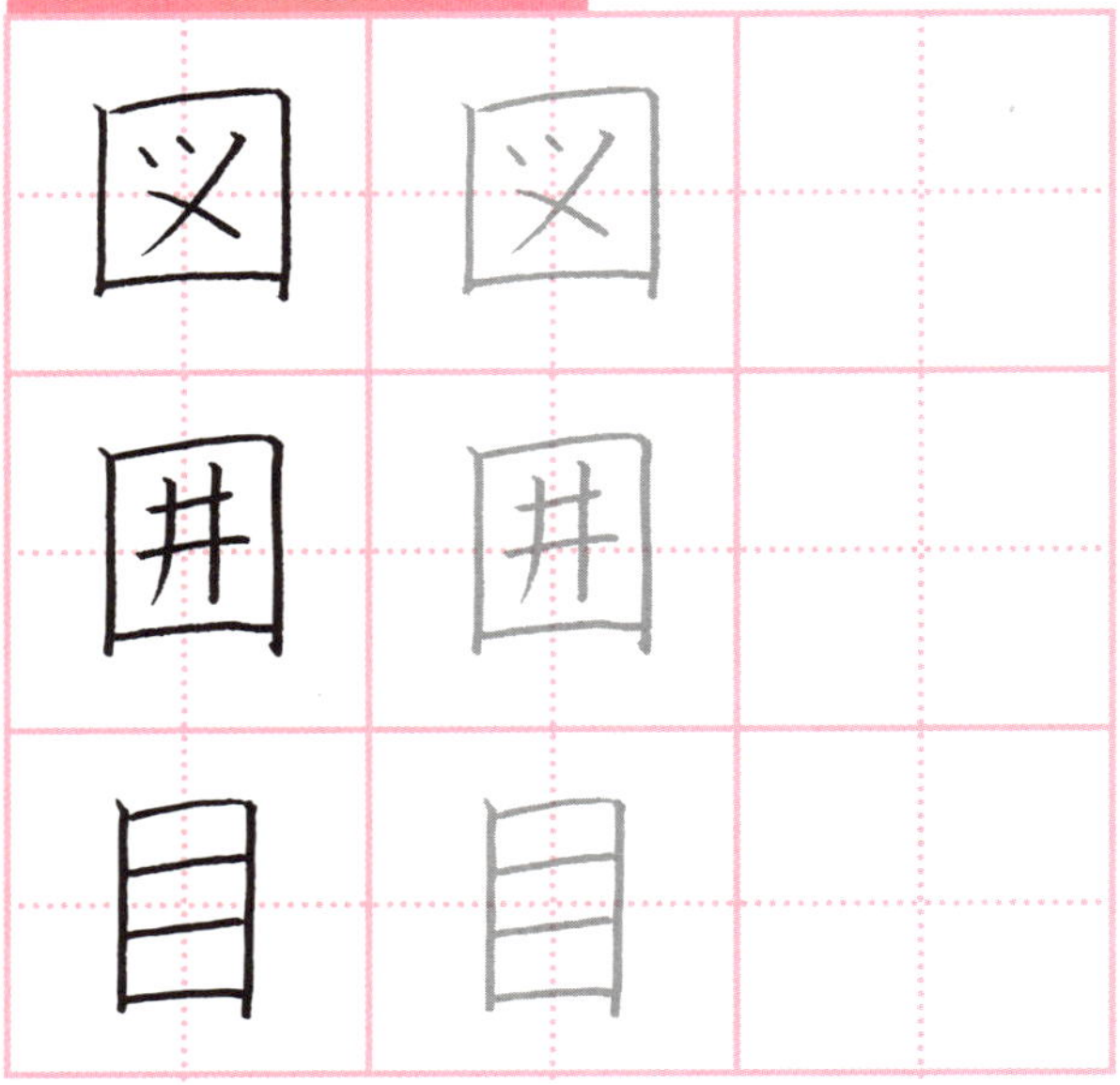

縦長囲みの縦線を平行にまっすぐ下ろすと美文字になる漢字の例

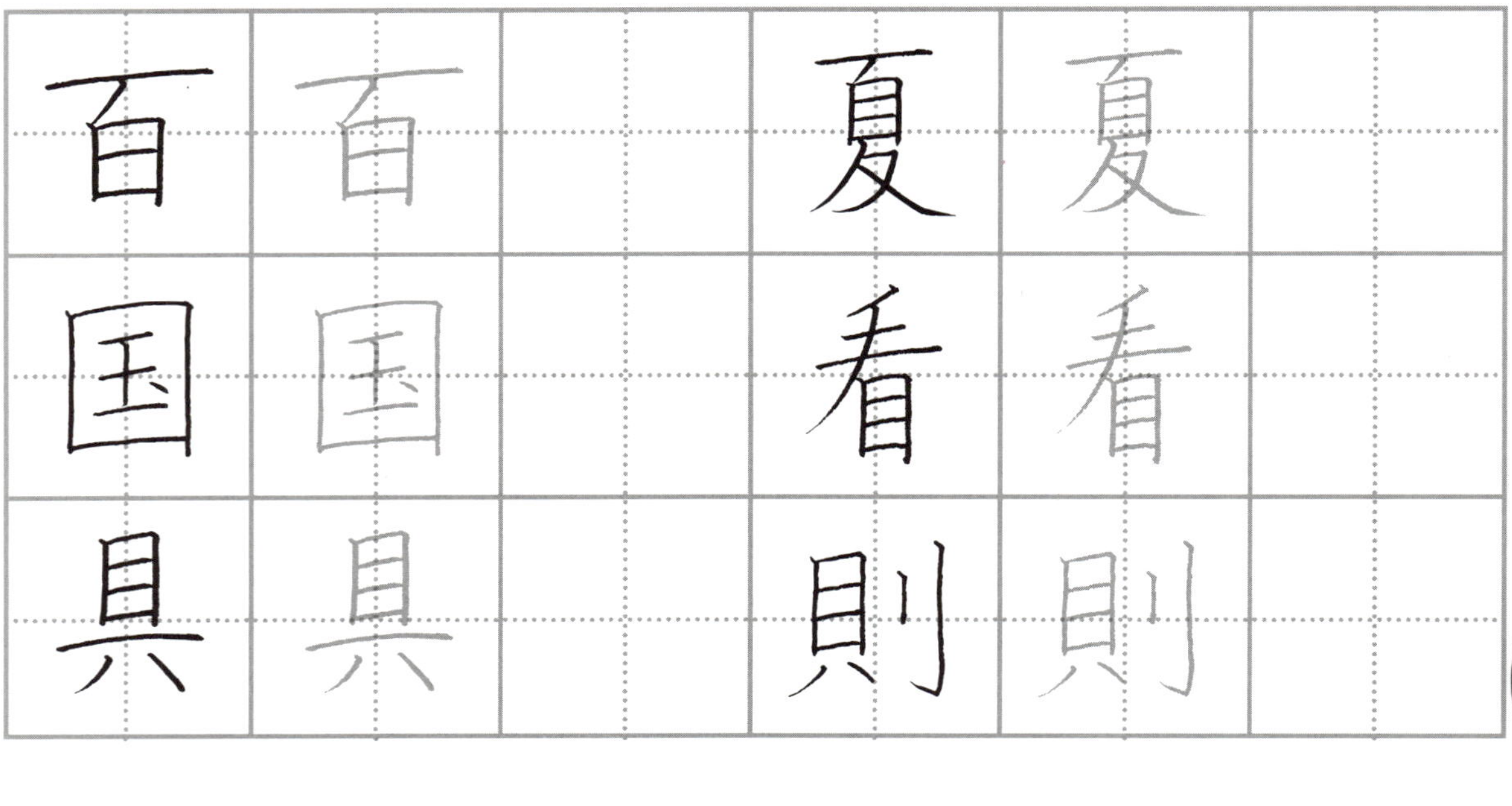

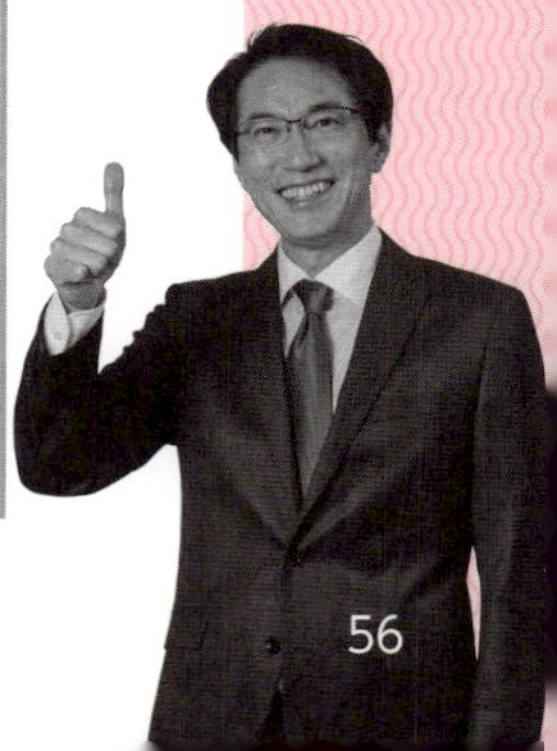

これさえ覚えれば
美文字になれる！

漢字ルール6

横長囲みの縦線は内側にすぼませる

四角囲みの漢字の中でも「四」「回」などは、横長タイプの外形（シルエット）になります。

縦長タイプと正方形タイプは2本の縦線をまっすぐ平行に下に下ろしますが、**横長タイプの場合は、左右の縦線を下に行くにつれて内側にすぼませる**ようにして書くことを意識してください。

「暮」という漢字には、2つの「日」がありますが、この原則に当てはめると、上の日は横長タイプなので縦線をすぼめ、下の日は縦長タイプなので縦線をまっすぐ下ろすようにして書きます。

こうした原則を覚えてさまざまな漢字に応用することも、いい脳活になります。

×悪い例

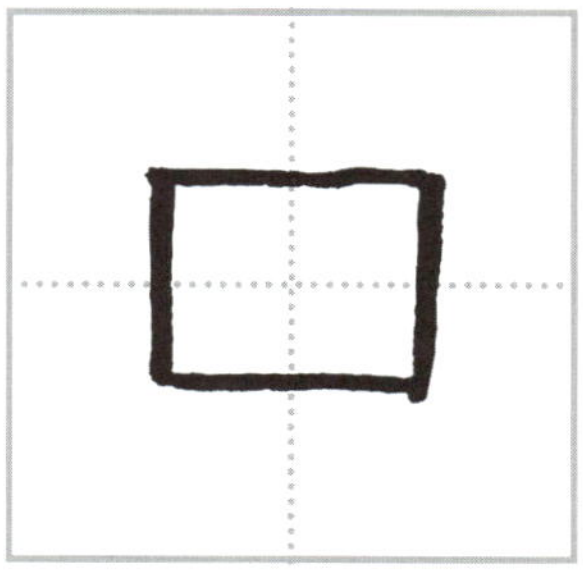

口の2本の縦線がまっすぐだと何かの記号のように見えてしまう

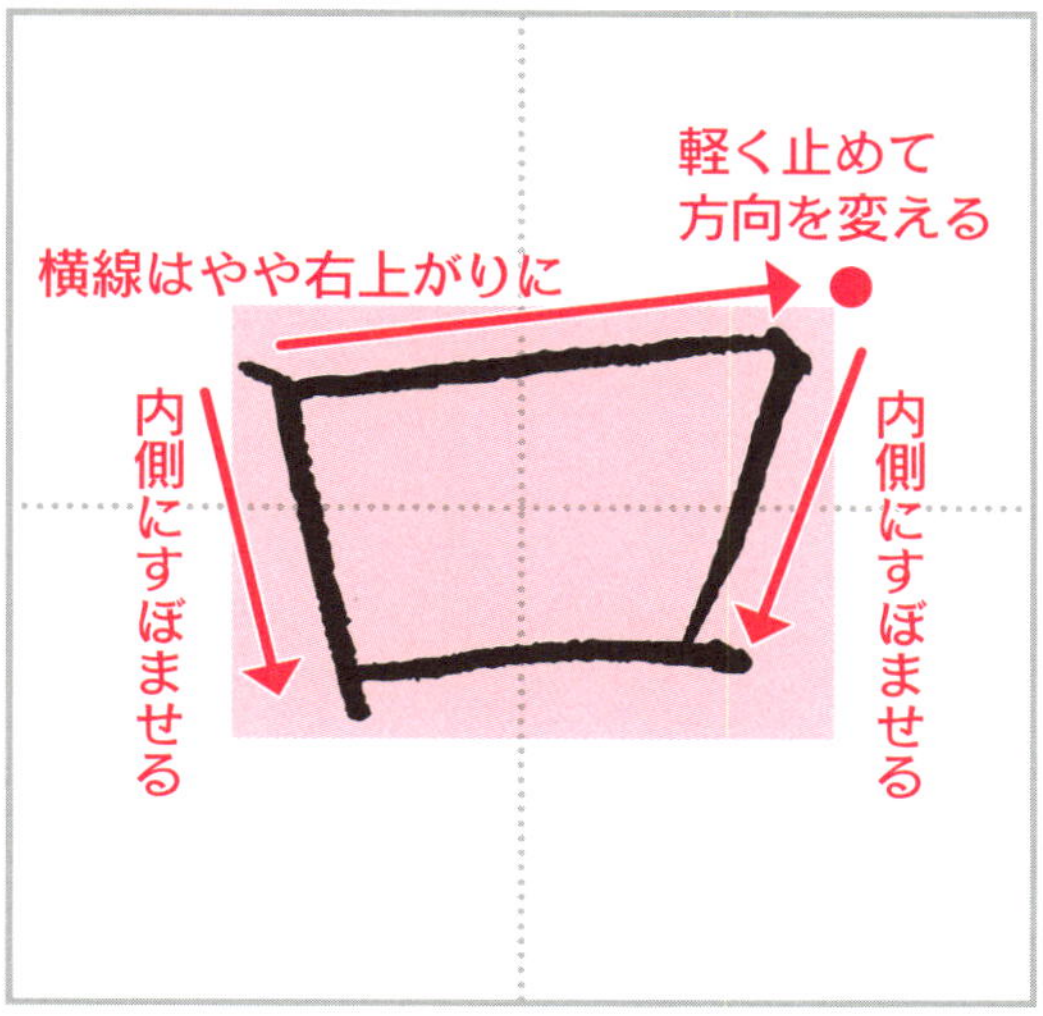

練習

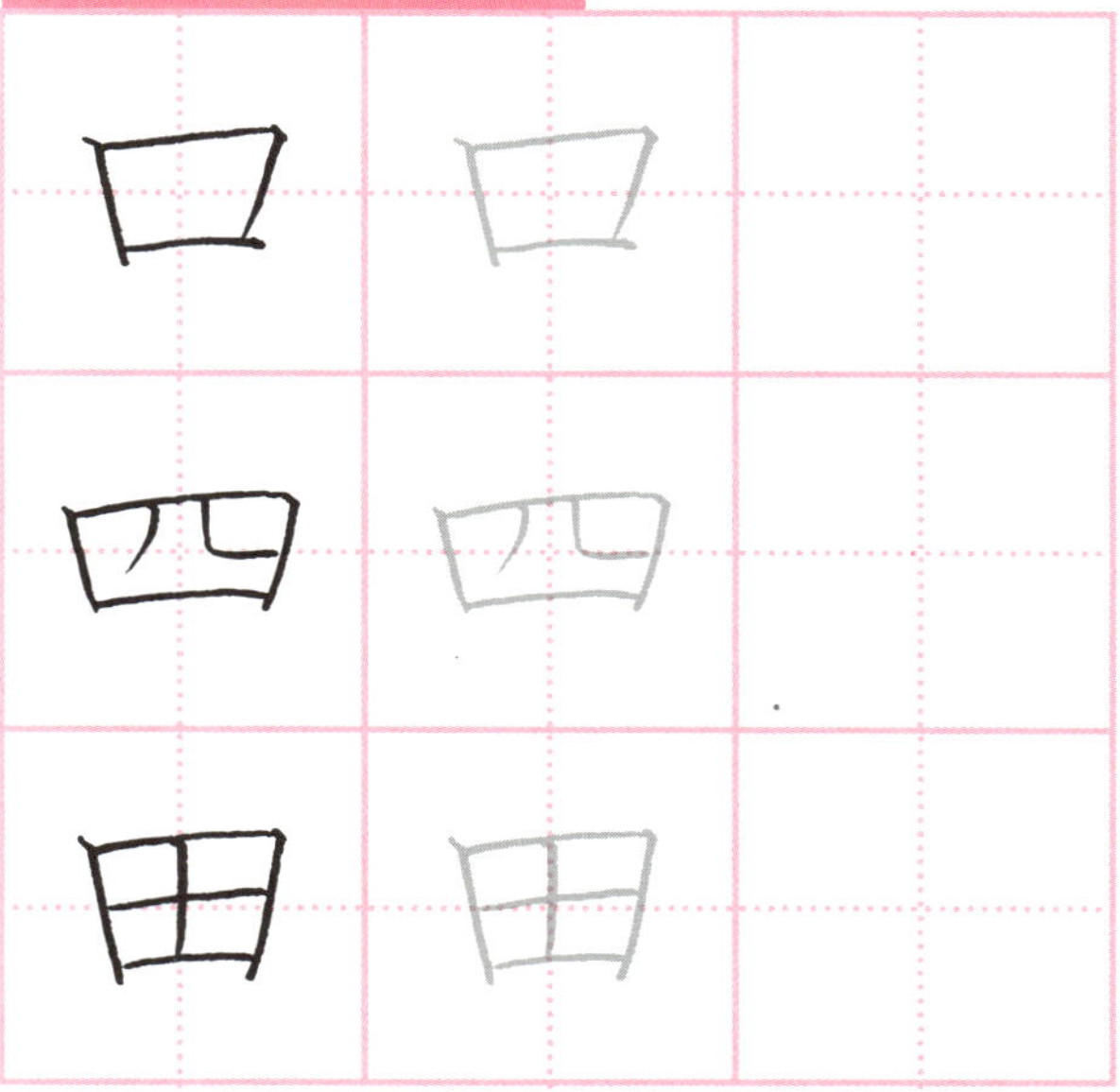

横長囲みの縦線を内側にすぼませると美文字になる漢字の例

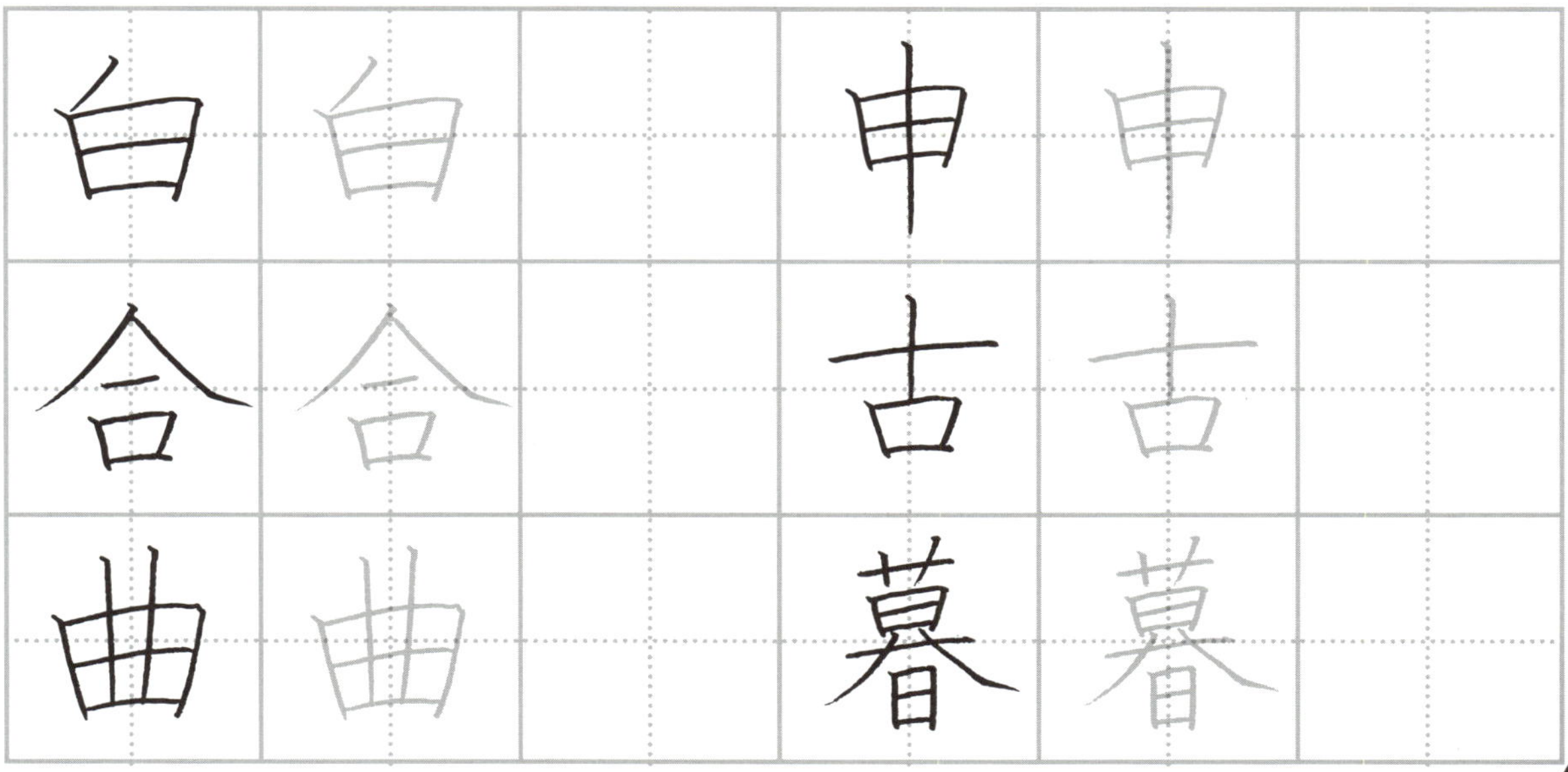

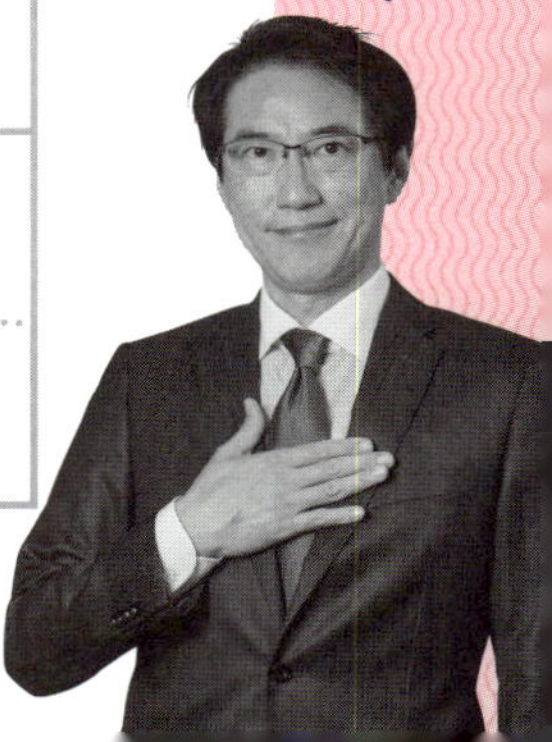

これさえ覚えれば美文字になれる！

漢字ルール７

仕上げがきれいになる突き出し方を覚える

四角囲みの書き方を覚えたら、**囲みの閉じ方**にも気を配りましょう。閉じ方とは、四角を最後に閉じるときに、「右に突き出す」か「下に突き出す」かのことを指します。

閉じ方の原則は、**囲みの中に点画がない「口」だけは、最後の横線を右に突き出す**と覚えます。これを私は「口の横出し」ルールと呼んでいます。

一方、「目」や「国」は、**囲みの中に点画が収まっているので、縦線を下に突き出す**と覚えます。

よって、「回」を書くときは、中の口は横線を右に突き出し、外の口は縦線を下に突き出して書きます。

×悪い例

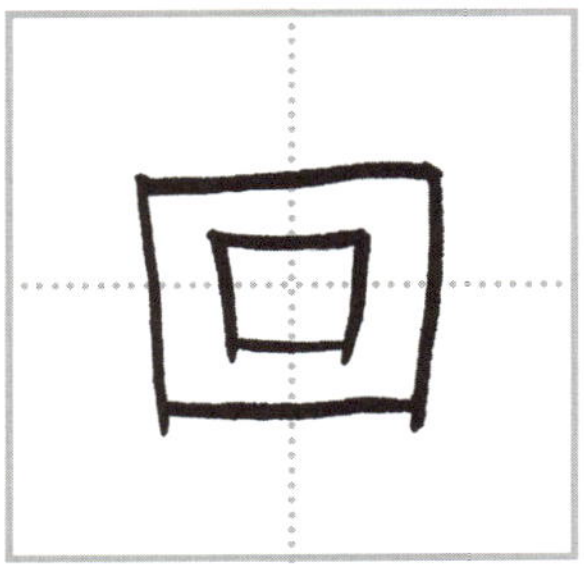

中の口と外の口が同じだと活字のように見える

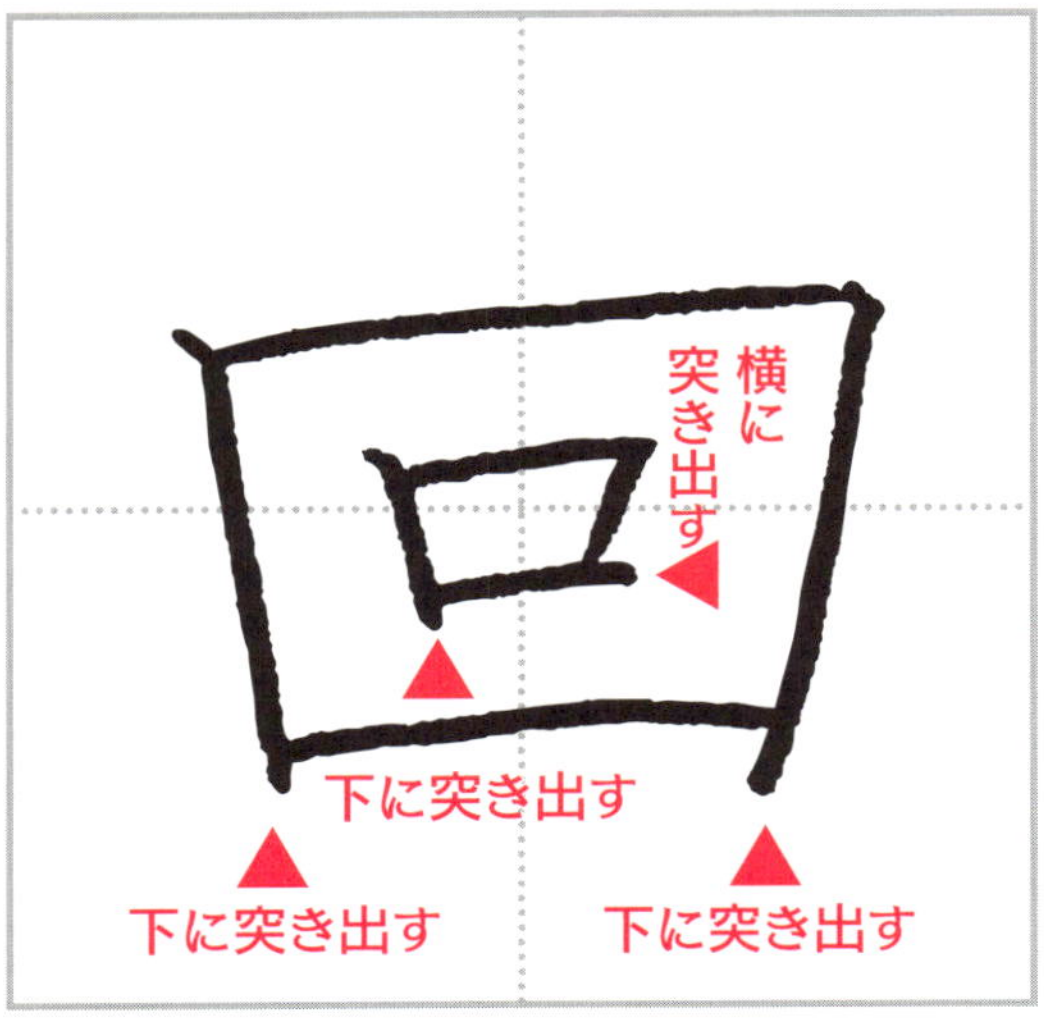

練習

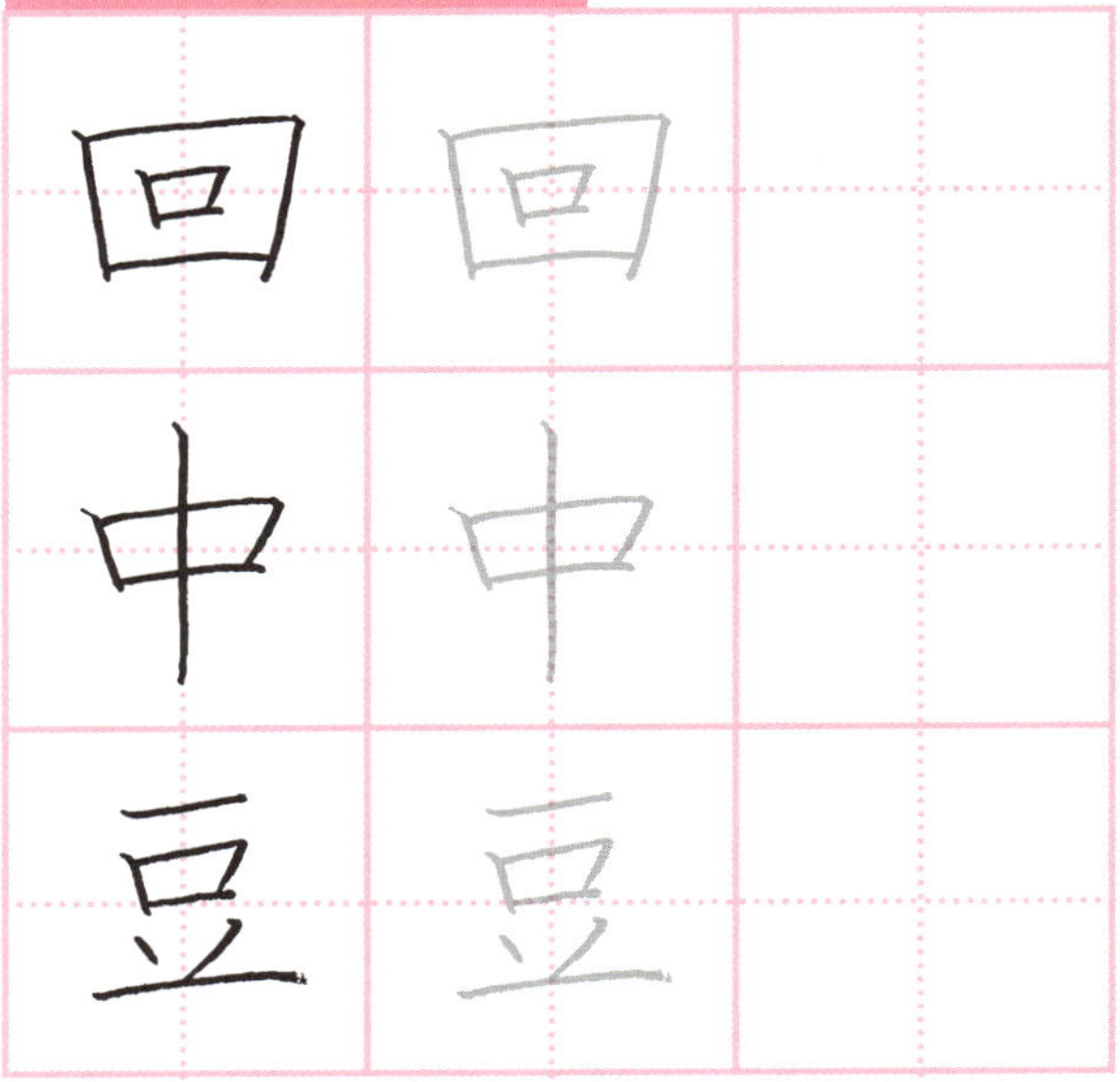

突き出し方を意識すると美文字になる漢字の例

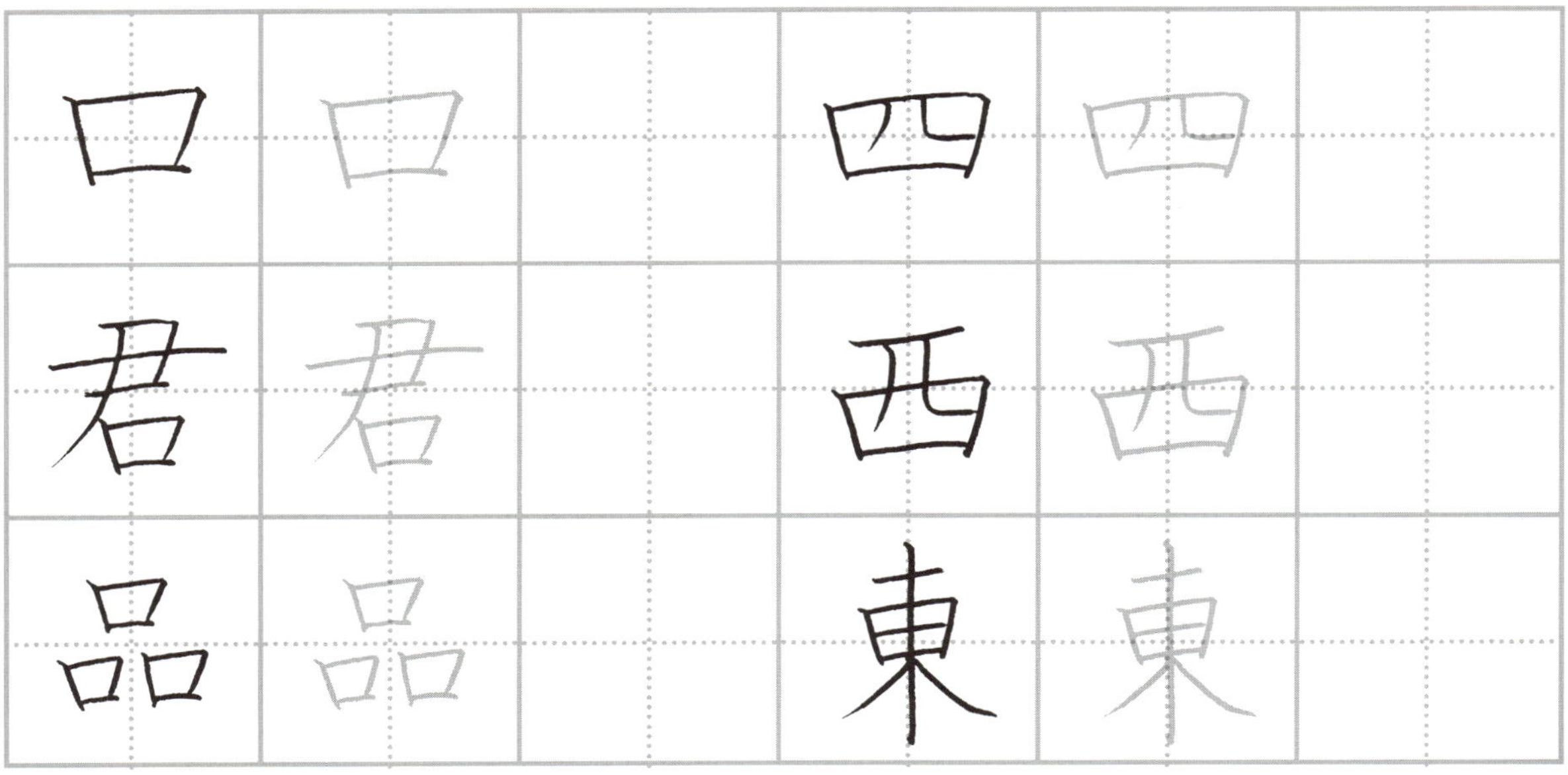

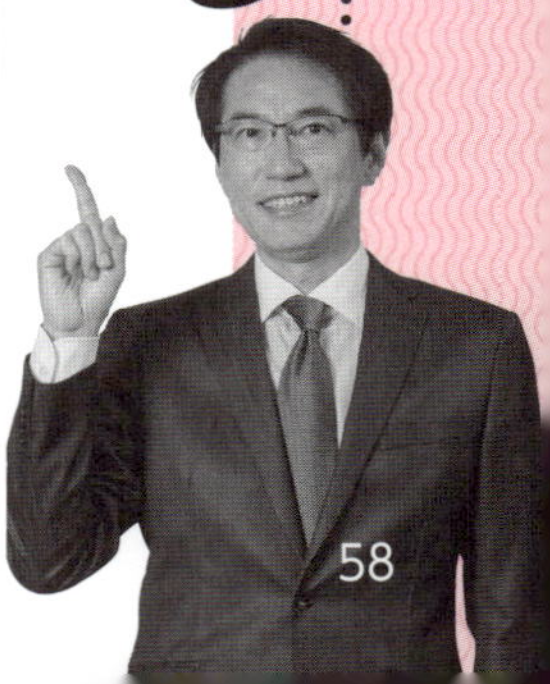

これさえ覚えれば
美文字になれる！

漢字ルール8

「へん」と「つくり」の比率4種

多くの漢字には、「へん」と「つくり」があり、一般に、**画数が多いほうの横幅を広くする**ときれいに見えます。**3つに分かれた漢字は3分割**して書くのがコツです。

1：2

画数の多い右側を広く取る

休

1：1

横幅を左右で均等にする

神

1：1：1

おおむね3分割にする

例

2：1

画数の多い左側を広く取る

郡

へんとつくりの比率を意識すると美文字になる漢字の例

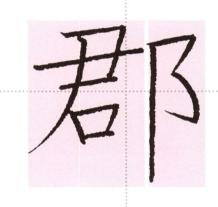

村	村		割	割	
海	海		郡	郡	
横	横		郷	郷	

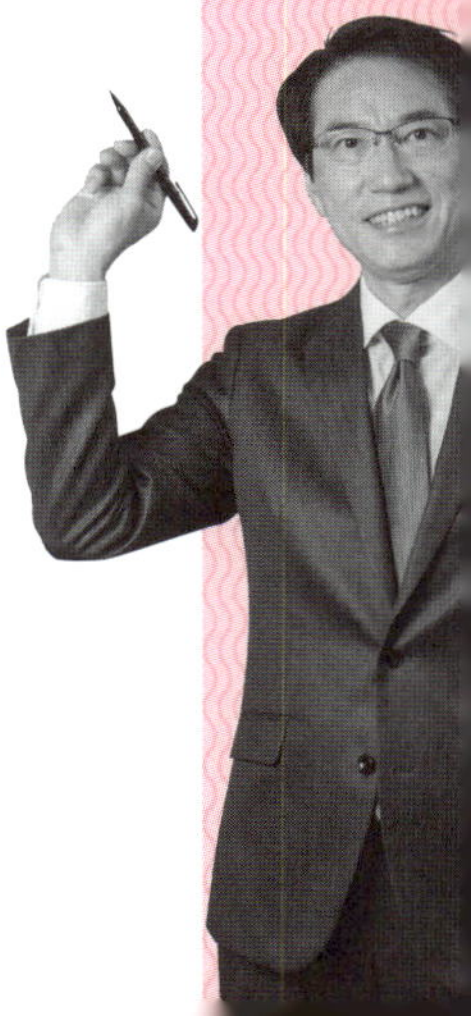

これさえ覚えれば美文字になれる！

漢字ルール9

「にょう」は上に載る部分より長くはらう

「にょう」は、漢字の形が整いにくいので苦手意識を持つ人が多いと思います。バランスがなかなか整わないのは、荷台となるにょうと、荷物となる右上の部分（「道」でいう「首」の部分）の大きさが合っていないからだと考えられます。

バランスよく書くには、**にょうに荷物をしっかり載せるようにする**ことです。**にょうを長めにはらい、荷物がしっかり載るように意識**します。最初に、荷物の部分を大きく書きすぎると、にょうの上に載せきれなくなるので、少し小さめに書くことを意識しましょう。にょうを長く払って中身がしっかり載っていれば、安定感が生まれて、はらいの美しさがきわ立ちます。

×悪い例

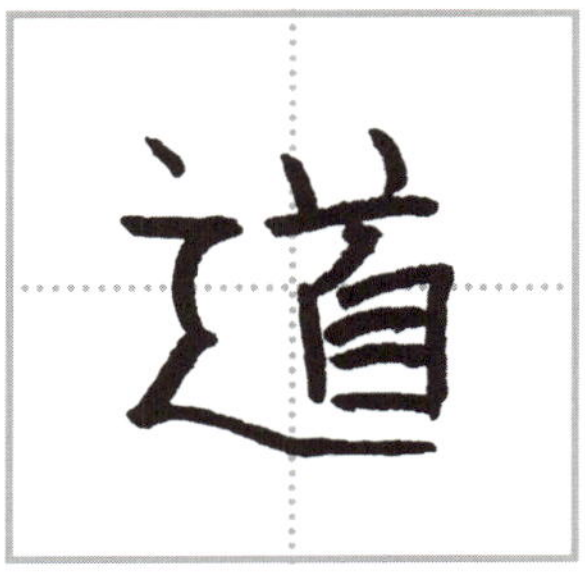

右上の荷物の部分がはみ出すとバランスが悪く見える

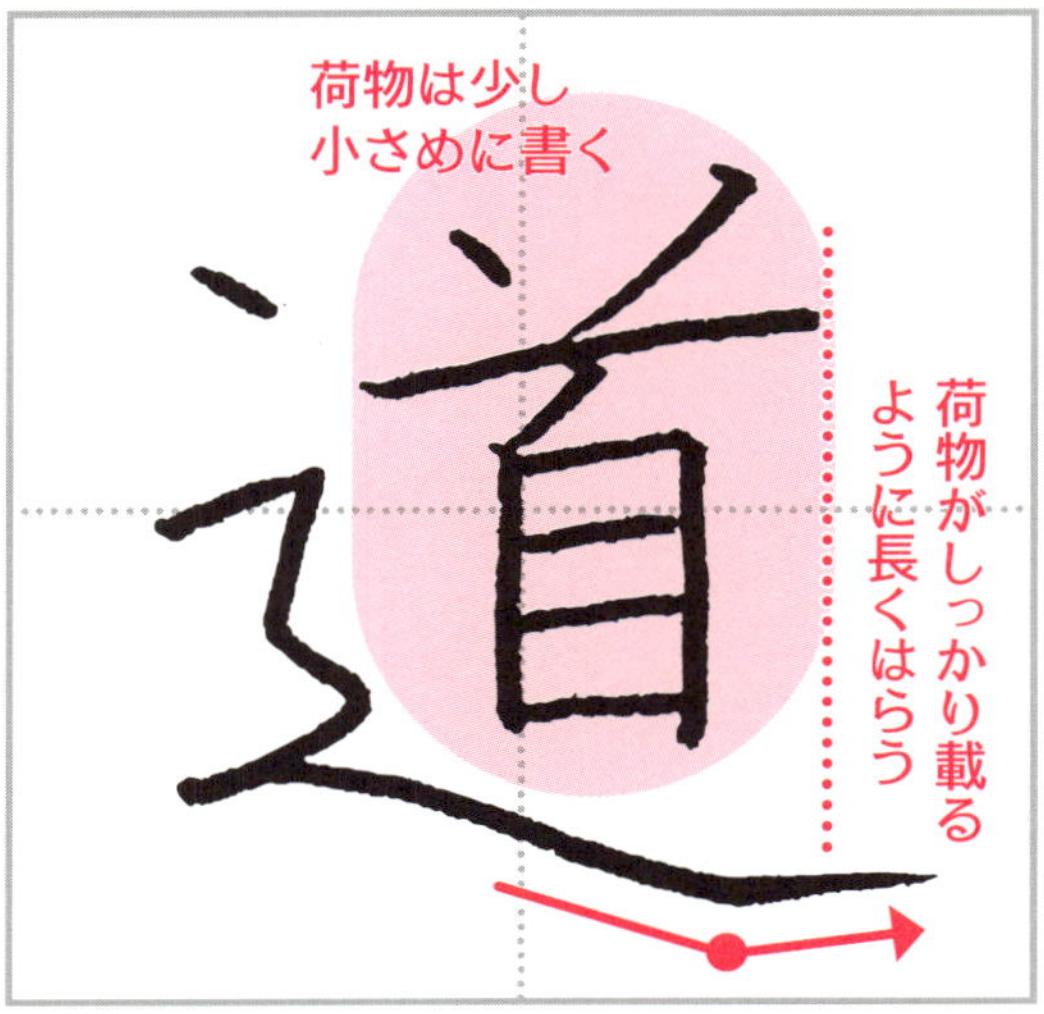

練習

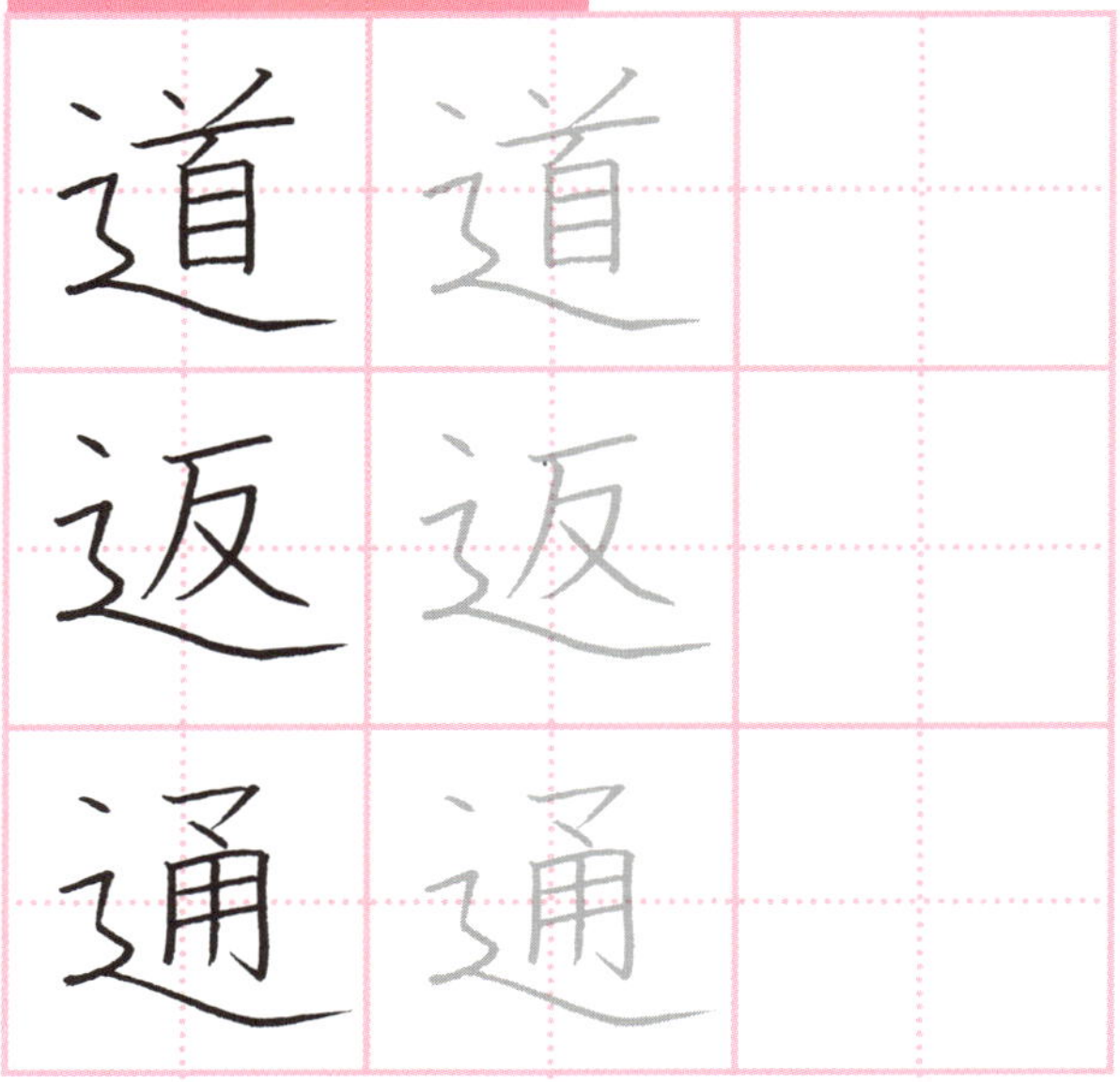

「にょう」を上に載る部分より長くはらうと美文字になる漢字の例

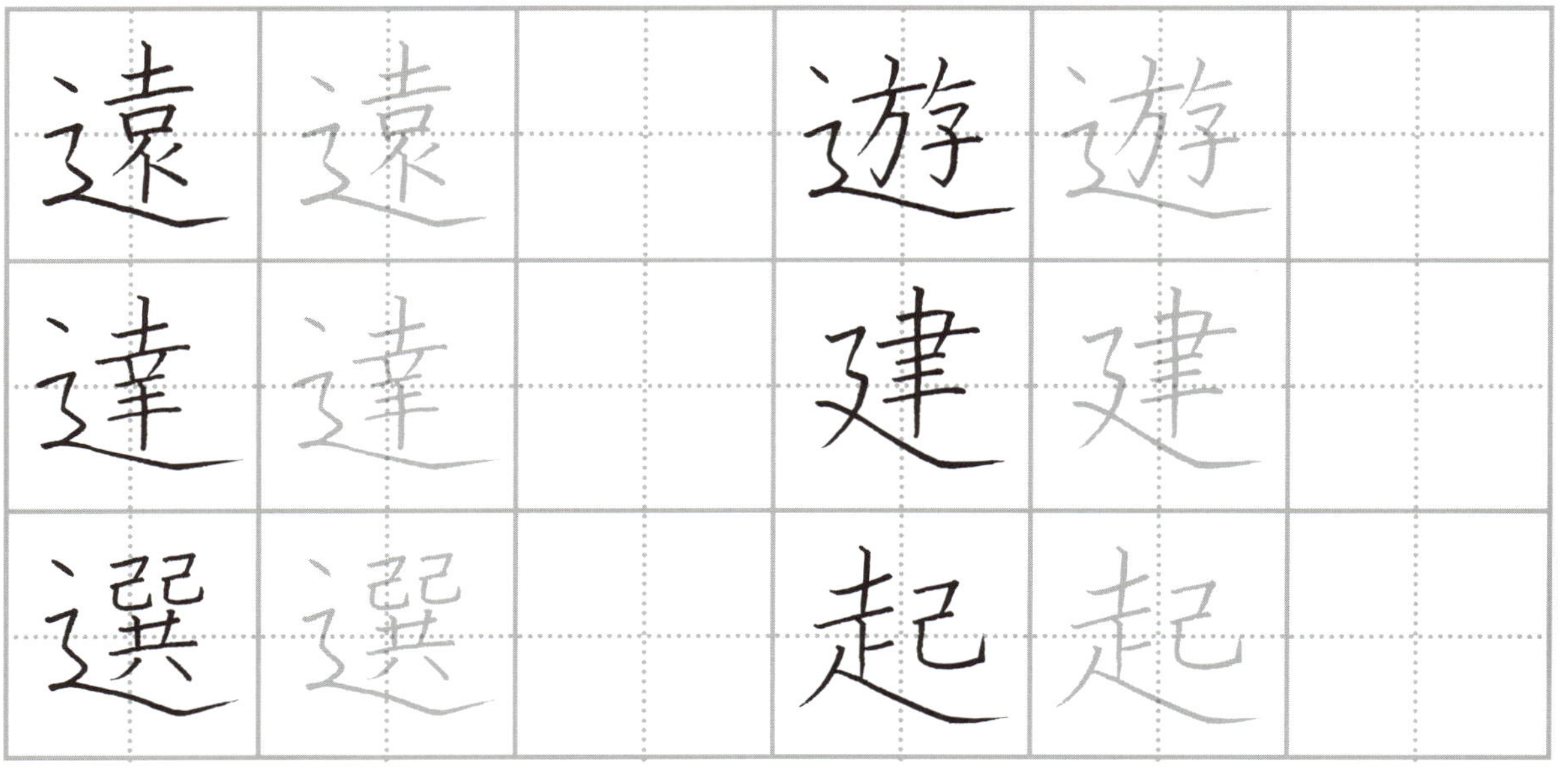

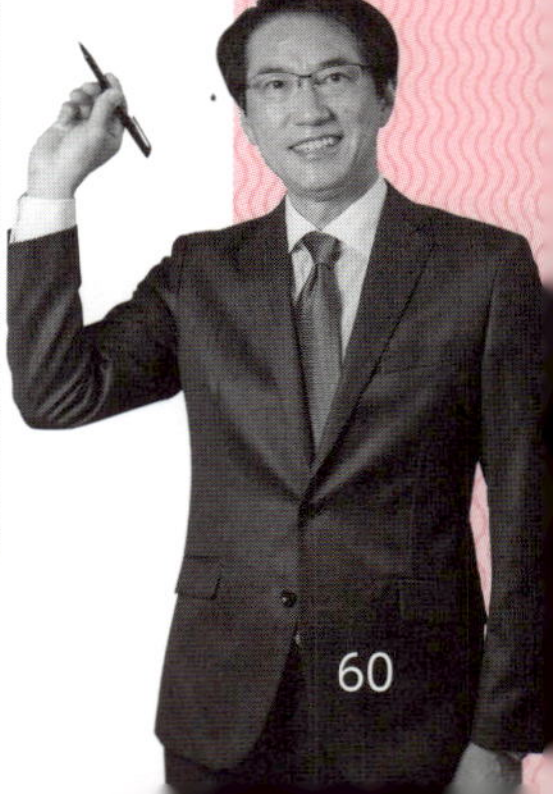

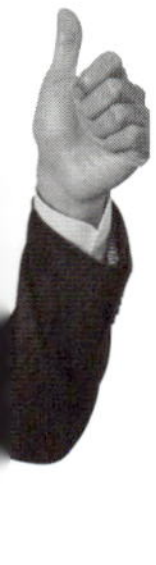

これさえ覚えれば美文字になれる！

漢字ルール10

「たれ」の中は右寄りに書く

「店」「広」「府」などにある、上辺と左辺を囲む部首は**「たれ」**と呼びます。たれのある漢字も、形を整えにくいと苦手意識を持つ人が少なくありません。

たれのある文字を美しく見せるには、**たれの中身の部分を、中心よりやや右に寄せて書く**ことです。中身を少し右にずらすことで、文字が一気に安定して見えるようになります。右端がたれから少しはみ出てもかまいません。窮屈な印象にならないように注意します。

逆に「気」や「句」などの文字は、右側にたれと似た部分があるので、中身を少し左に寄せて書くと、文字全体のバランスが整います。

×悪い例

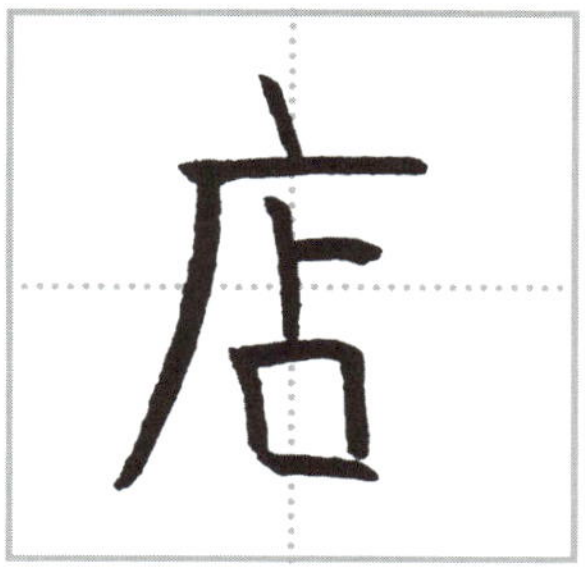

たれの中身が中心に寄っていると窮屈でバランスが悪く見える

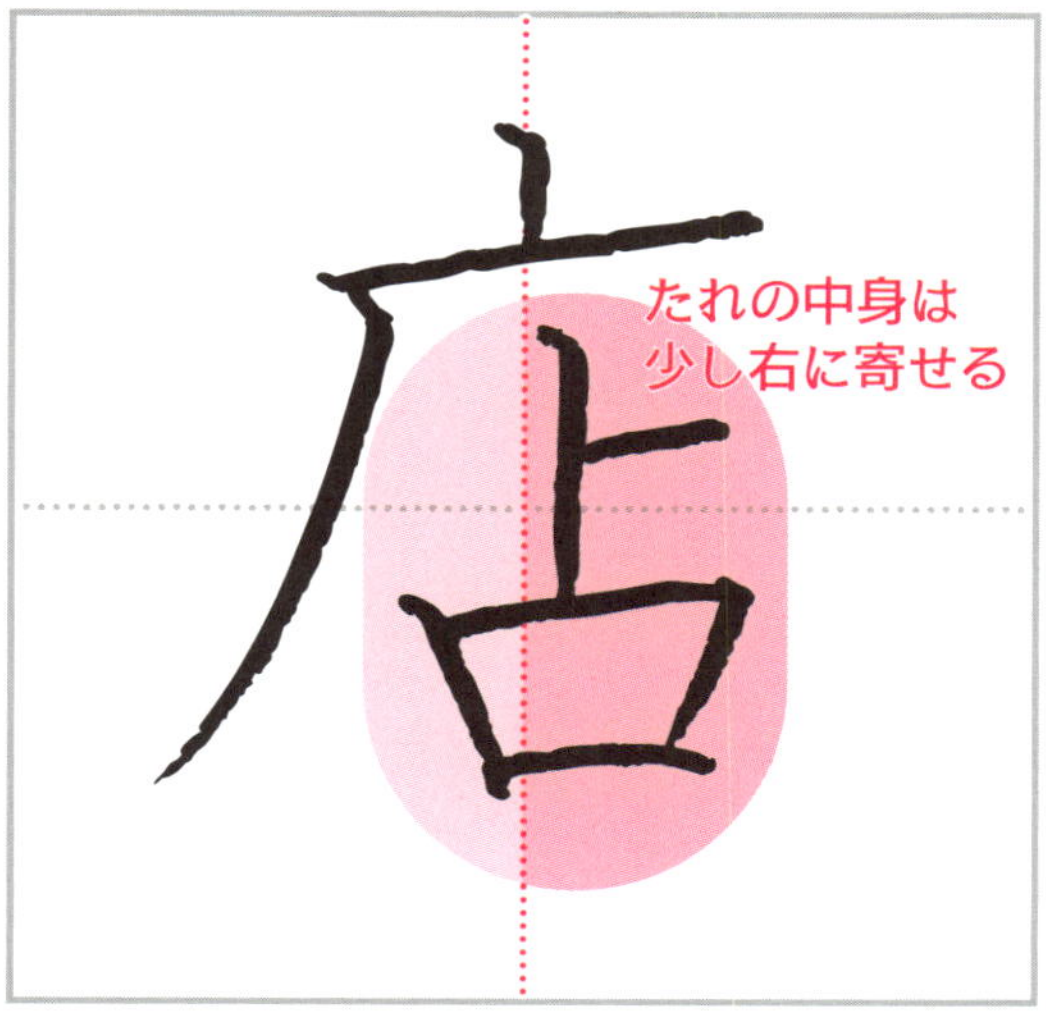

練習

店	店	
広	広	
府	府	

「たれ」の中を右寄りに書くと美文字になる漢字の例

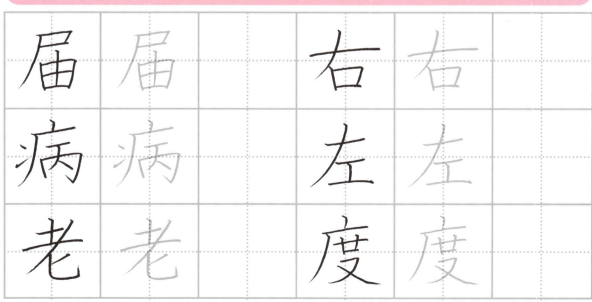

届	届		右	右	
病	病		左	左	
老	老		度	度	

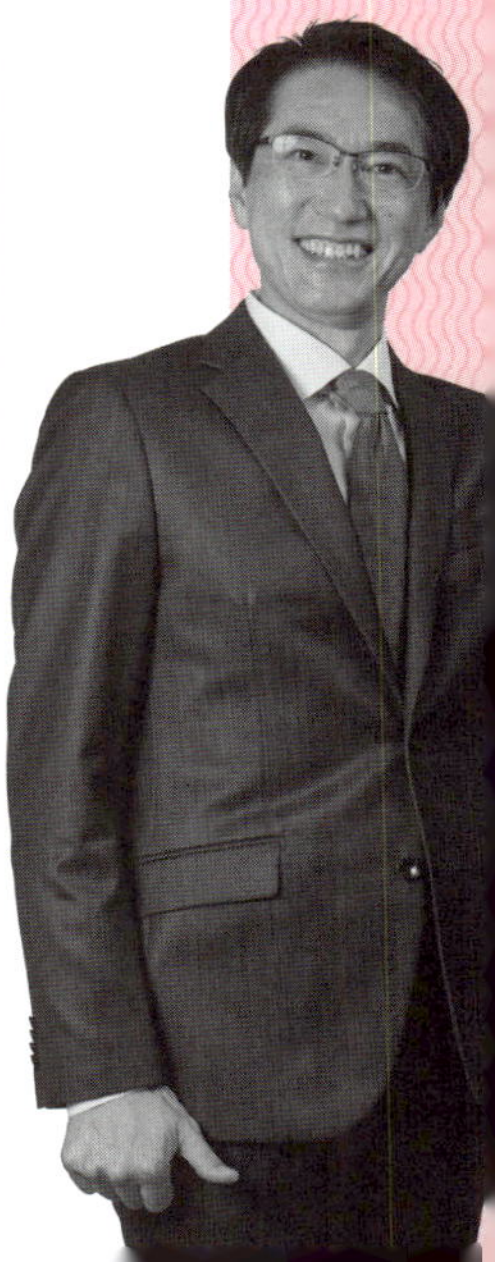

百	百		
千	千		
万	万		
月	月		
火	火		
水	水		
木	木		
金	金		
土	土		
日	日		

一	一		
二	二		
三	三		
四	四		
五	五		
六	六		
七	七		
八	八		
九	九		
十	十		

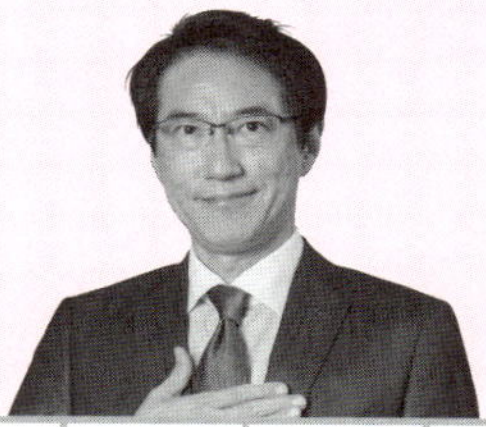

22日

春	春	年	年
夏	夏	時	時
秋	秋	分	分
冬	冬	秒	秒
明	明	週	週
治	治	朝	朝
大	大	昼	昼
正	正	晩	晩
昭	昭	夕	夕
和	和	夜	夜

市	市				平	平			
区	区				成	成			
町	町				令	令			
村	村				和	和			
郡	郡				西	西			
丁	丁				暦	暦			
目	目				都	都			
番	番				道	道			
号	号				府	府			
字	字				県	県			

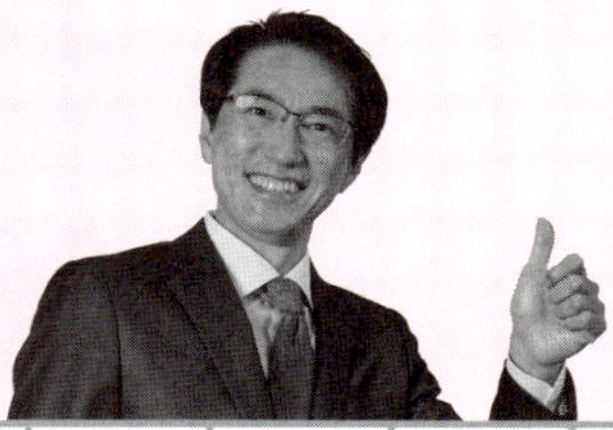

24日

天	天			住	住		
気	気			所	所		
空	空			氏	氏		
晴	晴			名	名		
雲	雲			電	電		
雨	雨			話	話		
雪	雪			郵	郵		
梅	梅			便	便		
台	台			宅	宅		
風	風			配	配		

25日

強	強			上	上		
弱	弱			下	下		
多	多			左	左		
少	少			右	右		
重	重			前	前		
軽	軽			後	後		
長	長			先	先		
短	短			高	高		
遠	遠			低	低		
近	近			中	中		

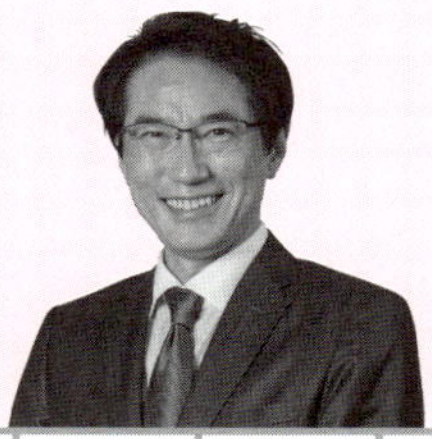

来	来			太	太		
今	今			細	細		
昔	昔			新	新		
初	初			旧	旧		
始	始			古	古		
終	終			現	現		
早	早			在	在		
速	速			過	過		
家	家			去	去		
族	族			未	未		

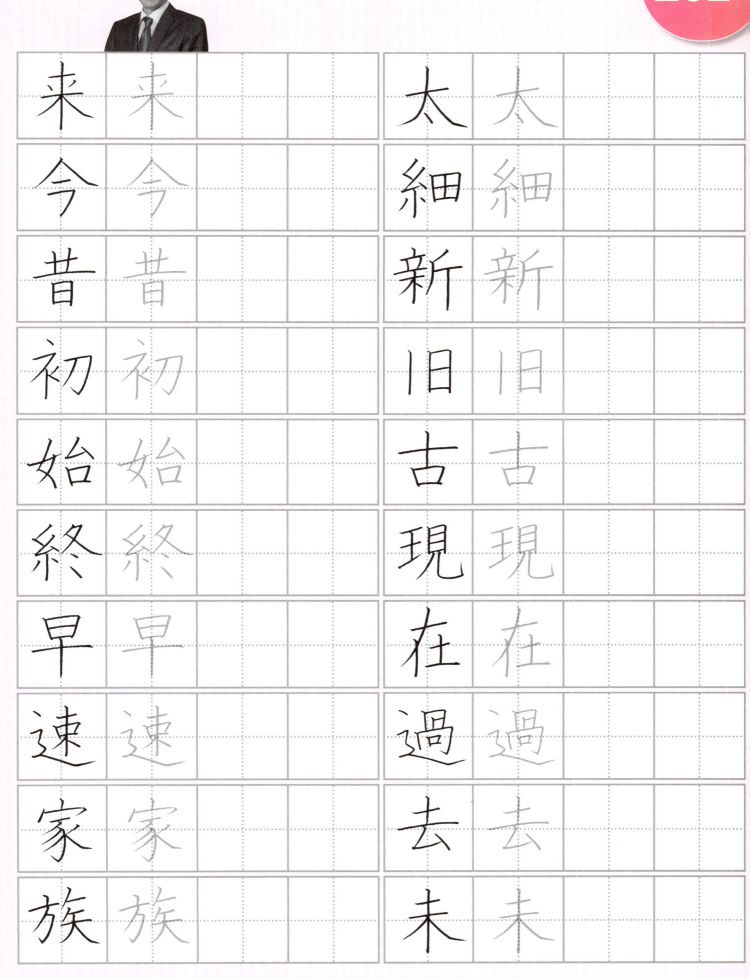

温	温		
全	全		
半	半		
松	松		
竹	竹		
桜	桜		
東	東		
南	南		
北	北		
有	有		

内	内		
外	外		
明	明		
暗	暗		
若	若		
老	老		
寒	寒		
冷	冷		
暑	暑		
暖	暖		

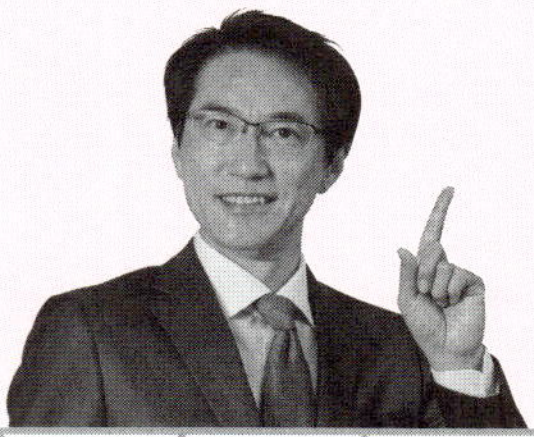

福	福			無	無		
愛	愛			生	生		
勝	勝			死	死		
負	負			男	男		
成	成			女	女		
功	功			性	性		
失	失			良	良		
敗	敗			悪	悪		
深	深			誤	誤		
浅	浅			真	真		

夫	夫			開	開		
妻	妻			閉	閉		
兄	兄			表	表		
弟	弟			裏	裏		
姉	姉			合	合		
妹	妹			格	格		
親	親			不	不		
子	子			可	可		
祖	祖			父	父		
孫	孫			母	母		